Genival Veloso de França
Professor de Medicina Legal da UFPB

Pareceres IV

(Esclarecimentos sobre Questões de
Medicina Legal e de Direito Médico)

2006

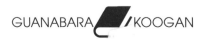

Outras Obras Publicadas pelo Autor:

1. *Noções de Jurisprudência Médica*, 3.ª edição, João Pessoa: Editora Universitária, 1982.
2. *Flagrantes Médico-Legais (I)*, João Pessoa: Editora Universitária, 1974.
3. *Flagrantes Médico-Legais (II)*, Florianópolis: Associação Catarinense de Medicina, 1983.
4. *Flagrantes Médico-Legais (III)*, João Pessoa: Editora Universitária, 1994.
5. *Flagrantes Médico-Legais (IV)*, João Pessoa: Editora Universitária, 1995.
6. *Flagrantes Médico-Legais V*, Recife: Editora da Universidade de Pernambuco, 2000.
7. *Flagrantes Médico-Legais VI*, Recife: Editora da Universidade de Pernambuco, 2002.
8. *Flagrantes Médico-Legais VII*, Recife: Editora da Universidade de Pernambuco, 2004.
9. *Pareceres (I)*, Rio de Janeiro: Editora Guanabara Koogan S/A, 1997.
10. *Pareceres (II)*, Rio de Janeiro: Editora Guanabara Koogan S/A, 1999.
11. *Pareceres (III)*, Rio de Janeiro: Editora Guanabara Koogan S/A, 2003.
12. *Comentários ao Código de Ética Médica*, 5.ª edição, Rio de Janeiro: Editora Guanabara Koogan S/A, 2006.
13. *Direito Médico*, 8.ª edição, São Paulo: Fundo Editorial Byk, 2003.
14. *Medicina Legal*, 7.ª edição, Rio de Janeiro: Editora Guanabara Koogan S/A, 2004.
15. *Comentários ao Código de Processo Ético-Profissional dos Conselhos de Medicina do Brasil*, 2.ª edição, Rio de Janeiro: *Lumen Juris*, 2002 (em parceria com Genival Veloso de França Filho e Roberto Lauro Lana).
16. *Erro Médico* – um enfoque sobre sua origem e conseqüências, 4.ª edição, Rio de Janeiro: Editora Guanabara Koogan S/A, 2002 (em parceria com Julio Cezar Meirelles Gomes e José Geraldo de Freitas Drumond).
17. *Error Médico*, Buenos Aires: Euros Editores S.R.L., 2002 (em parceria com Julio Cezar Meirelles Gomes e José Geraldo de Freitas Drumond).
18. *Fundamentos de Medicina Legal*, Rio de Janeiro: Editora Guanabara Koogan S/A, 2005.

Em Preparação:

1. Flagrantes Médico-Legais VIII
2. Pareceres (V)

Editoração Eletrônica: INGRAFOTO

eitos exclusivos para a língua portuguesa
›yright © 2006 by
TORA GUANABARA KOOGAN S.A.
essa do Ouvidor, 11
e Janeiro, RJ — CEP 20040-040
?1–3970-9480
1–2221-3202
ditoraguanabara.com.br
litoraguanabara.com.br

os todos os direitos. É proibida a duplicação
ıção deste volume, no todo ou em parte,
uer formas ou por quaisquer meios
mecânico, gravação, fotocópia,
na Web, ou outros),
ão expressa da Editora.

À Dercy, agora e sempre,
com amor e ternura.

O AUTOR

CIP-BRASIL. CATALOGAÇÃO-NA-FONTE
SINDICATO NACIONAL DOS EDITORES DE LIVROS, RJ.

F881p

França, Genival Veloso de, 1935-
    Pareceres IV : (esclarecimentos sobre questões de Medicina Legal e de
Direito Médico)
/ Genival Veloso de França. - Rio de Janeiro : Guanabara Koogan, 2006

    ISBN 85-277-1097-8

    1. Medicina legal - Brasil. 2. Medicina - Legislação - Brasil. 3. Pareceres
jurídicos-Brasil.
I. Título.

05-2328.   CDD 614.10981
                       CDU 340.6

20.07.05   22.07.05   010981

Nota do Autor

Este é o quarto livro da série *Pareceres*, contendo os últimos trabalhos solicitados pela Justiça, por instituições ou particulares sobre matéria ligada à Medicina Legal, ao Direito Médico e à Deontologia Médica.

Como nos três volumes anteriores, a publicação deste novo tomo tem o sentido de contribuir com os operadores médicos e jurídicos que de uma ou outra forma estão envolvidos em lides ético-administrativas ou judiciais, como também com aqueles que refletem sobre esta área do conhecimento.

Observa-se mais e mais que os pareceres técnicos se tornam importantes, e até imprescindíveis, sejam na análise dos contenciosos no âmbito dos tribunais cíveis, trabalhistas e criminais, sejam no interesse da administração pública nos processos administrativos ou nos processos ético-disciplinares nos Conselhos de Medicina. Isto se justifica porque nem sempre a perícia realizada em algumas instituições públicas ou por peritos nomeados ao talante de quem está à frente do processo alcança o fim desejado ou porque se colocam em conflito com outras opiniões. Neste instante, nada mais justo que ir em busca da experiência e do saber técnico mais apurado, cuja contribuição possa dar ao julgador um entendimento mais exato.

É, nesta visão, distante do que é rotineiro e apressado das repartições periciais, que se tem uma apreciação mais expressiva e aprimorada do que vem da boa experiência e da proficiente educação legispericial. No exercício processual se vem observando, de forma constante e inequívoca, que, mesmo não se tendo na legislação uma hierarquia na valoração da prova, na prática os pareceres têm demonstrado sua indiscutível prevalência.

A experiência tem demonstrado que a prova vem se constituindo cada vez mais como elemento significativo do processo e, com certeza, quem melhor administrar a prova melhor administrará a lide. Não é exagero se dizer que quando há dúvida a prova não foi feita.

Vale a pena repetir o que se disse nos três volumes anteriores: a intenção de publicar este *Pareceres* é trazer a lume uma série de situações polêmicas e controvertidas, em perícias realizadas ou em esclarecimentos em processos, julgados ou em andamento, e que possam ser analisados ou servirem de modelo ou de fonte de discussão àqueles que venham a interessar-se por tão instigante mister.

Finalmente, se este quarto volume de pareceres médico-legais e deontológicos tiver a mesma acolhida dos anteriores junto àqueles que se dedicam a esta nobre e difícil arte de emitir impressões com fundamentação técnica, científica ou doutrinária, acredito que cumpri minha cota.

Genival Veloso de França

À Maneira de Apresentação

Certamente não seria eu a pessoa mais indicada para escrever estes introdutórios ao PARECERES IV do Professor Genival Veloso de França, em face da condição de filho, discípulo e, mais que isso, amigo. Por certo, não surgirá situação tão difícil e, ao mesmo tempo, tão fácil como a que ora se afigura — apresentar o autor desta obra. Fácil, porque ninguém melhor do que eu assistiu à sua luta, às suas dificuldades e à sua trajetória obstinada pela ciência médico-jurídica, cristalizadas em sua experiência profissional recortada de sucessos, mesmo, sabe Deus, à custa de tantos sacrifícios. Por outro lado, difícil na medida em que procuro dissociar-me de uma visão apaixonada, própria de filho orgulhoso, para, numa tentativa quase perfeita, traçar um breve perfil do notável mestre.

Genival Veloso de França é filho da Paraíba. Nasceu e vive em João Pessoa, onde iniciou e completou seus estudos, desde o primário até as Faculdades de Medicina e de Direito, graduando-se em 1959 e 1976, respectivamente. Muito cedo e mediante concurso público, ingressou no magistério — sua compulsiva vocação, iniciando a carreira na Universidade Federal da Paraíba, onde lecionou a Disciplina de Medicina Legal nos Cursos de Medicina e de Direito. Poderia, sem esforço, aqui, carrear fatos e tantos outros títulos que o autor conquistou. Contudo, conhecendo-o tão de perto como o conheço, na sua irresistível humildade, registrar apenas este — o de professor — já o satisfaz.

A notoriedade do autor, materializada nos seus dezenove livros, um deles já em 8.ª edição (*Direito Médico*) e mais dois outros em preparação, não exige de mim maiores comentários. No entanto, asseguro que este não é um livro de propostas doutrinárias, mas e sobretudo, um livro prático, e por que não dizer didático, na medida em que o autor leva às categorias médica e jurídica, profissional ou universitária as diversas situações que lhe foram apresentadas, algumas delas interessantemente inusitadas.

Assim é o autor. Assim é a obra. Ambos brilhantes. Ela, pela sua inegável contribuição, que certamente ficará inscrita nos anais médico-jurídicos em caracteres indeléveis, vez que há muito já atendeu à sua verdadeira pretensão quando da emissão dos pareceres à Justiça e aos Conselhos de Medicina. E ele, pela sua própria marca, seu rótulo, sua maneira singular, só sua, que lhe fez e o faz diferente e o distingue de tantos outros. E, muito mais, por ser o grande professor, o mestre de todos nós e, eternamente, o meu. Daí minha alegria e orgulho pela feliz oportunidade de consignar esta singela contribuição.

Genival Veloso de França Filho
Advogado

Sumário

1. Parecer dado como assistentes técnicos do Ministério Público de Pernambuco em torno de duplo homicídio ocorrido em Ipojuca – PE, em que se avaliam os laudos periciais fornecidos pela perícia oficial e as novas perícias realizadas por outros peritos nomeados pela Justiça, no que diz respeito à identificação dos mortos e às *causa mortis*, além de considerações sobre exames de locais dos fatos, análise detalhada dos projéteis retirados dos cadáveres, exames microscópicos dos cabelos, perícias em DNA nas vítimas e seus pais, reprodução simulada (reconstituição) das testemunhas, pesquisa sobre substâncias tóxicas e drogas, estudo histológico nas bordas dos ferimentos ósseos produzidos por tiro, exames em veículos sobre vestígios orgânicos e pesquisa nos objetos pessoais e vestes das vítimas 1

2. Parecer sobre resultado adverso após cirurgia de septoplastia para corrigir uma comunicação interatrial. Os comemorativos, a queixa junto ao Conselho Regional de Medicina, os fatos e a sindicância. O recurso do apelante e as contra-razões dos apelados. O parecer do Relator do Recurso em Sindicância no Conselho Federal de Medicina. Os deveres de conduta dos médicos e o conceito de mau resultado. A discussão, os artigos do CEM capitulados e as conclusões 98

3. Estudo médico-legal admitindo o meio causador da morte como resultante de estrangulamento antibraquial acidental. Significado e relevância do laudo pericial oficial. Elementos que diferenciam a morte por esganadura e a produzida por compressão vagal por estrangulamento antibraquial (*golpe de gravata*). Hipótese de sua causa ter sido acidental 121

4. Parecer no qual se avalia uma morte durante cirurgia oftalmológica. Estudo dos deveres e obrigações do médico. A incidência perturbadora do fator fisiológico conhecido por "*reflexo óculo-cardíaco*". Teorias que justificam um distúrbio caracterizado por bradicardia, assistolia, ritmo nodal, bloqueio átrio-ventricular, por maiores que sejam os cuidados do cirurgião, mesmo por discreta manipulação oftálmica. O princípio do *in dubio pro reo* 127

5. Apreciação sobre conduta e procedimentos nos exames de atentado violento ao pudor na modalidade coito anal: A qualidade da prova. Os deveres de conduta do perito. Metodologia e fundamentos da perícia. O valor do histórico e dos meios semiológicos de diagnóstico do coito anal. Importância da descrição. Técnicas de exames. A visão dos especialistas. Testes e exames complementares. A importância da descrição no laudo. As respostas aos quesitos oficiais. Conclusões 144

6. Parecer sobre resultado adverso durante uma "gastroplastia redutora", em Processo Ético-administrativo junto ao Conselho Regional de Medicina. A Sindicância e o indiciamento do Diretor Técnico do Hospital. O equívoco da Assessoria Jurídica

do CRM em apontar culpados para integrar o processo. A ilegitimidade da assessoria jurídica em opinar sobre questão de mérito. O instituto da preclusão. Do cerceamento do direito de ampla defesa e do contraditório. Os deveres de conduta do médico. Os dispositivos capitulados 156

7. Parecer solicitado pelo Titular da Segunda Vara Cível da Comarca de Campina Grande (PB) sobre seqüelas pós-parto. Condutas seguidas durante a parturição. O estado atual do menor portador de "encefalopatia hipóxico-isquêmica". Resultado dos exames complementares. O nexo de causalidade e o dano corporal. A avaliação do uso do *fórceps* 177

8. Laudo pericial de vínculo genético: histórico do caso, análise dos achados imuno-hematológicos, valorização dos sistemas MNSs e HLA, as provas de certeza na exclusão da paternidade e da maternidade: o que dizem os autores. Discussão e conclusão 184

9. Parecer solicitado por facultativo sobre segredo médico. Conceito, limites e especificidade do titular de sua obrigação. Elementos conceituais. Conceito de ato médico. A proteção do segredo médico e seu conteúdo social na defesa da reputação e do crédito das pessoas por interesse coletivo e por determinação constitucional. A importância do sigilo profissional na proteção da confidencialidade e da privacidade na relação médico-paciente. Os limites do sigilo por interesse social 190

10. Parecer solicitado por médico que responde a processo Ético-administrativo junto a Conselho Regional de Medicina. A denúncia sobre erro médico. A sindicância e os indícios de culpa apontados. As contra-razões do denunciado. A doutrina sobre culpa médica. Os deveres de conduta do médico. Os antecedentes do denunciado. A indicação da cirurgia. A responsabilidade do chefe de equipe 196

11. Parecer na qualidade de assistente técnico em ação indenizatória sobre dano estético. Conceito de incapacidade temporária e incapacidade definitiva. Conceito de deformidade permanente e aleijão 216

12. Parecer sobre o conceito, as finalidades e os limites do Atestado Médico. Seu conteúdo e veracidade: atestados idôneo, gracioso, imprudente e falso. A falsidade material e a falsidade ideológica. A qualidade da informação médica e sua contribuição com a ordem pública e o equilíbrio social. Laudo médico: conceito, suas partes constitutivas e suas finalidades. O caráter insubstituível do laudo como instrumento probante. A descrição como a parte mais significativa do laudo. O laudo e a exigência da avaliação do nexo de causalidade. O alcance e os limites do atestado em relação ao laudo médico. O que dizem os autores a respeito. Resoluções e Pareceres do Conselho Federal de Medicina sobre a matéria. Conclusões 220

13. Fundamentos médico-legais a serem considerados em um Memorial aos membros da Egrégia Câmara Criminal do Tribunal de Justiça do Estado do Rio Grande do Norte sobre detalhes técnicos em casos de precipitação. A precipitação de prédio: a queda dos corpos no espaço, a distância entre o local em que o corpo foi encontrado no solo e a fachada do prédio, o impulso horizontal e o significado das lesões definidas no corpo de delito. O valor do exame cadavérico e do exame do local dos fatos 233

14. Parecer dado na qualidade de perito do juiz em Ação Penal por alegado erro médico em obstetrícia. As razões do Ministério Público e da defesa. O que dizem os laudos periciais e os depoimentos. O que diz a doutrina sobre o erro médico. A importância da avaliação dos deveres de conduta do médico. O parto normal, a indicação de cesariana e o uso do fórceps. A morte fetal. O resultado adverso por falta de meios e condições de atendimento 236

15. Parecer a pedido de Sindicato Médico em favor de profissional que responde a Processo Ético-Disciplinar em Conselho Regional de Medicina, por alegada omissão de socorro. O que diz a doutrina sobre o dever de vigilância. O mau resultado e os critérios de omissão de socorro. Os prejuízos de laudos periciais superficiais e inconclusos na apreciação de um resultado médico adverso 246

16. Laudo pericial pós-exumático que atende despacho de fls., no Inquérito Policial n.º 438, por solicitação do Órgão Ministerial na pessoa da Doutora Flávia Felício Mathias da Silva, Promotora de Justiça da Comarca de Pedro Velho, no Rio Grande do Norte, por não aceitar a morte da vítima como acidental. Estudo histopatológico do osso hióide fraturado no Departamento de Patologia da Faculdade de Medicina da USP em Ribeirão Preto – São Paulo. Resultados que valorizam a hipótese de esganadura como causa jurídica da morte, seguida de simulação de acidente de veículos 263

17. Parecer solicitado por viúva da vítima, inconformada com a hipótese de suicídio, em que se analisam laudos periciais dos Departamentos de Criminalística e de Medicina Legal da Paraíba, em que se levam em conta as provas periciais no que diz respeito à posição do corpo no interior do veículo, à distância do tiro, ao trajeto da bala, ao estudo residuográfico das mãos, à mancha de pólvora no ombro da vítima, aos pingos de sangue encontrados no leito da estrada e à posição do revólver em relação ao corpo da vítima. Achados que reforçam a tese de homicídio 272

18. Parecer solicitado pela Central de Transplantes da Paraíba sobre a possibilidade da utilização de órgãos para transplantes em uma mulher grávida e em morte encefálica, no qual se discute também a mesma possibilidade em grávidas na qualidade de pacientes terminais ou em estados vegetativos persistentes ou em estados vegetativos permanentes 286

xiv Sumário

19. Parecer sobre exames de vínculo genético: histórico do caso, análise dos achados imuno-hematológicos, valorização das provas de certeza na exclusão ou na inclusão da paternidade. A falta de convicção absoluta em certas análises baseadas em certos recursos e equipamentos disponíveis. A paternidade provável dos exames realizados através de filhos biológicos do investigado e a supremacia dos exames em DNA realizados em ossos e dentes do suposto pai falecido, como forma de fugir das probabilidades e de alcançar um resultado de maior convicção 290

20. Parecer sobre a conduta a ser seguida nos casos de morte súbita, sem assistência médica e em circunstâncias atípicas, conhecida em Medicina Legal como "morte suspeita". A competência do preenchimento e da execução do Atestado de Óbito e o que diz o Código de Ética Médica a este respeito. Razões que justificam a necropsia forense quando a morte é súbita, inesperada e em situações anômalas 298

21. Parecer a pedido de advogado sobre conceito e parâmetros de alcoolemia e embriaguez. O valor dos testes biológicos e a prevalência do exame clínico. A perícia do embriagado. Alcoolemia e presunção de inocência. A versão do Código Nacional de Trânsito 305

Pareceres IV

(Esclarecimentos sobre Questões de
Medicina Legal e de Direito Médico)

1

QUESTÕES EM TORNO DE DUPLO HOMICÍDIO

Parecer dado como assistentes técnicos do Ministério Público de Pernambuco em torno de duplo homicídio ocorrido em Ipojuca – PE, em que se avaliam os laudos periciais fornecidos pela perícia oficial e as novas perícias realizadas por outros peritos nomeados pela Justiça, no que diz respeito à identificação dos mortos e às causa mortis, além de considerações sobre exames de locais dos fatos, análise detalhada dos projéteis retirados dos cadáveres, exames microscópicos dos cabelos, perícias em DNA nas vítimas e seus pais, reprodução simulada (reconstituição) das testemunhas, pesquisa sobre substâncias tóxicas e drogas, estudo histológico nas bordas dos ferimentos ósseos produzidos por tiro, exames em veículos sobre vestígios orgânicos e pesquisa nos objetos pessoais e vestes das vítimas.

Parecer

1. Preâmbulo

Atendendo ao despacho de fls., no Inquérito Policial nº 235/2003 – GOE, da Doutora ILDETE VERÍSSIMO DE LIMA, Juíza de Direito da Comarca de Ipojuca – PE, os signatários abaixo assumiram compromisso de elaborar parecer sobre as mortes de MED e TGM, inclusive opinando sobre indagações solicitadas pelos Promotores de Justiça

EDUARDO LUIZ SILVA CAJUEIRO, HUMBERTO DA SILVA GRAÇA, JOSÉ MIGUEL DE SALES e JOSÉ ROBERTO DA SILVA, as quais serão a seguir transcritas:

"1. Seja oficiado ao Instituto de Criminalística Professor Armando Samico, para que remeta a este juízo todas as fotografias e negativos existentes no referido instituto, referentes ao caso em tela, os quais deverão ser juntados aos presentes autos.

2. Seja oficiado ao Instituto de Medicina Legal Antônio Persivo Cunha, para que remeta a este juízo todas as fotografias e negativos existentes no referido instituto, referentes ao caso em tela, os quais deverão ser juntados aos presentes autos.

3. Seja oficiado ao Grupo de Operações Especiais (GOE), da Polícia Civil do Estado de Pernambuco, para que remeta a este juízo todas as fotografias e negativos existentes no referido grupo, referentes ao caso em tela, os quais deverão ser juntados aos presentes autos.

4. A realização de novo *exame do local* em que foram encontrados os corpos das duas vítimas, mais detalhado, de modo a permitir a busca e obtenção de novos dados e vestígios.

5. Nova coleta de *amostras de solo*, no local em que foram encontrados os corpos das duas vítimas, e o confronto destas amostras com as amostras coletadas pelos peritos no veículo VW – Kombi, placas KAC 2082.

6. Novo exame do *projétil encontrado no local* e do *projétil extraído do crânio do cadáver* de MED, visando:
   6.1. Determinar, se possível, o tipo e o calibre dos projéteis;
   6.2. Determinar o número e orientação dos ressaltos e cavados;
   6.3. Determinar, se possível, o calibre e o tipo de arma que expeliu os projéteis.

7. *Novo exame dos cabelos das duas vítimas*, confrontando-os com os fios de cabelo dados como encontrados no interior da Kombi suspeita (placas KAC 2082), inclusive, procedendo à retirada de novos fios de cabelo das vítimas, quando da exumação, para efeito de novos exames e comparações com as amostras já coletadas.
   7.1. *Exames microscópicos nos cabelos*, visando excluir, ou não, a possibilidade de os cabelos recolhidos no interior da Kombi pertencerem às duas vítimas;
   7.2. *Exame de DNA*, no caso da não exclusão pelo exame microscópico, nos fios de cabelo dados como encontrados no interior da Kombi, e nos fios de cabelo ou outro material que contenha DNA das duas vítimas a ser retirada na exumação, bem como sangue dos pais, para comprovar se os fios de cabelo encontrados na Kombi são realmente das duas vítimas. Em sendo

deferido este exame, deverá ser mantido contato com o laboratório designado, para informar-lhe que foram recolhidos um total de 13 (treze) cabelos, e apenas 03 (três) possuem bulbo. O laboratório designado deverá informar quais os materiais a serem retirados das vítimas, por ocasião da exumação, e que material, e em que quantidade, deve ser obtido dos pais das vítimas, bem como a forma de coleta e acondicionamento.

8. A realização de uma *reprodução simulada* (reconstituição) com a testemunha RAS, para comprovar, ou não, que ela tinha condições, na posição em que se encontrava, de descrever, com os detalhes contidos no AUTO DE EXAME DIRETO DE PESSOA (fls. 325 e 326), a pessoa que teria aberto a porta da Kombi para T e ME entrarem na mesma.

9. A *exumação* dos corpos das duas vítimas TGM e MED.

10. A realização de *novos exames, pós-exumáticos*, com a finalidade de rever as *lesões* descritas nas vítimas, inclusive para avaliar o diagnóstico de *causa mortis* apontado como "traumatismo craniano", através de instrumento pérfuro-contundente, se o mesmo foi devido à contusão do crânio ou a ferimento penetrante e/ou transfixante do crânio.

11. A *retirada de novas amostras de tecidos ou material biológico* dos corpos, das vestes ou do forro dos caixões, para pesquisa de substâncias tóxicas ou de drogas, sendo de vital importância na apreciação da causa da morte das vítimas.

12. *Exame histológico dos orifícios produzidos por projéteis de arma de fogo* nos crânios das vítimas, visando identificar se apresentam reação vital em suas bordas, ou seja, verificar *se os tiros foram dados em vida ou após a morte* para simular outra forma de óbito.

13. Exame mais detalhado dos corpos das vítimas para avaliar o *possível calibre dos projéteis* que produziram os ferimentos de entrada, a provável distância, seu trajeto e sua trajetória, e, levando em conta o local e posição dos corpos, saber se suas mortes foram, ou não, no lugar onde estes foram encontrados.

14. Sem prejuízo das providências requeridas no item 7, a retirada de material, para exame em DNA, das duas vítimas e sangue de seus pais para comprovar a identidade delas. Devendo ser examinada a identidade dos segmentos cefálicos com o restante dos corpos, em face da diferença de conservação entre as cabeças das vítimas e o restante dos corpos.

15. A realização de perícia na residência de praia do Senhor TS (fls. 04 e 05), localizada na Praia de Serrambi (fls. 07 e 08), neste município, com o intuito de levantar possíveis vestígios ou outros elementos que sejam de interesse no deslinde do presente caso.

16. A realização de perícia na residência de praia do Senhor JMJ (fls. 783 e 784), localizada na Praia de Maracaípe, neste município, com o intuito de

levantar possíveis vestígios ou outros elementos que sejam de interesse no deslinde do presente caso, tendo em vista que, conforme declarações de testemunhas, as vítimas teriam estado nesta residência antes do desaparecimento das mesmas.

17. A realização de novos exames no veículo VW – Kombi, placas KAC 2082, bem como a realização de exames no veículo VW – Kombi, placas KAR 3016 (fls. 796), visando levantar vestígios e outros elementos elucidativos.

18. A realização de exames periciais nos *objetos pessoais das vítimas* que se encontram apreendidos no Grupo de Operações Especiais, conforme consta às folhas 215 dos autos (telefone, agenda etc.).

19. A realização de novos exames periciais nas *vestes das vítimas*, visando coletar vestígios e outros elementos elucidativos."

Além das diligências supracitadas, solicitaram os representantes do Ministério Público registrar o impedimento dos peritos que funcionaram nos exames periciais já realizados, nos termos do artigo 279, inciso II, do Código de Processo Penal.

Requereram ainda "a presença de GENIVAL VELOSO DE FRANÇA, experiente Médico Legista, autor, entre outras, da obra: *Medicina Legal,* Ed. Guanabara Koogan S/A, e de DOMINGOS TOCCHETTO, experiente Perito Criminal, autor, entre outras, da obra: *Balística Forense, Tratado de Perícias Criminalísticas,* Ed. Sagra", considerando "a necessidade dos mencionados profissionais terem acesso aos materiais, objetos, amostras, veículos, residências, locais, corpos das vítimas, exames etc., para fins de estudos e obtenção do conhecimento necessário à elaboração do parecer solicitado e, considerando, ainda, que a melhor oportunidade para isto seria quando da realização dos novos exames periciais requeridos na presente promoção", requereram fossem os citados profissionais "autorizados a acompanharem os referidos exames para a execução fiel do mister que lhes encarregou o *Parquet*".

2. Histórico

2.1 – Informações Contidas nos Autos

O supracitado Inquérito Policial foi instaurado com a finalidade de investigar o desaparecimento das menores MED e TGM, sendo concluído com o indiciamento de dois suspeitos.

Logo em seguida abriu-se vista ao Ministério Público, tendo este, na mesma data, requerido diligências com o fito de obter maiores esclarecimentos.

Sendo atendida a solicitação ministerial, o inquérito foi baixado, no dia 20 de junho de 2003, para as devidas diligências, retornando a Juízo em 18 de julho de 2003, sem as conclusões, embora mais recentemente tenham sido elas concluídas.

O Ministério Público, analisando os autos e suas diligências posteriores, conclui: "em que pese a manifestação da autoridade policial que presidiu as investigações e do Chefe de Polícia Civil — este último através de declarações à imprensa em ocasiões e veículos de comunicação diversos, as provas apresentadas não justificavam uma ação penal pública contra os indiciados."

Desta forma, tendo a conclusão do inquérito, em 19 de agosto de 2003, trazido outros fatos, mereceu por parte dos representantes do Ministério Público o pedido de mais esclarecimentos. Entre outros, a necessidade da conclusão de parte das diligências solicitadas e, para tanto, requeria deferimento de pedido de novos exames periciais, com a designação dos peritos médico-legais e criminais que não tenham participado dos primeiros exames.

Com igual empenho, que se pedisse à Secretaria de Defesa Social para que disponibilizasse, através da própria Secretaria, da Polícia Científica, da Polícia Civil e da Polícia Militar, toda a estrutura necessária para assegurar a plena e satisfatória realização dos novos exames periciais que serão realizados. E mais: "devendo providenciar para que todos os equipamentos, instrumentais, objetos e materiais necessários, inclusive, os recipientes e invólucros adequados para o acondicionamento e remessa dos materiais coletados para perícias em outros locais, estejam à disposição dos senhores peritos. De igual modo com relação ao pessoal de apoio, auxiliares, segurança etc."

Foi o que se requereu, "em busca da verdade real dos fatos e no legítimo exercício do *jus persequendi*".

2.2 – Informações dos Peritos que Atuaram Anteriormente

2.2.1 – Exame de Corpo de Delito – Tan. – Nº 2304/2003 de TGM (fls. 251 a 263)

*"LAUDO DE EXAME ANTROPOLÓGICO FORENSE (...)... HISTÓRICO: O cadáver que procedeu do Município de Ipojuca deu entrada no necrotério às 18:15 horas do dia 13/05/03, acompanhado de um ofício nº 559/2003 – Cart., datado de 13/05/03 e assinado pelo Delegado Waldemir Maximino Pessoa, que diz: Pelo presente, estamos encaminhando o corpo de **TGM**; Apelido: T; Pai: JMV; Mãe: APM; Idade: 16 anos; Sexo: feminino; Cor: morena; Altura: + ou – 1,70; Trajava apenas calcinha de cor azul; Estado Civil: solteira; Rua em uma estrada no canavial; Engenho Jenipapo; Cidade: Ipojuca – PE. Tendo como provável causa jurídica da morte: homicídio. O Corpo foi encontrado no dia 13 de maio de 2003, às 13:00 horas, em terras do Engenho Jenipapo, em Ipojuca – PE, há 200 metros da estrada de acesso a Serrambi. Cumprindo com o disposto na legislação vigente, às 09:30 horas do dia 13 de maio de 2003, na Divisão de Identificação Médica Legal, procederam a Exame Tanatoscópico Antropológico, verificando o que, a seguir, descrevem. EXAME EXTERNO: cadáver parcialmente mumificado, sem vestes, medindo 161 cm de comprimento, esqueleto articulado. Cabelos pretos desgarrados do couro cabeludo. Um objeto metálico, pratea-*

6 Pareceres IV

do com uma pedra de cor rósea ao nível da região umbilical (piercing); uma pulseira de tecido com quatro miçangas de forma circular de cor preta e uma miçanga de cor branca em forma quadrangular no meio das pretas, localizada ao nível do tornozelo esquerdo (ao arquivo do IML). Na pele em torno do punho direito tem uma área descorada medindo em média 07 mm de largura sugestiva do uso de algum objeto ao nível dessa região. Esqueleto articulado com exceção da mandíbula. Crânio articulado a coluna vertebral. Várias áreas sem pele com exposição óssea, localizada ao nível dos orifícios naturais do corpo e de articulações. Mandíbula fraturada sem tecidos e desarticulada do crânio. Ausência de tecidos ao nível dos genitais com exposição dos ossos da bacia. Mãos mumificadas. EXAME INTERNO: crânio impregnado de terra foi desarticulado e lavado para podermos examiná-lo. O crânio é leve, fino e pequeno; o osso frontal é verticalizado e grande; os ossos parietais são pequenos; as protuberâncias supra-orbitárias são planas; a glabela é aplainada; a articulação fronto-nasal é curva; os rebordos orbitários são finos, agudos e quase cortantes; a fossa canina é pouco profunda; as apófises mastóides são pequenas e pouco salientes; as apófises estilóides são pequenas e finas; os côndilos occipitais são curtos, largos, reniformes e mais salientes que as apófises mastóides; os sulcos digástricos são estreitos e rasos; o apoio do crânio numa superfície plana não é fixo; os arcos zigomáticos são finos, curtos e baixos; os ossos próprios do nariz são pequenos; a espinha nasal anterior é pequena; as linhas nucais são pouco marcadas; a protuberância occipital externa não é saliente; a base do crânio é plana e delicada; as cavidades glenóides são pequenas e rasas; a apófise basilar é curta; o véu palatino é estreito e pouco profundo. Orifício de forma circular com orla externa regular e destacamento ósseo na tábua interna (sinal do funil), localizado ao nível da junção dos ossos frontal e temporal direito, medindo 52 mm em seu maior diâmetro. Fratura linear que começa no orifício citado anteriormente e se estende até a junção do osso frontal com os ossos parietais (bregma). Linha de fratura linear que começa no osso temporal esquerdo. Orifício de forma oval, localizado na parede interna do globo ocular direito e globo ovular esquerdo comunicando as duas cavidades orbitárias. Presença de aparelho ortodôntico na arcada dentária superior fixo com braquetes do 1º molar direito até o 1º molar esquerdo. Os quatro segundos molares se encontram na linha de oclusão. Os quatro terceiros molares se encontram inclusos. Fratura da mandíbula em três fragmentos: 1) fratura completa de forma irregular do corpo da mandíbula do lado esquerdo sem perda de substância óssea após o 2º molar esquerdo; 2) fratura completa de forma irregular do corpo da mandíbula do lado direito, com perda de substância óssea entre o canino direito e o 2º molar direito. Orifício de forma oval localizado na região tênar da mão esquerda, medindo 21 mm de diâmetro. Fratura completa do 3º e 4º metacarpianos da mão esquerda, medindo 31 mm de diâmetro. Abertura das cavidades torácica e abdominal para a incisão manúbrio pubiana. Manúbrio e apêndice xifóide não estão fusionados ao esterno. Órgãos das cavidades torácica e abdominal se encontram ausentes porque foram destruídos pela putrefação, fauna e flora putre-fativa. A extremidade esternal da 4ª costela direita é plana com as bordas regulares e as margens arredondadas (fase 1 de Iscan). Costelas, vértebras e ossos dos membros se encontram íntegros. Bacia: os ossos ilíacos são delicados e finos; predominância das dimensões transversais, saliências e depressões pouco acentuadas; cristas ilíacas finas, pouco rugosas e com fusão incompleta; púbis de forma trapezoidal; sínfise púbi-ca mais baixa; promontório acentuado; estreito superior elíptico ou reniforme; fossas ilíacas mais amplas, mais largas e mais abertas para fora; forame obturador estreito e triangular; sulco pré-auricular profundo; cavidade cotilóide pequena e mais distan-te uma da outra; tuberosidade isquiática mais fina e pouco rugosa; incisura isquiática maior e ângulo infrapúbico em ângulo reto. A superfície articular da sínfise púbica é cheia de cristas intercaladas por sulcos que se estendem até o tubérculo púbico. As cristas são bem marcadas e nítidas (fase I de Suchey-Brooks). Sacro curto, estreito e côncavo na sua metade inferior. Primeira vértebra sacra com fusão incompleta. Cóccix não fusionado ao sacro. DISCUSSÃO E CONCLUSÃO: 1) Sexo feminino: o diagnóstico do sexo obedeceu às metodologias morfológicas clássicas aplicadas ao crânio e à bacia, descritas anteriormente. 2) Considerando em conjunto as alterações do relevo da superfície articular da sínfise púbica, a cronologia da erupção dentária e a extremidade esternal da 4ª costela direita, estimamos a idade entre 15 e 17 anos. 3) A vítima foi alvejada por três disparos de arma de fogo. a) Um projétil transfixou na região occipital e se dirigiu para a frente e para a direita, saindo na junção dos ossos frontal e parietal direito; b) Um projétil penetrou no lado direito da face, fraturando a mandíbula; c) Um projétil transfixou a mão esquerda (lesão de defesa). 4) A fratura da parede interna dos dois globos oculares e do septo nasal pode ter sido produzida por instrumento pérfuro-contundente. 5) O cadáver mumifica naturalmente quando fica exposto à temperatura elevada e à ventilação excessiva. O calor e a ventilação desidratam e ressecam os tecidos, mumificando-os. Em nossa região a mumificação natural sempre ocorre parcialmente. O processo transformativo do cadáver, que é um processo contínuo, neste caso foi interrompido parcialmente pela mumificação. As áreas ósseas que estão expostas devido à perda de substância da pele indicam que a putrefação teve início nos orifícios naturais do corpo e em algumas dobras articulares. TEMPO DE MORTE: já vimos cadáveres mumificados como neste caso com cinco dias de morte. RESPOSTAS AOS QUESITOS OFICIAIS: 1º Qual a causa da morte? Traumatismo crânio-encefálico; 2º Qual o instrumento ou o meio que pro-duziu a morte? Instrumento pérfuro-contundente; 3º Foi ocasionada pelo emprego de veneno, fogo, explosão, asfixia, ou outro meio insidioso ou cruel? Prejudicada. CAU-SA JURÍDICA DA MORTE: homicídio. Realizada documentação fotográfica. Não foi possível coletar as impressões digitais. Encaminhamos material biológico ao Labora-tório de Genética Molecular Humana da UFPE para fazer exame de DNA. Nada mais havendo, os peritos legistas JBM e CM assinam o presente laudo."

8 Pareceres IV

2.2.2 – Parecer Odonto-legal – Reg. Nº 2304/2003 de TGM (fls. 252)

"No dia 13 de maio de 2003, comparecemos à seção de Necroscopia deste Instituto, para procedermos ao exame Odonto-legal, nas arcadas dentárias, no corpo que deu entrada neste serviço com C.I. nº 559/03 da 21ª DPM e recebeu o registro de nº 2304/03, como sendo de TGM. Ao exame da Arcada Dentária Superior: Elemento dentário 18 - incluso; 17 - presente e hígido; 16 - presente com presença de banda metálica; 15 - presente com banda metálica; 14 - presente com brackets vestibular; 13 - presente com brackets vestibular; 12 - presente com brackets vestibular; 11 - presente com brackets vestibular; 21, 22, 23 e 24 - presentes e com brackets vestibular; 25 - presente e com bandas metálicas; 26 - presente e com bandas metálicas; 27 - presente e hígido; 28 - incluso. Observamos presença de fio ortodôntico indo do elemento dentário 26 (primeiro molar superior) ao 16 (primeiro molar superior direito). Arcada Dentária Inferior: A mandíbula apresentava-se fraturada em 4 (quatro) seguimentos. Sendo 1 (uma) fratura no ramo ascendente esquerdo, outra ao nível do pré-molar inferior direito, outra ao nível de primeiro molar inferior direito, distal. Elementos dentários presentes: 37 - presente e hígido; 36 - presente e com restauração metálica, provavelmente em AgHg na sua face oclusal; 43 - presente e hígido; 44 - presença de resto radicular em seu alvéolo correspondente; 47 - presente e hígido. Os demais elementos dentários estão ausentes, observamos somente seus alvéolos, o que sugerimos queda pós-morte. Os terceiros molares não foram visualizados. Foi entregue pela família 1 (uma) documentação ortodôntica e os modelos em gesso polido das arcadas superior e inferior. CONCLUSÃO: Diante dos eventos já descritos anteriormente e os observados na documentação e nos modelos, podemos sugerir que a arcada em exame, quando em vida, pertencera a TGM."

Dr. FBS – CRO/PE...
Cirurgião-Dentista

2.2.3 – Exame de Corpo de Delito – Tan. – Nº 2303/2003 de MED (fls. 265 a 274)

*"LAUDO DE EXAME ANTROPOLÓGICO FORENSE (...) ... HISTÓRICO: O cadáver que procedeu do Município de Ipojuca deu entrada no necrotério, às 18:15 horas do dia 13/05/03, acompanhado de um ofício nº 560/2003 – Cart., datado de 13/05/03 e assinado pelo Delegado Waldemir Maximino Pessoa, que diz: Pelo presente, estamos encaminhando o corpo que pertenceu a: Nome: **MED**; Apelido: Eduarda; Pai: AJD; Idade: 16 anos + ou –; Sexo: feminino; Cor: branca; Altura: + ou – 1,65; Trajava short rosa abaixo das pernas com calcinha; Estado Civil: solteira; Rua em uma estrada na Cidade de Ipojuca – PE. Tendo como provável causa jurídica da morte: homicídio. O corpo foi encontrado no dia 13 de maio de 2003, às 13:00 horas, em terras do Engenho Jenipapo, em Ipojuca – PE, há 200 metros da estrada de acesso a Serrambi. Cumprindo com o disposto na legislação vigente, às 07:30 horas*

do dia 14 de maio de 2003, na Divisão de Identificação Médica Legal, procederam a Exame Tanatoscópico e Antropológico, verificando o que, a seguir, descrevem. EXAME EXTERNO: cadáver com a pele parcialmente mumificada, sem vestes, medindo 162 cm de comprimento. Várias áreas sem pele com exposição óssea, localizadas ao nível dos orifícios naturais do corpo e de algumas articulações. Cabelos castanhos claros desgarrados do couro cabeludo com uma piranha de cor branca presa aos mesmos. Mandíbula sem tecidos e desarticulada do crânio. Ausência de tecidos ao nível dos genitais com exposição dos ossos da bacia. Metatarsianos do pé direito estão expostos. Mãos mumificadas. Tíbia esquerda sem partes moles e desarticulada do fêmur e da fíbula. Ossos do pé esquerdo sem partes moles. EXAME INTERNO: crânio impregnado de terra foi desarticulado e lavado para podermos examiná-lo. O crânio é leve, fino, pequeno e redondo; o osso frontal é verticalizado e grande; os parietais são pequenos; as protuberâncias supra-orbitárias são planas; a glabela é aplainada; a articulação fronto-nasal é curva; os rebordos orbitários são finos, agudos e quase cortantes; a fossa canina é pouco profunda; as apófises mastóides são pequenas e pouco salientes; as apófises estilóides são pequenas e finas; os côndilos occipitais são curtos, largos, reniformes e mais salientes que as apófises mastóides; os sulcos digástricos são estreitos e rasos; o apoio do crânio numa superfície plana não é fixo; os arcos zigomáticos são finos, curtos e baixos; os ossos próprios do nariz são pequenos; a espinha nasal anterior é pequena; as linhas nucais são pouco marcadas; a protuberância occipital externa não é saliente; a base do crânio é plana e delicada; as cavidades glenóideas são pequenas e rasas; a apófise basilar é curta. Orifício de forma oval com a orla externa regular e destacamento ósseo da tábua interna (sinal do funil), localizado no osso temporal esquerdo, medindo 16 mm em seu maior diâmetro. Fratura com extrusão da tábua óssea, localizada no 1/3 médio do osso parietal direito na junção da sutura sagital. Encontramos um projétil sem jaqueta, deformado, encravado na tábua interna do osso parietal direito. Orifício de forma oval na borda interna do globo ocular esquerdo e septo nasal que é contíguo à fratura com perda de substância óssea do maxilar superior direito, rebordo alveolar direito e metade direita do véu palatino. A mandíbula é pequena e fina; os côndilos mandibulares são pequenos; o ângulo mandibular é obtuso e o mento é pontiagudo. Os quatro terceiros molares se encontram inclusos. Os quatro segundos molares se encontram na linha de oclusão. Restauração em resina na face vestibular dos dois primeiros molares inferiores. Abertura das cavidades torácica e abdominal por incisão manúbrio pubiana. Manúbrio e apêndice xifóide não estão fusionados ao esterno. Órgãos das cavidades torácica e abdominal se encontram ausentes porque foram destruídos pela putrefação, fauna e flora putrefativa. A extremidade esternal da 4ª costela direita é plana, com as bordas regulares e as margens arredondadas (fase 1 de Iscan). Costelas, vértebras e ossos dos membros se encontram íntegros. Bacia: os ossos ilíacos são delicados e finos; predominância das dimensões transversais, saliências e depressões pouco acentuadas; cristas ilíacas finas, pouco rugosas e com fusão incompleta; púbis de forma trapezoidal; sínfise púbica mais baixa; promontório acentuado; estreito superior elíptico ou reniforme; fossas ilíacas mais amplas, mais largas e mais abertas para fora; forame obturador estreito e triangular; sulco pré-auricular profundo; cavidade cotilóide pequena e distante uma da outra; tuberosidades isquiáticas são finas e pouco rugosas; incisura isquiática maior e ângulo infrapúbico tendendo a reto. A superfície articular da sínfise púbica é cheia de cristas intercaladas por sulcos que se estendem até o tubérculo púbico. As cristas são bem marcadas e nítidas (fase I de Suchey-Brooks). O sacro é curto, estreito e côncavo na sua metade inferior. A primeira vértebra sacra apresenta fusão incompleta com a segunda. O cóccix não está fusionado ao sacro. DISCUSSÃO e CONCLUSÃO: 1) Sexo feminino: o diagnóstico do sexo obedeceu às metodologias morfológicas clássicas aplicadas ao crânio, à bacia e à mandíbula, descritas anteriormente. 2) Idade: considerando em conjunto as alterações do relevo da superfície articular da sínfise púbica, a cronologia da erupção dentária e a extremidade esternal da 4ª costela direita, estimamos a idade entre 15 e 17 anos. 3) A vítima foi alvejada por dois disparos de arma de fogo no segmento cefálico. a) Um projétil penetrou na região temporal esquerda, se dirigiu para cima e para a direita, ficando encravado no osso parietal direito; b) O outro projétil penetrou no globo ocular esquerdo, se dirigiu para baixo, para a direita e para a frente, saindo no lado direito da face, produzindo as fraturas descritas. 4) A estatura num cadáver nestas condições pode não ser igual em vida, já que as alterações produzidas pela putrefação podem alterar a mesma. 5) O cadáver mumifica naturalmente quando fica exposto à temperatura elevada e à ventilação excessiva. O calor e a ventilação desidratam e ressecam os tecidos, mumificando-o. Em nossa região a mumificação natural sempre ocorre parcialmente. O processo transformativo do cadáver, que é um processo contínuo, neste caso foi interrompido parcialmente pela mumificação. As áreas ósseas que estão expostas devido à perda de substância da pele indicam que a putrefação teve início nos orifícios naturais do corpo e em algumas dobras articulares. TEMPO DE MORTE: vimos cadáveres mumificados como neste caso com cinco dias de morte. RESPOSTAS AOS QUESITOS OFICIAIS: 1º Qual a causa da morte? Traumatismo crânio-encefálico; 2º Qual o instrumento ou o meio que produziu a morte? Instrumento pérfuro-contundente; 3º Foi ocasionada pelo emprego de veneno, fogo, explosão, asfixia ou outro meio insidioso ou cruel? Prejudicada. CAUSA JURÍDICA DA MORTE: homicídio. Encaminhamos o projétil ao Arquivo do IML sob o mesmo número da perícia. Não foi possível coletar as impressões digitais. Realizada documentação fotográfica. Encaminhamos material biológico ao Laboratório de Genética Molecular Humana da UFPE para fazer exame de DNA. Nada mais havendo, os peritos legistas JBM e CM assinam o presente laudo."

2.2.4 – Parecer Odonto-legal – Reg. Nº 2303/2003 (fls. 265-A)

*"No dia 14 de maio de 2003, comparecemos à seção de Necroscopia deste Instituto, para procedermos ao exame Odonto-legal, nas arcadas dentárias do corpo que deu entrada neste serviço com registro nº 2303/2003; C.I. nº 560/03 da 21ª DPM, como sendo de **MED**. Exame da Arcada Superior: Observamos uma fratura externa do osso maxilar superior direito, com perda de substância, que se estende do elemento dentário 13 (canino) ao 17 (segundo molar superior direito). Elementos Dentários Presentes: 11; 12; 21; 22; 23; 24; 25; 26; e 27 presentes e hígidos. Arcada Inferior: Elemento dentário 37 presente, com cárie na face vestibular; 36 presente, com restauração em material estético na face vestibular; 35, 33, 32 e 31 presentes e hígidos; 41, 42, 43, 44 e 45 presentes e hígidos; 46 presente com restauração em material estético na face vestibular; 47 presente com cárie na face vestibular. Os terceiros molares não foram visualizados. Foram apresentadas aos peritos uma ficha clínica odontológica em nome de MED, assinada pela Cirurgiã-dentista Dra. HC – CRO ..., e ainda 2 (duas) radiografias de face. CONCLUSÃO: Diante dos eventos já descritos anteriormente e os observados na documentação apresentada pela Dentista, podemos sugerir que a arcada em exame pertencia, quando em vida, a MED."*

Dr. FBD – CRO/PE...
Cirurgião-Dentista

2.2.5 – Exame em Local de Duplo Homicídio (fls. 733 a 782)

*"**CASO Nº 1110.1/2003** – Relativo às mortes violentas de MED e TGM, cujos corpos foram encontrados no Canavial pertencente ao Engenho Jenipapo, em Ipojuca, neste Estado, Circunscrição da Vigésima Primeira Delegacia de Polícia daquele Município (21ª DPM).*

I – HISTÓRICO DO CASO

Às treze horas e trinta minutos (13 h 30 min), do dia treze do mês de maio do ano de dois mil e três (13/05/2003), o INSTITUTO DE CRIMINALÍSTICA PROFESSOR ARMANDO SAMICO, da Polícia Científica, recebeu, via rádio, uma requisição da Permanência do Centro Integrado de Operações de Defesa Social (CIODS), no sentido de ser procedido o competente Exame Pericial, no local acima mencionado.

O plantão deste Instituto atendeu imediatamente àquela solicitação, dirigindo-se ao local indicado, onde chegou às quatorze horas e quarenta minutos (14 h 40 min), realizando fotografias, procedendo a anotações e colhendo vestígios, exames estes que foram encerrados às dezesseis horas e trinta minutos (16 h 30 min), do mesmo dia.

II – DESCRIÇÃO

II.1 – DO LOCAL: *Como já foi dito, tratava-se de uma estrada construída em barro batido, carroçável, margeada por canavial, em terras do Engenho Jenipapo, pertencente à Usina Ipojuca, a pouco mais de duzentos metros da rodovia PE-51, ramificação da PE-60, sentido Camela/Serrambi, município de Ipojuca, neste Estado, circunscrição da 21ª DPM.*

II.2 – DAS VÍTIMAS: *Eram dois cadáveres de seres humanos, em estado de mumificação, situados à margem direita de quem adentra o canavial, por uma estrada vicinal, através da via principal acima referida. Para efeito de exames, foram assim denominadas:*

II.2.1 – PRIMEIRO CORPO: *Tratava-se de um cadáver de indivíduo jovem, do sexo feminino, encontrado em decúbito ventral, com os membros superiores assim orientados: o direito totalmente flexionado na direção do crânio e o esquerdo semiflexionado para o lado, enquanto os inferiores estavam assim dispostos: o direito fletido e o esquerdo distendido ao longo do corpo. A vítima era do tipo étnico faioderma, encontrava-se escalpelada, todavia os fios de cabelo existentes no couro cabeludo, e bem próximo desta, exibiam tonalidade clara (loiros) e eram lissótricos, aparentavam pertencer a pessoa adolescente, de pouco mais de um metro e sessenta centímetros (1,60 m) de comprimento. Trajava, na ocasião dos exames periciais perinecroscópicos, a parte inferior do biquíni, um short azul e outro estampado, externamente (os quais se situavam na porção mediana das coxas) arriados. À simples inspeção procedida no corpo da vítima, esta já exibia a fase de mumificação, sendo possível ainda observar, no crânio, os seguintes orifícios: um na região temporal esquerda e outro na bucinadora direita. Ditos orifícios exibiam características semelhantes aos produzidos por projéteis atirados de arma de fogo (pérfuro-contundentes).*

II.2.2 – SEGUNDO CORPO: *Também se tratava de indivíduo jovem, do sexo feminino, encontrado em decúbito lateral esquerdo, com os membros superiores assim dispostos: o esquerdo flexionado sob o crânio e o direito distendido lateralmente, enquanto os inferiores obedeciam à seguinte disposição: o esquerdo distendido para a frente, e o direito em continuidade ao prolongamento do corpo, formando, ambos, um ângulo de noventa graus (90°). A vítima era do tipo étnico faioderma, encontravase escalpelada, todavia os fios de cabelo existentes no couro cabeludo, e próximo ao corpo da mesma, eram escuros e lissótricos, aparentavam pertencer a uma adolescente, com pouco mais de um metro e sessenta centímetros (1,60 m) de comprimento. Trajava, na ocasião em que fora examinada superficialmente, apenas a parte inferior do biquíni, em tecido de lycra na cor verde, o qual encontrava-se abaixado na altura do terço médio das coxas. À simples inspeção realizada no corpo da vítima, este já evidenciava a fase de mumificação, e, no crânio, ficou constatada a presença de orifícios nas seguintes regiões: temporal direita e occipital, bem como uma fratura em um* *dos ossos da mão esquerda (região dorsal). Ditos orifícios exibiam características semelhantes aos produzidos por projéteis atirados de arma de fogo (pérfuro-contundentes). Prosseguindo com as observações no cadáver, os Peritos evidenciaram que o mesmo exibia, no punho direito, uma pulseira confeccionada em metal prateado, constituída de dezesseis segmentos interligados, de consistência elástica, bem assim, um torçal, confeccionado em tecido de couro, ornado de pequenas flores, no tornozelo esquerdo.*

III – EXAMES PROCEDIDOS NO LOCAL

Quando da chegada dos Peritos ao local, onde os corpos foram encontrados, o mesmo estava completamente violado, pelos policiais que chegaram imediatamente após o pai de uma das vítimas, presente no local, ter encontrado os corpos, juntamente com um amigo. A violação era explícita, pois, segundo o Sr. JMV, os segmentos de cigarros e carteira destes, evidenciados na cena do crime, foram ali deixados por policiais e pessoas curiosas, que, de uma forma ou de outra, chegaram até o local antes dos Peritos. Os Signatários observaram ainda, no ambiente mediato, copos descartáveis, vasilhames de água mineral, além de vários pedaços de tecido estampados e recortados em tiras longas, contornando os corpos das vítimas, indumentárias das mesmas, tecido ósseo, de várias partes dos corpos destas, couro cabeludo, além de um projétil de arma de fogo, que também fora evidenciado, desta feita, no ambiente imediato, o qual será objeto de análise em capítulo adiante. No ambiente imediato, os Infra-assinados evidenciaram, também, vários invólucros de bombons de sabores variados, um aparelho de barbear descartável e o projétil já referido, sobre os quais nos reportaremos no item dos exames de laboratório. Ainda naquela área, os Peritos puderam avaliar, pelos vestígios presentes, que houve um verdadeiro banquete necrofágico, realizado pelas aves de rapinas e alguns mamíferos da ordem dos roedores. Uma varredura meticulosa fora realizada nos ambientes daquele local, no intuito de se evidenciar o instrumento do crime, todavia, fora infrutífera. Deixamos de coletar uma das provas irrefutáveis no cenário do crime, "O levantamento das impressões deixadas pelas cristas dos pneumáticos no solo", pelo veículo que conduziu as vítimas até aquele fatídico local, uma vez que o responsável pela preservação do mesmo permitiu que alguém transitasse com outros veículos até as proximidades dos corpos, além da presença de curiosos que se movimentaram na área, destruindo tais vestígios. Em seguida, os Signatários voltando ao ambiente imediato observaram a existência de alguns invólucros de bombons de sabores variados, como: eucalipto, canela, chiclete-bola (goma-de-mascar), entre outros. Ali puderam observar, ainda, um aparelho de barbear descartável, da cor amarela, da marca PROBAK II, sem a parte superior destinada as lâminas. Dito objeto encontrava-se danificado evidentemente, como se um veículo houvesse passado por sobre o mesmo. Posteriormente,

14 Pareceres IV

os Infra-assinados coletaram alguns fios de cabelo próximos do primeiro corpo e também do segundo. Citados vestígios, como os demais outros, foram coletados e transportados para o Laboratório de Pesquisa do Instituto de Criminalística, cujos resultados estão descritos adiante apensos. Os Peritos, a fim de fortalecer suas convicções, coletaram também amostras daquele solo, para análises granulométricas, composição química, presença de microorganismos específicos, fertilizantes apropriados, entre outros. Dito material será confrontado com os coletados debaixo do veículo suspeito. Finalmente, os Signatários evidenciaram, ainda, um segmento de corda de nylon, na cor azul. Dito vestígio fora encaminhado ao laboratório para análise, cujo resultado segue adiante anexo.

IV – RECONHECIMENTO DOS CORPOS

Ao chegar ao local, os Peritos encontraram os senhores JMV, portador da cédula de identidade nº 41.228.505 SSP-PE, residente na rua MC, nº 1.505, ap. 102, no bairro da Boa Viagem, e MROB, portador da cédula de identidade nº 2.739.204 SSP-PE, residente na rua RT, nº 400, no bairro da Torre, ambos do mesmo município, neste Estado. O primeiro disse que estava juntamente com seu amigo (o segundo), com autorização do Chefe de Polícia, para auxiliar as equipes do Grupo de Operações Especiais, na busca das duas jovens desaparecidas. Dito senhor disse que, ao se deparar com os corpos, reconheceu um deles, como sendo o da sua filha, TGM. Disse, ainda, que citado reconhecimento se deu através da pulseira de metal prateado, que a mesma usava no punho direito, bem assim, de um torçal que também usava no tornozelo esquerdo, além do vestido de cor alaranjada, observado numa foto tirada recentemente e vista por ele. Por conseguinte, o outro corpo, dadas as circunstâncias e vestimentas, segundo a mesma foto, observada anteriormente, seria o de MED. Desta feita, entendem os Signatários que os corpos ali evidenciados pertenciam às jovens desaparecidas desde o dia 03/05/03, segundo reconhecimento supramencionado.

V – EXAMES DE LABORATÓRIO

Os vestígios, após serem minuciosamente dissecados macroscopicamente, foram catalogados e encaminhados ao Laboratório de Pesquisas Científicas no Instituto de Criminalística Professor Armando Samico, cujos resultados seguem anexos ao presente laudo. O projétil era do tipo LADE BULLET, ou seja, de chumbo nu, semi-encamisado, sua superfície de revolução exibia cinco (05) ressaltos e cinco (05) cavados, de orientação dextrógira, com massa equivalente a 9,532 mg, sendo portanto do calibre ponto trinta e oito (.38). O invólucro de bombom, que se assemelhava ao evidenciado e coletado no interior da Kombi, também periciada, exibia o sabor de

EUCALIPTO. O barbeador descartável probak II era da cor amarela, com duas (02) lâminas fixas em inox, exibindo internamente as seguintes características de fabricação: na extremidade superior F10 e na inferior o código PZFM. Em contra-partida, os Infra-assinados também evidenciaram um barbeador descartável, com as mesmas características do anterior, dentro da Kombi, o qual exibia F14, na extremidade superior, e o código PZFM, na inferior. Curiosos, os Peritos examinaram uma cartela que haviam comprado recentemente num Supermercado, constando que se apresentavam aos pares e estes mostravam as seguintes referências: O denominado "A" exibia na parte superior F16 e o chamado "B", nesta mesma parte, F31. Na extremidade oposta de ambos, o código era sempre o mesmo PZFM. Desta feita, entendemos que a pessoa que comprou um, efetivamente comprou o outro.

VI – CONSIDERAÇÕES GERAIS

VI.1 – A inidoneidade do local, o tempo decorrido entre a morte e o aparecimento dos corpos obstacularam sensivelmente os trabalhos dos Peritos no mesmo, mascarando os vestígios materiais ali existentes, o que dificultou a determinação do local do assassinato, todavia, as circunstâncias indicam-no como sendo:

VI.2 – Os fatores biológicos e abióticos daquele ecossistema, em relação aos corpos e ao ambiente, no sentido de identificar os autores do fatídico delito, não auxiliaram os Peritos na busca dos vestígios materiais contundentes, vez que a exposição excessiva foi o ponto crucial negativo do nosso trabalho;

VI.3 – A ausência parcial das vestes das vítimas, estando as que se encontravam nos corpos arriadas até a altura da parte mediana das coxas, indicava que as mesmas poderiam ter sofrido abuso sexual, não dispondo de elementos materiais para tal afirmação, pelos motivos acima expostos;

VI.4 – A área onde se situavam os dois (02) orifícios, no vestido de cor alaranjada, pertencente a T, parte da frente, correspondente à altura da região ventral, no corpo da mesma, após ser submetida aos exames de praxes, revelou resultado positivo para chumbo. Desta feita, os Peritos admitem ter a vítima recebido disparos naquela região do corpo, produzindo ferimentos de natureza pérfuro-contundente, mascarados pela ação das intempéries, roedores e aves de rapina;

VI.5 – Na parte posterior, ainda daquela indumentária, correspondente à região glútea, os Signatários evidenciaram uma solução de continuidade semelhante às produzidas por instrumento pérfuro-cortante, admitindo ainda que a vítima também fora atingida naquele local, até porque o resultado da análise daquela parte da vestimenta revelou positivo para sangue;

VI.6 – Os exames procedidos nas vestes de ME revelaram, em laboratório, resultado positivo para sangue humano, não sendo possível identificar quanto à tipagem, pelos mesmos motivos já expostos, prejudicados pelas intempéries;

16 Pareceres IV

VI.7 – No projétil evidenciado e coletado no local do crime, próximo aos corpos das vítimas, após exames de laboratório, constatou-se a presença de tecido orgânico, exibindo massa correspondente ao calibre já citado, não se prestando à microcomparação balística;

VI.8 – Os fios de cabelo evidenciados no local e no interior do veículo, enviados ao laboratório, não foram suficientes, sendo necessário solicitar à genitora de ME a escova de cabelo que a mesma utilizava em vida. Tendo os cabelos evidenciados naquele objeto de uso pessoal, e utilizados como parâmetro, ocasionando resultado positivo quanto à semelhança ao ser comparado ao encontrado no interior do veículo suspeito;

VI.9 – Os segmentos de fios de nylon evidenciados na cena do crime e o encontrado no interior do veículo já referido exibem características semelhantes;

VI.10 – O invólucro de bombom evidenciado e coletado no local do crime era semelhante ao observado e coletado no interior do veículo em lide;

VI.11 – Os barbeadores descartáveis já mencionados eram semelhantes entre si, na cor, na marca, bem assim, na referência, não guardando a similaridade no código existente na parte superior;

VI.12 – As amostras de solo, coletadas na cena do crime, e debaixo do veículo suspeito (Kombi), foram catalogadas e encaminhadas ao Laboratório do ITEP, para as devidas análises, já mencionadas, cujos resultados seguirão posteriormente, em complemento a este Laudo.

VII – CONCLUSÕES

Em face dos exames procedidos, bem como de tudo quanto foi exposto no corpo deste Laudo, os Peritos Criminais por ele responsáveis concluem que:

VII.1 – No dia e local retromencionados, compareceram às terras do Engenho Jenipapo, no Município de Ipojuca, onde examinaram os cadáveres das jovens desaparecidas MED e TGM, mortas por ação homicida;

VII.2 – As vítimas exibiam ferimentos produzidos por projéteis de arma de fogo;

VII.3 – Considerando a solução de continuidade observada no vestido de T, a mesma fora atingida também por instrumento pérfuro-cortante (faca ou similar);

VII.4 – Dos invólucros de bombons evidenciados no local do crime, apenas um era semelhante ao encontrado no interior da Kombi;

VII.5 – Os barbeadores descartáveis já referidos, encontrados no local do crime e no interior da Kombi, também eram similares;

VII.6 – Os segmentos de corda de nylon, de cor azul, evidenciados na cena do crime e no interior da Kombi, têm as mesmas similitudes;

VII.7 – Os fios de cabelo, encontrados na escova já mencionada, pertencente a ME (vítima), apresentavam características semelhantes às evidenciadas no interior da Kombi.

VIII – ENCERRAMENTO

Eu, AGS, Perito Criminal do Instituto de Criminalística Professor Armando Samico, redigi o presente Laudo de Exame em Local de Duplo Homicídio, que se encontra digitado no anverso de nove (9) folhas de papel tamanho oficial, uma original e uma cópia, ostentando o timbre do Estado de Pernambuco.

Ilustram-no trinta (30) fotografias, todas com legenda explicativa e, por se encontrar inteiramente de acordo com o teor do presente laudo, assina-o conjuntamente o Perito Criminal Dr. EOC.

SECRETARIA DA DEFESA SOCIAL – DIRETORIA DE POLÍCIA CIENTÍFICA – INSTITUTO DE CRIMINALÍSTICA PROF. ARMANDO SAMICO, em Recife, aos quinze dias do mês de junho do ano de dois mil e três (15/06/2003).

2.2.6 – Perícia em Veículo – Caso Nº 0518.3/2003 (fls. 569 a 615)

I – HISTÓRICO

Aos vinte dias do mês de maio de dois mil e três (20/05/2003), o Bel. José de Oliveira Silvestre Júnior, do Grupo de Operações Especiais – GOE, da Polícia Civil, solicitou verbalmente, aos Peritos Criminais Drs. EUC e AGS, a disposição naquela Especializada, para procederem a Perícia em veículo VW – Kombi, placas KAC 2082, na rua RU, ao lado do imóvel nº 326, no município de Cachoeirinha, Pernambuco. Atendendo àquela solicitação, de imediato os Signatários seguiram juntos com a equipe do GOE ao local supracitado, onde lá chegaram, iniciaram os exames periciais, os quais foram concluídos no mesmo dia. Posteriormente, no dia 25/05/2003, a Seção de Permanência e Portaria do Instituto de Criminalística Professor Armando Samico recebeu o ofício nº 267/03-S.Car., datado de 21/05/2003, oriundo daquele órgão, solicitando o exame em apreço, conforme xerox do ofício apenso. Em decorrência daquela solicitação, o Gerente do Departamento Técnico Científico do Grande Recife exarou através de despacho, ratificando os Peritos Criminais supracitados que haviam concluído os exames periciais, para que os mesmos dessem prosseguimento aos procedimentos finais cabíveis.

II – DISCUSSÃO

a) – Do Local

Trata-se de uma rua de barro batido, à margem esquerda do rio Una, provida de iluminação elétrica pública, oferecendo condições de trafegabilidade para veículos automotores. O veículo foi encontrado ao lado do imóvel edificado na rua DJ, nº 216, a qual é transversal da rua do Rio, município de Cachoeirinha – PE. Em dito imóvel,

18 Pareceres IV

funciona uma oficina de pintura e lanternagem de autos, cujo proprietário é conhecido na localidade pelo codinome de COCÓ.

b) – Do Veículo

O mesmo apresentava estado de conservação regular, com três portas, e exibia as seguintes características identificatórias: MARCA: VOLKSWAGEN; TIPO: KOMBI; MODELO: 1996; ANO: 1996; COR: BRANCA; FABRICAÇÃO: NACIONAL; COMBUSTÍVEL: GASOLINA; NATUREZA: PARTICULAR; CHASSI: 9BWZZZ231TPOO0556; PLACAS: KAC 2082 – IPOJUCA – PE; PROPRIETÁRIO: JLS.

III – EXAMES PROCEDIDOS

a) – Parte Externa

Examinando minuciosamente o veículo, os Infra-assinados observaram que o mesmo apresentava avarias provocadas por ação de oxidação (ferrugem) na parte inferior das portas dianteiras, na parte superior da lateral direita próximo à coluna da porta mediana e, em várias outras partes, apresentava pontos de ferrugem, porém em menor intensidade. Apresentava uma mossa na região traseira direita, sem apresentar características de ser recente. Os pára-choques eram pintados de cores diferentes, o dianteiro de branco e o traseiro de verde, bem como a parte inferior das portas dianteiras, a porta do porta-malas e a tampa do motor. Vale ressaltar que o citado automóvel não apresentava danos provocados por acidente de trânsito. Prosseguindo com os exames na parte externa do automóvel, os Peritos evidenciaram várias marcas de adesivos, as quais foram circundadas por pincel atômico, numeradas de 1 a 14; dispostas na região traseira, as de 01 a 11, e 14; a 12ª acima da tampa de entrada de combustível, na região fronto-angular esquerda. Em algumas das marcas, pode-se observar que os adesivos tinham formas como as dos nos 3 e 9, com o formato da ave conhecida popularmente como PAPALÉGUA, e a 5, com a forma do adesivo característico da Vaquejada; enquanto as demais eram amorfas. Os peritos, a fim de fortalecer suas convicções, coletaram amostras de solo (argila) na parte externa do chassi para análises granulométricas, químicas, presença de microorganismos, entre outros. Dito material fora transportado ao laboratório de pesquisas do Instituto de Criminalística, para exames e confronto com os coletados, no local onde foram encontrados os cadáveres das vítimas ME e TG. Colocando o motor para funcionar, os Peritos observaram ruído intenso no mesmo, que, ao ser minuciosamente examinado, contatou-se que dito ruído era causado pela falta de um dos segmentos do sistema de escape.

b) – Parte Interna

Examinando detalhadamente a parte interna, os Infra-assinados observaram que na mesma havia apenas o banco do condutor. No local destinado ao encosto do ban-

co dianteiro do passageiro, observou-se um litro de aguardente de cana da marca PITU, com aproximadamente meio litro daquele líquido. Na lateral direita do encosto do banco do motorista, no cinto de segurança e no espaço reservado ao banco dianteiro de passageiros, observaram-se vários cabelos, e dois segmentos de tecido vermelho, usados como flanela para autos. Prosseguindo com os exames na região mediana, observamos que, na parte destinada aos bancos de passageiros, havia apenas dois tapetes de borracha e, sobre estes, uma roda, um macaco, grãos de areia, um vasilhame de Coca-Cola, um vasilhame plástico na cor branca, vários invólucros de bombom, um barbeador descartável, vários cabelos, vários segmentos de nylon entrelaçados (corda) na cor azul, um segmento de papel higiênico e dois (02) segmentos de papel, na cor branca. Ressaltando que todos os vestígios evidenciados foram recolhidos para exames macroscópicos e microscópicos, no laboratório, os quais serão descritos em item próprio. Na parte superior da janela lateral direita, observou-se um segmento de papelão preso a um parafuso, com características de ter feito parte de segmento maior que fora afixado no interior daquele veículo. Dando continuidade aos exames periciais, os Infra-assinados passaram à procura de outros vestígios (impressões digitais, manchas de sangue, de líquido seminal, tanto no interior do veículo quanto na parte externa do mesmo), tornando-se infrutíferas as buscas. Examinando sumariamente os vestígios encontrados no interior do citado automóvel, iniciando pelos papéis de bala, que, para facilitar a interpretação, denominamos E1, E2, E3 e E4. E1 – Invólucro de papel transparente impregnado com grãos de areia, em bom estado de conservação, exibindo os nomes Bala gelada, sabor menta, exibindo também o nome do fabricante (Simas Indústrias – S/A). E2 – Invólucro de papel transparente impregnado de grãos de areia, em péssimo estado de conservação, da mesma marca e fabricante de E1, porém o sabor era de Eucalipto. E3 – Invólucro de papel transparente com impregnação de grãos de areia, em péssimo estado de conservação, dificultando a visualização da marca e sabor, porém apresentando as mesmas características de E2. E4 – Invólucro de papel amarelo, com impregnação de grãos de areia, em bom estado de conservação, de marca Delícia, sabor Milk. Vale ressaltar que, dos invólucros de bala coletados no interior do veículo, E2 apresentava características semelhantes a um dos coletados no local onde foram encontrados os corpos das vítimas. Após os invólucros, passamos a examinar o barbeador. Trata-se de um barbeador descartável, na cor amarela, da marca PROBAK II, com duas lâminas de inox, fixas e finas. A face externa exibia a marca em alto relevo; na face interna, a parte superior exibia as características de fabricação F-14, e a inferior, o código PZFM. Dito barbeador apresentava características semelhantes às do evidenciado e coletado no local onde estavam os cadáveres supracitados. Prosseguindo, os Peritos examinaram minuciosamente as duas flanelas e o segmento de papel higiênico. Uma das flanelas exibia manchas de cor parda, enquanto a outra e o segmento de papel apresentavam manchas de cor clara, exibindo características de ter sido por contato. Ditos vestígios foram catalogados e enviados para exames microscópico e químico, no Laboratório de Pesquisa do Instituto de Criminalística, cujo resultado segue apenso ao presente documento. Continuando com os exames dos vestígios encontrados e coletados no interior do retrocitado veículo, os Infra-assinados analisaram minuciosamente e macroscopicamente os treze (13) fios de cabelos e constataram que, quanto ao tipo, nove (09) eram cimótricos e quatro (04) lissótricos: quanto à cor, quatro (04) eram castanhos, dois (02) castanho-claros, um (01) castanho-escuro, dois (02) louros e quatro (04) louro-acobreados. No segmento da corda de nylon, na cor azul, submetido ao exame óptico, constatou-se que o mesmo apresentava características semelhantes ao segmento de corda evidenciado no local, onde foram encontrados os cadáveres de ME e T. Os cabelos e o segmento de corda de nylon, coletados na Kombi, foram enviados ao Laboratório de Pesquisas do Instituto de Criminalística, para exames químicos e comparativos, cujo resultado segue apenso ao presente documento.

IV – RESULTADO DOS EXAMES DE LABORATÓRIO (...)

V – CONCLUSÕES

Em face dos exames realizados e de tudo quanto ficou exposto no corpo deste Laudo, os Peritos Criminais concluem que:

a) Na data e no local retromencionados, examinaram o veículo Kombi, placas KAC 2082 – Ipojuca – PE;
b) A mesma apresentava regular estado de conservação e funcionamento, com exceção da falta de um dos segmentos do sistema de escape;
c) Não foram encontradas manchas de sangue, esperma ou qualquer outra que tenha relação com o fato;
d) Dos invólucros de bala, um (01) deles apresentava características semelhantes às de um dos coletados no local onde foram encontrados os cadáveres de ME e T;
e) O barbeador (PROBAK II) e o segmento de corda evidenciados e coletados no interior da Kombi e no local onde foram encontrados os corpos das vítimas supracitados têm as mesmas similitudes;
f) Dos fios de cabelos encontrados no interior do automóvel em lide, um deles apresentava características semelhantes às dos coletados na escova de MED.

VI – ENCERRAMENTO

Eu, EUC, Perito Criminal do Instituto de Criminalística Prof. Armando Samico, redigi o presente Laudo de Exame em Veículo, que se encontra digitado no anverso de cinco (05) folhas de papel tamanho oficial, uma original e uma cópia, ostentando o timbre do Estado de Pernambuco.

Ilustram-no trinta e cinco (35) fotografias, todas com legenda explicativa e, por se encontrar inteiramente de acordo com o teor do presente laudo, assina-o conjuntamente o Perito Criminal Dr. AGS."

2.3 – Termos de Depoimento e Declarações de Testemunhas e dos Indiciados

2.3.1 – Termo de Depoimento de VMS (fls. 179 a 181)

As declarações, abaixo transcritas, foram prestadas perante o *Bel. Waldemir Maximino*, na 21ª Delegacia de Metropolitana – Ipojuca – PE, no dia 10/05/03, pela testemunha que não apresentou documentos e se qualificou como sendo *VMS*, com 20 anos, do lar, filha de *MSM* e *MRG*.

"QUE, no dia 03 do corrente mês e ano, a depoente se encontrava em frente a uma barraca conhecida por "Barraca da Bia", situada na rua Estrela, s/nº, que dá acesso à Praia de Serrambi; QUE, por volta das 18:30 horas, aproximadamente, a depoente observou duas (02) jovens, que se encontravam na calçada em frente à Padaria Porto Belo, se dirigindo a um orelhão constantemente, sempre alternando as pessoas, isto é, indo a jovem loura com a jovem morena; QUE a depoente observou que as duas jovens entraram na padaria e saíram fumando; QUE, possivelmente, haviam comprado dois (02) cigarros; QUE a depoente observou que a jovem loura após sair da padaria foi a primeira a fumar cigarro e, posteriormente, a jovem morena; QUE a depoente observou que as duas jovens, após saírem da padaria, retornaram ao mesmo local, isto é, em frente ao orelhão; QUE a depoente observou que a jovem morena estava fazendo gestos demonstrando que estavam com vontade de urinar; QUE, naquele momento, as duas jovens se dirigiram para um video game*, observando que a morena e a loura adentraram naquele local e saíram de imediato, tendo em vista que o banheiro estava bastante escuro, fato este relatado à depoente pelo dono do* video game*, posteriormente; QUE a depoente observou posteriormente que as jovens se dirigiram a um bar conhecido por "Bar do João", de cor amarela, que fica entre a Padaria Porto Belo e a Mercearia Ponto Frio, que as duas jovens entraram no bar e foram ao banheiro, em seguida a morena saiu e parou a primeira KOMBI que viu, tendo a depoente observado que a Kombi era de Nossa Senhora do Ó a Porto de Galinhas, tendo a jovem morena perguntado ao motorista se aquela Kombi estava indo em direção a Serrambi, tendo o motorista dito que não; QUE, logo em seguida, a depoente observou que a jovem morena novamente deu a mão a uma outra Kombi, naquele momento a jovem morena chamou a sua colega loura, tendo as duas jovens subido na Kombi que saiu em direção a Serrambi; QUE a depoente afirma ter observado que a Kombi não tinha nenhum "logotipo" de transporte alternativo; QUE a depoente também observou que a Kombi era toda fechada, de cor branca e não tinha*

janelas; *QUE a depoente não observou se a placa da Kombi era particular ou de aluguel, nem, tampouco, sua numeração; QUE a depoente afirma ter observado que a Kombi se encontrava com duas pessoas do sexo masculino no banco da frente, com características de "peão"; QUE a depoente observou que a jovem morena pulou por cima das pernas do carona, como também a jovem loura, ficando as duas entre o motorista e o carona; QUE a depoente observou que um dos elementos que se encontrava na Kombi, no caso o carona, era uma pessoa de cor clara, de bigode ralo, mas de aparência simples ou feia; QUE a depoente observava que as duas jovens, aparentemente, estavam com sintomas de embriaguez, tendo em vista que ficavam com atitudes anormais para parar algum veículo, no sentido de perguntar o seu destino; QUE a depoente veio a saber posteriormente que a jovem morena chama-se TG, e a jovem loura, MED, tendo a depoente também reconhecido as jovens através de fotografias que ora lhe foram apresentadas pela autoridade policial; QUE a depoente afirma categoricamente que a Kombi não era de aluguel, era toda fechada, apenas com duas portas, sendo a de lado "corrediça", considerando a referida Kombi tipo "Furgão", tendo em vista que não tinha janelas, tendo certeza a declarante de que a referida Kombi não era de aluguel; QUE a depoente também observou que a jovem morena, no caso T, se encontrava com óculos sport na cabeça, prendendo os cabelos e descalça; QUE ME também estava descalça no momento em que pegaram a Kombi com destino a Serrambi; QUE a depoente afirma que as duas jovens, isto é, T e ME, se encontravam com as mesmas vestes que lhe foram apresentadas na foto, quando pegaram a Kombi com destino a Serrambi; QUE a depoente informa ter observado bem as duas jovens por serem bastante bonitas, demonstraram ser pessoas de famílias ricas, mas ter estranhado as mesmas pegando carona naquele horário com destino a Serrambi; QUE a depoente também afirma que observou todos os detalhes, tendo em vista que estava bem próxima das duas jovens, entre 10 e 15 metros aproximadamente."*

2.3.2 – Termo de Declarações de RMS (fls. 317 a 319)

As declarações, abaixo transcritas, foram prestadas no dia 21/04/03, por *RMS*, popularmente conhecida por "*NINHA*", com 21 anos de idade, do lar, filha de *MMS* e *MRG*, perante o *Bel. José Oliveira Silvestre Júnior*, no Grupo de Operações Especiais – GOE, da Polícia Civil de Pernambuco:

"*... QUE a declarante no dia do fato se encontrava em frente a uma barraca, que vende cigarros, confeitos, isto do lado de uma padaria, isto no sábado do desaparecimento das meninas; QUE era por volta das 18:30 horas, na padaria localizada na rua N. Srª do Rosário, conversando com um garoto com mais ou menos 14 anos de idade, chamado KLECIO, ocasião em que viu chegar, na calçada da Padaria "Porto Belo", duas moças; QUE aparentavam em torno de 16 anos de idade, sendo uma do cabelo preto, grande, solto, usando um óculo como que se fosse uma tiara (espécie* *de diadema), usando vestido curto na altura do meio da coxa, descalça, usava uma pulseira, vendo isto porque brilhava, era mais baixa que a declarante que se acha baixa; QUE a declarante achou que aquela primeira moça era mais forte do que a declarante, logo não era nem gorda, nem magra; QUE a declarante achava que aquela moça estava com vontade de ir ao banheiro pelo jeito como se contorcia, era uma pessoa bonita; QUE, quanto à outra moça, era mais baixa, do tamanho da declarante, que também era mais forte do que a declarante, porém era mais magra do que a outra moça citada; QUE esta segunda pessoa trajava uma camiseta branca de alcinha, com um desenho colorido discreto, tinha o cabelo grande, não era louro, era puxado para ruivo, usava short na cor laranja, com uma barra verde, não usava óculos, também estava descalça; QUE aquela segunda moça usava uma pequena bolsa em uma das mãos, acredita que era um porta-moedas; QUE o que chamou atenção nas moças é que elas eram bonitas, tinham o jeito de riquinhas, àquela hora e naquele lugar não tinham pessoas veranistas; QUE o lugar estava movimentado com pessoas que moram ou trabalham em Porto ou estavam esperando condução para N. Sr.ª do Ó, isto em razão da hora; QUE as duas moças se revezavam indo a um orelhão, que fica na calçada da padaria já citada (local que tinha bastante gente); QUE ambas as moças tentavam ligar para alguém, achando que não conseguiram fazer a ligação porque isso foi muito rápido; QUE, após tentar ligar, as duas moças entraram na padaria, enquanto a declarante continuou sentada em uma cadeira de plástico, na cor vermelha, com apoio de braço, vendo o movimento da rua; QUE a declarante viu que, em poucos minutos depois, as moças saíram da padaria, estando a moça ruiva com unidades de cigarros em uma das mãos, enquanto a morena não tinha nada nas mãos; QUE a declarante viu as duas moças indo em direção a um "Play Time", mas não entraram, porém perguntaram a um homem, que era o dono, se ali tinha banheiro, tendo aquele homem respondido que tinha um banheiro ao lado daquele "Play Time", isto junto a um terreno baldio, do lado esquerdo, local para onde as moças olharam e voltaram, dando a entender que usaram tal banheiro; QUE a declarante viu as moças rumarem para um bar conhecido como "Bar do João", local onde entraram, saindo logo em seguida, primeiramente a moça morena fumando, um tempo depois saiu a moça ruiva, também fumando; QUE a declarante viu a moça morena se dirigir a uma Kombi-lotação, que parou em frente àquele bar, e perguntar: "Vai pra Serrambi?", tendo o cobrador respondido que não; QUE a declarante viu que uma outra Kombi ultrapassou a primeira que foi parada e a moça de cor morena se colocou na frente daquele carro; QUE a declarante viu que as duas moças se aproximaram daquela Kombi, embarcando na mesma; que a declarante não ouviu a conversa entre as moças e os ocupantes daquela Kombi que foi parada; QUE a declarante afirma que havia somente 02 (dois) ocupantes naquele veículo; QUE a declarante viu que o passageiro abriu a porta, colocando uma perna para o lado de fora do carro, permitindo a entrada naquele carro, primeiramente da moça morena e logo depois da moça ruiva; QUE a declarante viu que todos ficaram sentados no banco da frente, dispostos da seguinte forma, o motorista, a moça morena, a ruiva e o passageiro, que ficou na porta do lado direito, com o braço apoiado na janela, com o cotovelo do lado de fora; QUE a declarante viu que o motorista deu partida no veículo com direção ao sentido de Serrambi; QUE a declarante não sabe se a primeira Kombi que foi parada pelas moças tomou o mesmo sentido, não observou; QUE a declarante observou que o passageiro da Kombi que deu carona às moças, apesar de não ter ficado em pé, deu para observar os traços fisionômicos nitidamente, pelo fato de ter um poste de iluminação que clareava todo o lado direito daquele veículo; QUE a declarante notou que aquela Kombi tinha ferrugem na lataria, na parte de trás embaixo; QUE o tal ocupante (o passageiro) não era alto, nem baixo, tinha o tipo físico normal, trajava uma camiseta na cor branca, de mangas curtas, sem estampa, não notando se o mesmo usava calça comprida ou bermuda; QUE a declarante viu as seguintes características naquele indivíduo que abriu a porta da Kombi: cabelo curto, parecendo ter sido cortado com máquina, não era calvo, sobrancelha grossa, olhos claros, notando ainda que aquele indivíduo tinha o nariz grosso, não era achatado, a boca tinha um detalhe que era puxada para os lados, não tinha os lábios grossos, tinha um bigode ralo, preto igual à cor do cabelo, não usava barba, o rosto era arredondado, orelha um pouco arqueada; QUE a declarante observou aquele indivíduo em duas (2) oportunidades, quando ele abriu a porta e fechou a porta do carro; ... QUE toda essa descrição foi dada à Perita da Polícia Federal, que fez um retrato falado, a cujo resultado a declarante deu nota 10 (dez), ficou idêntico ... alega a declarante que viu e ouviu com precisão o que ora narra, pois se encontrava entre três e quatro metros de distância em relação à Kombi, sentada em uma cadeira em frente a uma barraquinha de cigarros e confeitos, próxima a sua casa; QUE alega a declarante recordar que a Kombi já referenciada tinha um "barulho" diferente, como se estivesse com o cano de escape "furado"; Ainda com relação à citada Kombi, alega a declarante que os dois pára-choques, dianteiro e traseiro, eram pintados de cor verde."*

2.3.3 – Auto de Reconhecimento Indireto de Pessoa por Fotografia Feito por RMS (fls. 322 a 324)

As informações e afirmações, abaixo transcritas, foram prestadas por *RMS*, no dia 21 de abril de 2003, perante o *Bel. José Oliveira Silvestre Júnior*, no Grupo de Operações Especiais (GOE), da Polícia Civil de Pernambuco, e na presença das testemunhas CAM e ARV lotadas neste GOE:

"... sendo convidada, passou a descrever uma pessoa do sexo masculino, que, no dia 03 de maio do ano em curso, estava como passageiro no banco da frente, posicionado na janela do lado direito de uma Kombi branca, com sinais de ferrugem do lado do passageiro, com o pára-choque pintado na cor verde, em estado de conser-

vação usada, veículo ocupado por 02 (duas) pessoas do sexo masculino, que, por volta das 18 h 30 min, vindo do sentido do centro de Porto de Galinhas/Serrambi, foi parado por 02 (duas) jovens, com aproximadamente 16 anos de idade, que hoje tem conhecimento de que se tratava de T, que era a morena (cabelo preto, grande, solto, usando óculo como se fosse uma tiara (espécie de diadema), usando vestido curto, de cor avermelhada, na altura do meio da coxa, descalça, usava uma pulseira), e a outra ME, mais magra do que a outra moça citada; QUE esta segunda pessoa trajava uma camiseta branca de alcinha, com um desenho colorido discreto, tinha o cabelo grande, não era louro, era puxado para ruivo, usava short na cor laranja, estampado com uma barra verde na parte de baixo, não usava óculos, também estava descalça, usava uma pequena bolsa em uma das mãos, acredita que era um porta-moedas, vítimas de homicídio, cujos corpos foram encontrados dias depois, em um canavial nas terras do Engenho Jenipapo; Sendo o indivíduo que a reconhecedora viu abrir a porta e permitir a entrada das 02 (duas) moças, pessoas que embarcaram naquela Kombi, seguindo com destino ao sentido de Serrambi, no banco da frente e entre o motorista e aquele indivíduo que a reconhecedora observou, tudo discriminado em suas declarações prestadas no dia de hoje; Passando a descrever este indivíduo como tendo as seguintes características: não era alto, nem baixo, tinha a estatura mediana, tinha o tipo físico normal, trajava uma camiseta na cor branca, de mangas curtas, sem estampa, não notando se o mesmo usava calça comprida ou bermuda, tinha o cabelo curto e baixo, parecendo ter sido cortado com máquina, não era calvo, sobrancelha grossa, olhos claros; notando ainda que aquele indivíduo tinha o nariz grosso, não era achatado, a boca tinha um detalhe que era puxada para os lados, não tinha lábios grossos, tinha um bigode ralo, preto igual à cor do cabelo, não usava barba, o rosto era arredondado, orelhas um pouco arqueadas; Ultimada a descrição acima, que serviu para a confecção de retrato falado produzido junto ao Instituto de Criminalística da Polícia Federal desta capital, foram exibidas para a reconhecedora as fotos de MJL, residente na rua 40, s/nº – Loteamento Canoas – N. Sr.ª do Ó – Ipojuca, e VLM, residente na rua MF, 604 – Camela – Ipojuca; que, ao observá-las atentamente, afirmou, sem sombra de dúvida, que a 2ª (segunda) fotografia que lhe foi exibida, que se trata de VLS, refere-se à mesma pessoa do retrato falado acima mencionado."

2.3.4 – Auto de Reconhecimento Indireto de Pessoa Feito por RMS (fls. 325 e 326)

As informações e afirmações, abaixo transcritas, foram prestadas por *RMS*, no dia 21 de abril de 2003, perante o *Bel. José Oliveira Silvestre Júnior*, no Grupo de Operações Especiais (GOE) da Polícia Civil de Pernambuco, e na presença das testemunhas CAC e ARV, ambas lotadas neste GOE:

"... sendo convidada, passou a descrever uma pessoa do sexo masculino, que, no dia 03 de maio do ano em curso, estava como passageiro no banco da frente, posi-

cionado na janela do lado direito de uma Kombi branca, com sinais de ferrugem do lado do passageiro, com o pára-choque pintado na cor verde, em estado de conservação usada, veículo ocupado por 02 (duas) pessoas do sexo masculino, que, por volta das 18 h 30 min, vindo do sentido do centro de Porto de Galinhas/ Serrambi, veículo que foi parado por 02 (duas) jovens, com aproximadamente 16 anos de idade, que hoje tem conhecimento de que se tratava de T, que era a morena (cabelo preto, grande, solto, usando um óculo como se fosse uma tiara (espécie de diadema), usando vestido curto, de cor avermelhada, na altura do meio da coxa, descalça, usava uma pulseira), e a outra ME, mais magra do que a outra moça citada; QUE esta segunda pessoa trajava uma camiseta branca de alcinha, com um desenho colorido discreto, tinha o cabelo grande, não era louro, era puxado para ruivo, usava short na cor laranja, estampado com uma barra verde na parte de baixo, não usava óculos, também estava descalça, usava uma pequena bolsa em uma das mãos, acredita que era um porta-moedas, vítimas de homicídio, cujos corpos foram encontrados dias depois, em um canavial nas terras do Engenho Jenipapo; Sendo o indivíduo que a reconhecedora viu abrir a porta e permitir a entrada das 02 (duas) moças, pessoas que embarcaram naquela Kombi, seguindo com destino ao sentido de Serrambi, no banco da frente e entre o motorista e aquele indivíduo que a reconhecedora observou, tudo discriminado em suas declarações prestadas no dia de hoje; Passando a descrever este indivíduo como tendo as seguintes características: não era alto, nem baixo, tinha a estatura mediana, tinha o tipo físico normal, trajava uma camiseta na cor branca, de mangas curtas, sem estampa, não notando se o mesmo usava calça comprida ou bermuda, tinha o cabelo curto e baixo, parecendo ter sido cortado com máquina, não era calvo, sobrancelha grossa, olhos claros; notando ainda que aquele indivíduo tinha o nariz grosso, não era achatado, a boca tinha um detalhe que era puxada para os lados, não tinha lábios grossos, tinha um bigode ralo, preto igual à cor do cabelo, não usava barba, o rosto era arredondado, orelhas um pouco arqueadas; Ultimada a descrição acima, foram exibidos para reconhecimento, sem vista, em sala própria para reconhecimento, onde se encontravam as seguintes pessoas, lado a lado, como a seguir da esquerda para a direita: 1. CAG, policial lotado neste GOE; 2. MJC, residente na rua MA s/nº – Loteamento Canoas – N. Sr.ª do Ó – Ipojuca; 3. AFP, policial lotado neste GOE; 4. VLS, residente na rua MJ, 604 – Camela – Ipojuca; 5. EANF, policial lotado neste GO.

Pessoas com semelhanças físicas entre si, que, ao observá-las atentamente, afirmou, sem sombra de dúvida, que o 4º homem exibido da esquerda para a direita, que ora tratam de VLS, também conhecido por "Cal" é a pessoa inicialmente discriminada neste auto, que vira na noite do sábado, dia 03/05/03, conforme consta também em suas declarações prestadas hoje neste GOE, onde tudo foi reduzido a termo."

2.3.5 – Auto de Reconhecimento Indireto de Coisa (Indireto) Feito por VMS (fls. 327 e 328)

As informações e afirmações, abaixo transcritas, foram prestadas por *RMS*, no dia 21 de abril de 2003, perante o *Bel. José Oliveira Silvestre Júnior*, no Grupo de Operações Especiais (GOE), da Polícia Civil de Pernambuco, e na presença das testemunhas CAC e ARV, ambas lotadas neste GOE:

"*... sendo convidada, passou a descrever o veículo Kombi branca, com sinais de ferrugem do lado do passageiro, com o pára-choque pintado na cor verde, em estado de conservação usada, com barulho aparentando estar com o cano de escape furado, e que era baixo em sua parte traseira, ocupado por 02 (duas) pessoas do sexo masculino, que, por volta das 18 h 30 min, vindo do sentido do centro de Porto de Galinhas/Serrambi, veículo que foi parado por 02 (duas) jovens, com aproximadamente 16 anos de idade, que hoje tem conhecimento de que se tratava de T, que era a morena (cabelo preto, grande, solto, usando um óculo como se fosse uma tiara (espécie de diadema), usando vestido curto, de cor avermelhada, na altura do meio da coxa, descalça, usava uma pulseira), e a outra ME, mais magra do que a outra moça citada; QUE esta segunda pessoa trajava uma camiseta branca de alcinha, com um desenho colorido discreto, tinha o cabelo grande, não era louro, era puxado para ruivo, usava short na cor laranja, estampado com uma barra verde na parte de baixo, não usava óculos, também estava descalça, usava uma pequena bolsa em uma das mãos, acredita que era um porta-moedas, vítimas de homicídio, cujos corpos foram encontrados dias depois, em um canavial nas terras do Engenho Jenipapo; Sendo o indivíduo que a reconhecedora viu abrir a porta e permitir a entrada das 02 (duas) moças, pessoas que embarcaram naquela Kombi, seguindo com destino ao sentido de Serrambi, no banco da frente e entre o motorista e aquele indivíduo que a reconhecedora observou, tudo discriminado em suas declarações prestadas no dia de hoje; Ultimada a descrição acima, foi exibida para a reconhecedora o VEÍCULO VW/KOMBI, placas KAC-2082, cor branca, chassi 9BWZZZ3TP000608, ANO 1996, EM NOME DE José Lira da Silva; QUE, AO OBSERVÁ-LA ATENTAMENTE, AFIRMOU, SEM SOMBRA DE DÚVIDA, QUE O VEÍCULO Kombi que lhe foi exibido refere-se à mesma KOMBI que, no dia 03/05/003, por volta das 18:30 horas, parou em frente à Padaria Porto Belo, localizada na rua Esperança – Porto de Galinhas – Ipojuca – PE, local próximo de onde estava a reconhecedora sentada, tendo visualizado quando as vítimas dos presentes autos embarcaram em dito veículo acima mencionado.*"

2.3.6 – Termo de Reinquirição de RMS (fls. 798 a 802)

"Aos 02 (dois) dias do mês de julho do ano de dois mil e três (02/07/2003), na cidade de Recife, capital de Pernambuco, na sede da Secretaria de Defesa Social do Estado de Pernambuco, sito na rua São Geraldo, nº 111, no bairro de Santo Amaro, onde presente se encontra o Bel. JOSÉ OLIVEIRA SILVESTRE JÚNIOR, Delegado de Polícia Civil, presentes também os Deputados estaduais membros da Comissão de Defesa de Cidadania, Dr. PEDRO EURICO, Dr. ROBERTO LEANDRO, como também o Dr. PEDRO TEIXEIRA, representante da OAB – Seção de Pernambuco, e comigo Jair de Oliveira Querino, Escrivão de Polícia Civil, em função do seu cargo, ao final do feito assinado. Aqui compareceu a Sra. RMS, já devidamente qualificada no seu depoimento já prestado na sede do Grupo de Operações Especiais, a qual, sendo reinquirida no dia de hoje, às perguntas respondeu o seguinte a respeito do acontecido na tarde de domingo último passado (29/06/2003), e de uma visita do Promotor de Ipojuca, que recebeu em sua casa"...

As perguntas e as respostas que constituem este "Termo de Reinquirição" não se destinam a esclarecer o objeto do Inquérito Policial, isto é, as mortes de MED e TGM.

2.3.7 – Termo de Depoimento de ABS (fls. 182 e 183)

O depoimento, a seguir transcrito, é da testemunha ABS, com 31 anos de idade, filho de BS, RG 2.840.758 SSP/PE, residente na rua Projetada, casa s/nº, próximo à Farmácia Santa Terezinha, Porto de Galinhas, Ipojuca/PE, e foi prestado no dia 12/05/2003, perante o Bel. Waldemir Maximino, Delegado de Polícia da 21ª Delegacia Metropolitana do Ipojuca:

"QUE o depoente é proprietário de uma casa comercial onde funcionam algumas máquinas de video game, localizada na rua da Esperança, s/nº, em Porto de Galinhas, Ipojuca – PE, próximo à entrada de Maracaípe; QUE o depoente no sábado, dia 03 do corrente mês e ano, por volta das 18:30 horas, aproximadamente, se encontrava trabalhando no seu ponto comercial acima citado, momento em que observou duas jovens, sendo uma loura e uma morena, se dirigindo ao sanitário que fica do lado de fora do video game; QUE o depoente notou que a jovem loura, ao chegar à porta do sanitário, retornou porque estava muito escuro, não fazendo uso do mesmo, se dirigindo posteriormente para o sanitário do Bar do João, próximo ao seu estabelecimento, onde possivelmente fez uso do sanitário e saíram rapidamente; QUE a depoente observou que as duas jovens, a loura e a morena, se encontravam com trajes de banho e, como eram muito bonitas, chamavam a atenção, observou também que elas estavam em frente à Padaria Porto Belo, tendo observado que a morena estava fumando cigarro; QUE o depoente observou que as duas jovens estavam com sintomas de embriaguez, observando que a morena era a jovem que estava dando a mão para os veículos pararem; QUE o depoente observou que, numa das vezes em que as jovens pediram carona, parou uma Kombi de cor branca e observou que a jovem loura tentou abrir a porta de trás, mas estava provavelmente travada, desta feita ambas entraram pela porta da frente; QUE o depoente observou que a Kombi era do tipo de teto alto, sem qualquer logotipo ou qualquer detalhes, de placa cinza; QUE o depoente afirma que sua visão perante o referido veículo foi pela parte

traseira, observando pelos vidros apenas o motorista; QUE o depoente pode afirmar que a referida Kombi não era de transporte alternativo, tendo em vista que os veículos que fazem este tipo de serviço usam o adesivo de seu destino; QUE o depoente, através de reconhecimento de fotografia, veio a saber que a jovem loura chama-se ME e a morena TG."

2.3.8 – Termo de Declarações de JGM (fls. 437 a 441)

As declarações, abaixo transcritas, foram prestadas no dia 02 de junho de 2003, na Delegacia do GOE (Grupo de Operações Especiais) de Recife, perante o Bel. José Oliveira Silvestre Júnior, por JGM, pai de TGM, a fim de prestar esclarecimento a respeito da aparição dos corpos de T e ME, no dia 13 de maio de 2003:

"QUE, passados já alguns dias, depois do dia 03 do mês de maio do ano em curso, data em que presume o declarante ter desaparecido sua filha TGM e a amiga ME, o declarante, depois de manter contato com o Dr. AM, relatou sua aflição em ficar de braços cruzados e não partir em busca de encontrar sua filha e a amiga dela; QUE, falando com o Dr. AM, pediu permissão do mesmo para proceder a algumas buscas, isto contando com sua experiência, visto que o mesmo tem, como lazer, fazer trilhas e enduro com motocicleta; QUE o declarante, considerando as ponderações do Dr. AM, no sentido de tomar todos os cuidados necessários, partiu na segunda-feira, dia 12 do mês de maio, juntamente com seu amigo e companheiro de trilhas, RB; para tanto, colocou as 02 (duas) motocicletas de marca Honda, uma 200 e outra 250 cil. Partiram rumo a Porto de Galinhas, tendo usado o posto de combustível Texaco, localizado no trevo que dá acesso para Serrambi, local onde funcionou como ponto de apoio; QUE, tendo abastecido as motos, o declarante juntamente com R partiram em direção a Serrambi, isto por volta das 10 horas daquela segunda-feira, fazendo entradas em diversas trilhas, por onde poderia transitar um veículo num raio de 300 metros; QUE o declarante considera ter feito todas as entradas possíveis no trajeto entre Porto de Galinhas e Serrambi; QUE, fazendo este percurso, ao entrar em um local destinado a lixão, nas imediações de Serrambi, foi abordado por policiais militares, motivo pelo qual se identificou e explicou a razão de se encontrar naquele local ...; QUE, na volta para Porto de Galinhas, o declarante e seu amigo R ainda fizeram novas incursões em um pequeno trajeto entre Serrambi/Camela, pela pista nova, isto em torno de 03 quilômetros ... porém foram infrutíferas as tentativas naquele dia; QUE já era por volta das 16 horas, quando resolveu voltar, tendo ido para o Pontal de Maracaípe, ainda de moto, sempre com Roberto, ocasião em que se encontrou com uma das equipes deste GOE, mantendo contatos e trocando informações, ... foi quando tomou conhecimento de um novo fato, de que as meninas teriam sido vistas pegando carona em uma Kombi, e que todas teriam embarcado no banco dianteiro; QUE, dentre as informações trocadas, comentou com os policiais do GOE que estava até olhando para o céu, esperando ver a existência de urubus, que indicariam presença

de material em decomposição; QUE o declarante comunicou ainda aos policiais que continuariam no outro dia suas buscas pessoais; ... QUE, no dia 13 de maio do ano em curso, ... foi direto ao posto de combustível que fica localizado na entrada da localidade de Camela, ...; ... QUE, junto ao borracheiro, soube de que havia uma pessoa de apelido "V", que tinha um veículo para executar um possível transporte, ...; QUE o declarante fez as buscas, percorrendo as ruas e imediações de Camela, por cerca de 01 (uma) hora, ou seja, das 11 às 12 horas, quando resolveu tomar o destino pela Estrada Nova que dá acesso de Camela a Serrambi, fazendo todas as entradas à esquerda e à direita, onde um veículo poderia ter acesso; QUE, depois de ter percorrido aproximadamente uns 04 (quatro) quilômetros, pegou uma entrada à esquerda, que era uma bifurcação, isto por volta das 13 h 30 min, seguindo o declarante pela direita, enquanto o Roberto seguia pela esquerda; QUE o declarante, após ter percorrido aproximadamente uns 300 (trezentos) metros, retornou ao início da bifurcação, onde encontrou o R, muito nervoso, dizendo que tinha encontrado dois corpos, no seu caminho percorrido, e que não sabia se eram das meninas; QUE neste momento o declarante partiu em alta velocidade para o local indicado pelo R, e que, a aproximadamente 200 (duzentos) metros, encontrou os corpos, tendo descido da moto, se aproximado das mesmas, não tendo reconhecido como sendo das meninas, tendo indagado ao Roberto se seriam 02 (dois) homens, e que não eram as meninas, porém, após observar melhor os corpos, verificou e reconheceu a roupa que se encontrava ao lado, cerca de 02 (dois) metros de um dos corpos, sendo um vestido alaranjado de sua filha e um short estampado de ME, e logo em seguida viu a pulseira no próprio punho do corpo de sua filha; QUE naquela ocasião entrou em pânico em razão do fato ocorrido, sendo acalmado pelo Roberto; QUE, apesar do estado de nervoso, conseguiu ligar para sua esposa Guadalupe, ...; QUE em seguida ligou para o irmão de ME, Sr. ADF, e posteriormente para o Dr. AM, tendo relatado o acontecido a ele ainda muito nervoso, tendo novamente passado o telefone celular para seu amigo Roberto que indicou a localização dos corpos; .... QUE, quando estava se dirigindo à entrada mencionada, viu passar uma viatura Gol, da Polícia Militar, razão pela qual saiu em sua perseguição até os abordar a alguns quilômetros, ...; ... QUE foram estes os primeiros policiais a chegar ao local onde apenas o R aguardava perto dos corpos; QUE, chegando ao local, os policiais subiram com aquela viatura Gol, passando muito perto dos corpos, em torno de 03 (três) metros, inclusive quebrando uma arcada dentária de um dos corpos que se encontrava a uns 04 (quatro) metros do local, isto quando fizeram a manobra daquela viatura; QUE, dentre outros fatos que lembra e que lhe chamaram a atenção, foi o fato de um dos policiais, que se encontrava naquele local, estar fumando e ter jogado a ponta do cigarro ali mesmo nas proximidades dos corpos, cerca de 04 (quatro) metros, e ali mesmo apagado o cigarro, ...; QUE, cerca de 01 (uma) hora depois da localização dos corpos, chegaram ao local algumas viaturas do GOE, tendo isolado o local com fitas e ainda impedindo a aproximação da imprensa e de curiosos que já se aglomeravam no local, lá ficando até os corpos serem recolhidos pelo IML; QUE o declarante, ainda no local, lembra que o lençol que foi levado por M para cobrir os corpos foi rasgado em tiras e utilizado para isolar em marcação partes dos corpos encontrados longe dos mesmos; QUE o declarante lembra que, na terça-feira depois do desaparecimento de sua filha e da amiga, o declarante com o irmão de ME (por parte de pai), ADF, o pai dele e um amigo policial federal AL que foi convidado pelo pai de ME, e juntos estavam fazendo buscas, e que, ao chegar à última pousada no Pontal de Maracaípe, nas proximidades onde a lancha desembarcou, indagou ao proprietário da mesma, onde o pessoal da lancha tinha se servido, respondendo o mesmo que coincidentemente o garçom do bar que serviu ao pessoal da lancha estava ao seu lado, tendo sido apresentado, cujo nome não lembra, a quem foi perguntado sobre as sandálias das meninas, tendo o mesmo informado que se encontravam em seu poder, tendo ido buscá-las e entregue-as ao declarante e, posteriormente, no mesmo dia, foram entregues aos policiais do GOE, que naquele mesmo dia 19, às 19 horas, se encontravam na Delegacia de Ipojuca."

2.3.9 – Termo de Declarações de WLS (fls. 378 a 381)

As declarações, abaixo transcritas, foram prestadas no dia 24 de maio de 2003, na Delegacia do GOE (Grupo de Operações Especiais) de Recife, perante o Bel. José Oliveira Silvestre Júnior, por WLS, "entre o período de 06 horas da manhã de sábado, dia 03 de maio do ano em curso, até às 08 horas da manhã de segunda-feira, imediatamente posterior, dia 05 do mesmo mês":

*"QUE, na noite anterior do sábado citado, o declarante foi dormir em Ipojuca, em uma espécie de Motel chamado "Gruta do Amor", local onde chegou por volta das 22 horas, onde passou a noite, tendo inclusive dormido com uma mulher conhecida por "P", que reside em Camela ... por volta das 06:30 horas, após pagar a conta, saiu daquele motel, com "P", em direção à localidade denominada Rurópolis de Baixo, que fica em Ipojuca, isto para entregar a Kombi de sua propriedade de placas KGR 3216, que se encontrava em nome de terceiros; QUE o declarante, com "P", se dirigiu ao local citado, para entregar sua Kombi a um rapaz chamado "J", que, juntamente com "M", iriam rodar com aquela Kombi durante o sábado todo, somente entregando o veículo ao declarante no domingo às 17 h 30 min, sendo "**Jon**" o motorista e "M" o cobrador, fazendo a linha Ipojuca/Nossa Senhora do Ó/Porto de Galinhas/Serrambi; QUE, após deixar a Kombi com "J", o declarante com "P" pegaram outra Kombi com destino a Camela, ...; ... que o declarante foi para sua residência, tendo dormido até umas 11 horas da manhã, quando levantou e, por volta do meio-dia, saiu e foi para a feira daquela localidade de Camela; ... QUE chegou a Camela antes da novela que passava no Canal 13, isto uma meia hora depois que saiu de Ipojuca, tendo tomado café e ido dormir, não saindo mais de noite, dormindo*

32 Pareceres IV

em sua casa com sua esposa; ... Que "N" informou ao declarante que o "J" havia rodado com a Kombi, a do declarante, a noite toda e que estava com "B"; QUE o "J" disse ao declarante que rodou no domingo ..."

2.3.10 – Auto de Qualificação e Interrogatório de WLS (fls. 471 a 479)

No interrogatório ocorrido no dia *11 de junho de 2003*, no Cartório do GOE (Grupo de Operações Especiais) de Recife, perante o Bel. José Oliveira Silvestre Júnior, Delegado de Polícia, WLS, cujo epíteto é "Cal", *"foi lhe questionado a respeito de suas declarações prestadas neste GOE, no dia 24 do mês de maio próximo passado, ... RATIFICANDO O INTEIRO TEOR daquela declaração, nada tendo a RETIFICAR... Sendo inquirido a respeito de sua participação no duplo homicídio de TGM e MED, ocorrido na pista nova que liga a localidade de Camela a Serrambi, município de Ipojuca, fato ocorrido no dia 03 de maio do ano em curso"*, prestou as informações abaixo transcritas:

"QUE o interrogando no dia 03 de maio do ano em curso se acordou por volta das 06 horas, isto na "Gruta do Amor", local onde dormiu desde a sexta-feira, com sua namorada conhecida por "P", rumando em seguida para Rurópolis, em Ipojuca, tendo ido para lá entregar a Kombi, de sua propriedade, para o "J", indivíduo que iria rodar com sua Kombi naquele sábado; QUE tal entrega ocorreu por volta das 06 h 30 min; que, após fazer a entrega da Kombi, o interrogado foi embora para Ipojuca com "P" naquela mesma Kombi, já com "J" dirigindo, e "M" servindo como cobrador; QUE esta combinação para o "Jon" rodar com sua Kombi neste sábado, dia 03/05/03, já havia sido feita na quarta-feira anterior; QUE o interrogado e "P" chegando a Ipoju-ca, desceram em frente à Pousada do Fausto; QUE o interrogado de lá de Ipojuca se-guiu com "P" para Camela, isto numa Kombi em que "I" (filho de P) trabalhava como cobrador; QUE, chegando a Camela, foi para a granja, para ele interrogado, comprar galinha, tendo comprado uma galinha, para ele interrogado, e dado R$ 5,00 (cinco reais) para "P", isto já era por volta das 08 para 08 h 30 min; QUE o interrogado foi para sua residência ... somente saiu de casa, naquele sábado, dia 03/05/03, por volta das 11 horas, quando se dirigiu para a praça perto da Farmácia, perto do terminal das kombis; QUE, naquele terminal, encontrou-se com o "R" (kombeiro) ... isto porque ele, "R", não possui carteira de habilitação; ... rumaram para o Cabo, ...; ... chegando a Ipojuca por volta das 13 h 30 min, ... se dirigiu a pé para a Pousada do Fausto, por volta das 13 h 40 min; ... ficou na frente da pousada ... até por volta das 14 h 30 min, ... chegou a Camela por volta das 15 h 30 min, na praça, onde ficou conversando com os amigos, tendo ido para sua casa por volta das 16 horas, onde encontrou sua esposa e filhos; QUE somente saiu de casa por volta das 18 horas, se dirigindo para a Praça, onde pegou um ônibus com destino a Ipojuca, local onde iria pegar sua Kombi, tendo lá chegado por volta das 19 h 30 min ... em Ipojuca, ficou na frente da Pousada do Fausto, esperando encontrar sua Kombi, quando o indivíduo conhecido por "BD" (cobrador de Kombi) passou e ficou conversando com ele, ... estava esperando seu carro, con-

versa esta que demorou pouco tempo, cerca de 05 (cinco) minutos; ... QUE, por volta das 20 horas, o interrogado pegou uma Kombi com destino a Camela, cujo motorista ou cobrador não conhece; QUE chegou a sua casa em Camela por volta das 21 horas, tendo descido na praça, e foi direto para sua casa... não mais saiu de sua casa naquela noite... tendo "J" informado ao interrogado que realmente havia rodado no sábado, dia 03/05/03, inclusive durante a noite, tendo dado a quantia de R$ 25,00 (vinte e cinco reais) em dinheiro ao declarante, ...; QUE "J" informou ao interrogado que não rodou naquele domingo; ... nunca teve arma de fogo ...; QUE, perguntado a respeito de qual o aparelho de barbear que o mesmo utiliza, o mesmo respondeu que é um "Amarelinho"; ... QUE o interrogado tendo tomado conhecimento de que os corpos das moças tinham sido encontrados, por iniciativa de seu dois amigos, resolveu ir até o local, ...; QUE, chegando ao local, não conseguiu subir porque a polícia estava bloqueando o acesso, ...; QUE tomou conhecimento através da televisão de que as moças foram vítimas de disparos de arma de fogo, não sabendo qual o local atingido."

2.3.11 – Auto de Declarações de MLS (fls. 382 a 384)

As declarações, abaixo transcritas, foram prestadas no dia *24 de maio de 2003*, na Delegacia do GOE (Grupo de Operações Especiais) de Recife, perante o Bel. José Oliveira Silvestre Júnior, por MJL, conhecido como "MCV", *"entre o período de 06 horas da manhã de sábado, dia 03 de maio do ano em curso, até às 08 horas da manhã de segunda-feira, imediatamente posterior, dia 05 do mesmo mês".*

"QUE o declarante no sábado, dia 03 do mês de maio do ano em curso, por volta das 09 horas, tão logo acordou, tomou café, trocou de roupa e saiu com direção ao Salão do Primo, que fica perto do bar do "G", ... de onde do telefone daquele salão telefonou para uma mulher chamada "TI", com quem mantém um relacionamento amoroso, há uns 11 (onze) anos mais ou menos, relação da qual teve um filho, ...; QUE o declarante telefonou para TI, ... chamando-a para fazer a feira do menino; QUE chamou TI para ir ao seu encontro porque sua Kombi, de placas KAC 2082, estava sem o equipamento de gás, que emprestou ao seu irmão C, ...; ... foram juntos até o Mercadinho Econômico, ...; ... logo encontrou a Kombi do seu irmão, de placas KAR 3216, rodando com "Jon", com o cobrador "M", fazendo a linha Ipojuca/Serrambi, isto por volta das 14 horas, porém o declarante não pegou essa Kombi, ...; por volta das 15 h para 15 h 30 min voltou para sua casa; QUE chegou a sua casa, onde mora com sua esposa M, almoçou, não saindo mais até o domingo; QUE no domingo por volta das 07 para 07 h 30 min, o declarante foi acordado por "N" (kombeiro) com a Kombi dele e "N" (cobrador); QUE "N" foi entregar a sua Kombi para o declarante rodar, porque ele é meio preguiçoso; QUE o declarante não chegou a tomar café, e já foi embora com destino a Ipojuca, dirigindo a Kombi, ...; ... QUE o declarante, então diante do acerto, entregou a Kombi para "G", até porque o declarante não tem carteira de habilitação, tendo "Nino", seguido como cobrador; ... QUE

de lá, de Ipojuca, o declarante voltou para N. Sr.ª do Ó de Kombi, ...; QUE, chegando a sua casa, foi tomar café, onde ficou até na parte da tarde, rumando para Ipojuca onde iria se encontrar com TI; QUE o declarante saiu de sua casa em N. Sr.ª do Ó, por volta das 16 horas, tendo pegado um ônibus ... se encontrou com TI ao lado da Pousada do Fausto; QUE o declarante ficou conversando com a TIANA, por cerca de 01 (uma) hora e meia ... quando chegou M, mulher de seu irmão VLS, que se encontra preso, com quem conversou, ... e, após conversar um pouco, foi embora por volta das 17 h 30 min; QUE, depois que sua cunhada foi embora, o declarante rumou com TI para a "Gruta do Amor", localizada em Ipojuca, ... onde ficou com TI apenas 01 (uma) hora ... tendo saído às 19 horas; ... o declarante pegou a Kombi de M, que ia abastecer o veículo no Cabo, enquanto TI foi para Camela na Kombi de "P" que dirige a Kombi de M, isto já era por volta das 19 h 30 min; ... desceu no terminal de N. Sr.ª do Ó, de onde foi para sua casa, isto quase às 21 horas, tendo ido dormir, não saindo mais."

2.3.12 – Auto de Qualificação e Interrogatório de MLS (fls. 462 a 470)

No interrogatório ocorrido no dia *10 de junho de 2003*, no Cartório do GOE (Grupo de Operações Especiais) de Recife, perante o Bel. José Oliveira Silvestre Júnior, Delegado de Polícia, *MLS*, cujo epíteto é "MCV", *"foi lhe questionado a respeito de suas declarações prestadas neste GOE, no dia 24 do mês de maio próximo passado, ... RATIFICANDO O INTEIRO TEOR daquela declaração, nada tendo a RETIFICAR... Sendo inquirido a respeito de sua participação no duplo homicídio de TGM e MED, ocorrido na pista nova que liga a localidade de Camela a Serrambi, município de Ipojuca, fato ocorrido no dia 03 de maio do ano em curso, e reinquirido a respeito do que teria feito na manhã do sábado, dia 03/05/03"*, prestou as informações abaixo transcritas:

"QUE o interrogado saiu de casa por volta das 09 horas, ...; que chegou ao Salão do Primo, por volta das 09 horas, local onde encontrou R, ajudante do Primo; ... pediu a ela que chamasse TI, tendo a mesma falado com o interrogado pelo telefone e com ela combinou para ela vir ao seu encontro no Salão do Primo" em N. Sr.ª do Ó; ...QUE, ao lhe ser interrogado a respeito de se já possui arma de fogo, o mesmo respondeu que já possuiu um revólver, de calibre 38, da marca Rossi, 05 tiros, preto, ...; ... QUE o interrogado afirma nunca ter feito nenhum disparo com esse revólver; QUE não vendeu essa arma, e sim entregou ao seu irmão "Beto", por conta de dívida, que cerca de 06 (seis) meses depois utilizou essa arma para assassinar I ... naquele sábado foi fazer a feira com TI, no mesmo Mercadinho Econômico (Perto da Praça do Forró); ... daquele mercadinho foi com TI para a Praça do Forró, para pegar um transporte, uma Kombi, para levar TI para Ipojuca, tendo pego a Kombi de MU; QUE o interrogado foi com TI para Ipojuca ... ajudou TI a carregar as bolsas até uma Kombi que levou TI para Camela, juntamente com outros passageiros, enquanto o interrogado ficou em Ipojuca; QUE o interrogado ficou na frente da Pousada do Fausto, isto por volta das 13 para as 14 horas, onde ficou esperando a Kombi

de seu irmão "C"; QUE, naquela espera, encontrou com "J", dirigindo a Kombi de "C", tendo como cobrador "M"; ... QUE o interrogado ficou esperando "Cal" até por volta das 15 h 30 min, quando foi embora para sua casa em N. Sr.ª do Ó ... chegando a Nossa Senhora do Ó, por volta das 16 h 30 min, no terminal, rumando para sua casa que fica por trás daquele terminal, ...;... QUE o interrogado quando chegou a sua casa, jantou, viu um pouco de televisão, tendo ido dormir por volta das 20 horas, não saindo mais naquela noite; ...QUE, no começo do mês de abril deste ano, o interrogado deixou todos os bancos de sua Kombi, com o "Irmão Juca", para fazer serviço de capotaria ... pegou emprestado, do "Irmão J", um banco de motorista; ... qual a 1ª (primeira) vez que foi para Cachoeirinha ajeitar sua Kombi, o mesmo respondeu que foi no dia 26/04/03; QUE o interrogado viajou neste dia, juntamente com "C", "TI", "P" e "CO", isto em 02 (duas) Kombis; ... chegando a Cachoeirinha por volta das 01 h 30 min, parando cerca de meia hora em Altinho, ...; ... QUE foi em uma terça-feira, ... dia 13 de maio do ano em curso, ...; QUE, desta feita, foi novamente a Cachoeirinha para fazer o serviço de lanternagem, porque da primeira vez acabou nada fazendo porque discutiu com seu irmão "C"; QUE o interrogado chegou naquela cidade no dia 14 de maio, de madrugada, por volta da meia-noite e meia, ficando lá até dia 19 em uma segunda-feira, quando foi preso por policiais do GOE, ...; QUE novamente serviço nenhum do veículo foi feito, neste espaço de tempo, ou seja, 06 (seis) dias, nada foi feito; ...QUE, afirma o interrogado, antes de ser preso, ouviu comentários de que os autores desse duplo homicídio foram uns caras em um "pejo" (é um carro); ... também ouviu comentários, em N. Sr.ª do Ó, de que os autores desse crime tinham usado uma Kombi-furgão; ... QUE, por volta das 21 horas, daquele dia em que foram os corpos achados, o declarante com "C" e "G" viajaram para Cachoeirinha; ... QUE, perguntado ao interrogado qual o aparelho de barbear que ele costuma usar, o mesmo respondeu que sempre usa um aparelho de cor amarela, da marca PROBAK."

3. Objetivos de uma nova perícia

Os objetivos dessa nova perícia consistem em esclarecer as dúvidas existentes e salientadas pelo Ministério Público Estadual, através de novos exames periciais, oitiva dos peritos e pareceristas, e análise cuidadosa do material probante existente nos presentes autos.

Por ocasião do início dos trabalhos, no *Forum* da Comarca de Ipojuca, na presença da Doutora ILDETE VERÍSSIMO DE LIMA, MM. Juíza de Direito da Comarca de Ipojuca – PE, foram entregues, pelos Diretores do Instituto de Medicina Legal Antônio Persivo Cunha e do Instituto de Criminalística Prof. Armando Samico, materiais e objetos relativos às mortes das duas vítimas, os quais foram conferidos pelos Médicos Legistas e pelos Peritos Criminais, nomeados pelo Juízo para procederem à realização de novos exames.

36 Pareceres IV

4. Novos exames

4.1 – Exumações

No sentido de sanar algumas dúvidas, os peritos solicitaram da Dra. ILDETE VE-RÍSSIMO DE LIMA, juíza da Comarca de Ipojuca, a autorização para procederem às exumações dos corpos de T e ME.

4.1.1 – Ata de Exumação e Reconhecimento de ME
"Aos dezoito dias do mês de novembro de dois mil e três, na cidade de Recife, no Cemitério de Santo Amaro, os peritos médico-legais Reginaldo Inojosa Carneiro Campelo, Railton Bezerra de Melo e Luís Carlos Cavalcanti Galvão, dos peritos criminais Sílvio Monteiro Pontes e Cristiana Couceiro de Albuquerque, estando presentes ainda os Drs. Genival Veloso de França e Domingos Tocchetto, na presença do Sr. Jurandir Valdemar Lima Filho — administrador do supracitado cemitério, ao qual foi solicitado mostrar o livro de registro de inumações, sendo constatado que o cadáver de MED encontrava-se no Setor Túmulo de Família, Quarteirão I, F33. Estiveram presentes também a Delegada de Polícia Dra. Lenise Valentim da Silva, o genitor da vítima, Sr. AJD e sua irmã MBD. Foi determinado ao administrador daquele cemitério que levasse os presentes ao local especificado no livro de registro como a sepultura de MED. Cumprindo a determinação, o administrador indicou o Mausoléu da família Dourado edificado em granito escuro e com letras douradas, onde constava uma lápide com o nome da vítima, sua data de nascimento e de óbito, o que foi confirmado pelo pai da vítima. Em conseqüência, mandaram os peritos que se procedessem à exumação do cadáver que ali se encontrasse, a fim de ser examinado, o que efetivamente se fez. Removido o ataúde, tratava-se de uma urna de madeira com puxadores e crucifixo de metal amarelo sobre a tampa, constatando-se em seu interior a presença de um cadáver em esqueletização total. Em seguida foi fechado o ataúde para ser transportado para o Centro Integrado de Anatomia Patológica (CIAP) da Universidade de Pernambuco. Como nada mais havia a ser tratado, encerrou-se o presente Auto de Exumação e Reconhecimento que, lido e achado conforme vai assinado pelos peritos médico-legais."

Reginaldo Inojosa Carneiro Campelo
Railton Bezerra de Melo
Luís Carlos Cavalcanti Galvão

4.1.2 – Ata de Exumação e Reconhecimento de T
"Aos dezoito dias do mês de novembro de dois mil e três, na cidade de Recife, no Cemitério de Santo Amaro, os peritos médico-legais Reginaldo Inojosa Carneiro

Campelo, Railton Bezerra de Melo e Luís Carlos Cavalcanti Galvão, dos peritos criminais SMP e CCA, estando presentes ainda os Drs. Genival Veloso de França e Domingos Tocchetto, na presença do Sr. Jurandir Valdemar Lima Filho — administrador do supracitado cemitério, ao qual foi solicitado mostrar o livro de registro de inumações, sendo constatado que o cadáver de T encontrava-se no Setor Catacumbas, Bloco B, Casa 374. Estiveram presentes também a Delegada de Polícia Dra. Lenise Valentim da Silva, o genitor da vítima, Sr. JMV, o tio da vítima, Dr. AAC, e as primas, DMG, CG, e a atual esposa de JMV, MVM. Foi determinado ao administrador daquele cemitério que levasse os presentes ao local especificado no livro de registro como a sepultura de TGM. Cumprindo a determinação, o administrador indicou a sepultura, tendo em sua tampa uma lápide com o nome da vítima, sua data de nascimento e de óbito, o que foi confirmado pelo genitor da vítima. Em conseqüência, mandaram os peritos que se procedessem à exumação do cadáver que ali se encontrasse, a fim de ser examinado, o que efetivamente se fez. Removido o ataúde, tratava-se de uma urna de madeira com puxadores e crucifixo de metal amarelo sobre a tampa, constatando-se em seu interior a presença de um cadáver em esqueletização total. Em seguida foi fechado o ataúde para ser transportado para o Centro Integrado de Anatomia Patológica (CIAP) da Universidade de Pernambuco. Como nada mais havia a ser tratado, encerrou-se a presente Ata de Exumação e Reconhecimento que, lido e achado conforme vai assinado pelos peritos médico-legais."

Reginaldo Inojosa Carneiro Campelo
Railton Bezerra de Melo
Luís Carlos Cavalcanti Galvão

5. Novo material encaminhado para exames

5.1 – *Da Vítima ME.* Foram encaminhados ao Centro de Medicina Legal (CEMEL) do Departamento de Patologia da USP – Ribeirão Preto para exames histopatológicos (pesquisa de reação vital): a) segmento de tábua óssea do crânio da região temporal com orifício de entrada por projétil de arma de fogo; b) segmento ósseo da órbita esquerda; c) segmento ósseo do maxilar direito.

Foram encaminhados também ao CEMEL, para exames toxicológicos: a) peça de biquíni estampado com ausência de um retângulo na sua parte inferior; b) dois fragmentos do forro do caixão; c) cordão identificado como escapulário; d) tecido identificado como adipocera; e) parte do couro cabeludo.

5.2 – *Da Vítima T.* Foram encaminhados ao CEMEL, para exame histopatológico (pesquisa de reação vital): a) segmento ósseo circular medindo 4,2 × 3,8 cm de diâmetro da tábua óssea do occipital, apresentando em seu centro um orifício circular de 1,2 cm de diâmetro; b) dois segmentos ósseos irregulares identificados como metacarpo; c) segmento esquerdo da mandíbula.

Foram também encaminhados ao CEMEL, para exame toxicológico: a) peça de biquíni de cor verde, com ausência de um retângulo na sua parte inferior; b) dois dedos mumificados; c) parte do couro cabeludo com cabelos castanho-escuros e lisos.

5.3 – Foram coletados os fêmures e os dentes das vítimas, sangue dos pais das vítimas, tendo sido este material enviado para o Instituto de Criminalística do Estado de São Paulo para exame de identificação pelo DNA.

5.4 – Para o Instituto de Criminalística de São Paulo, foram enviados 03 (três) projéteis, um estojo, vestes de uso pessoal das duas vítimas, uma flanela, cordas e fibras, dois barbeadores, papéis de confeitos, amostras de solo coletadas no local em que foram encontrados os corpos das duas vítimas e na Kombi de placas KAC 2082, e segmento de papel impresso encontrado na "*casa de Serrambi*".

6. Resultados dos novos exames

6.1 – Laboratório de Toxicologia do CEMEL – Resultado

"(...); II – DESCRIÇÃO

II.1 – Materiais destinados a exame toxicológico: Acondicionados em frascos de vidro e de plástico transparente com tampas plásticas pretas e vermelhas e sacos plásticos transparentes. Todas as embalagens estavam identificadas com os nomes das vítimas e tipos de materiais.

II.2 – Materiais de ME: a) biquíni completo da marca "Planeta Rio", partes superior e inferior, estampado, com predomínio da cor vermelha com motivos florais; b) dois fragmentos de tecidos de cor bege, identificados como de forro do caixão; c) cordão identificado como escapulário de material metálico oxidado; d) fragmento de tecido de cor branca, sujo, com mancha castanha e aspecto de gordura rançosa, identificado como material biológico em adipocera; e) parte do couro cabeludo com cabelos castanho-claros e lisos.

II.3 – Materiais de T: a) fragmento de pele humana de cor escura, com aspecto de couro e presença de pêlos pubianos; b) biquíni incompleto, parte inferior, de cor verde; c) dois dedos mumificados, um deles completo, medindo aproximadamente 8 cm, e outro incompleto, medindo aproximadamente 3 cm; d) parte do couro cabeludo com cabelos castanho-escuros e lisos.

III – PROCEDIMENTOS

*III.1 – **Pesquisa de drogas:** De todos os materiais enviados para a investigação de drogas de abuso lícitas e ilícitas nos restos mortais de TGM e MED, o cabelo é a única amostra apropriada para a realização da pesquisa. Devido ao tempo decorrido desde a morte das jovens até o início das pesquisas, a amostra de cabelo é a matriz que poderia potencialmente "armazenar" várias substâncias químicas, com as quais as jovens poderiam ter tido contato antes da morte. Substâncias químicas, uma vez presentes no sistema circulatório, atingem a porção inicial dos cabelos e lá se acumulam durante todo o crescimento, por vários meses, até que seja cortado. Relatos descritos na literatura indicam que amostras de cabelo podem potencialmente indicar o histórico de consumo de determinada substância. Uma vez nos fios de cabelo, grande parte das substâncias mantém sua integridade, sendo que uma pequena porção ainda é metabolizada ou degradada em outros compostos. Apesar de concentrar uma pequena quantidade de substâncias, normalmente na ordem de microgramas, no presente caso o cabelo é o único material no qual alguma substância de interesse poderia ser detectada. Assim, todos os procedimentos analíticos foram realizados exclusivamente nas amostras de cabelo, seguindo orientação da literatura pertinente e de outros laboratórios de referência.*

*III.2 – **Análises das amostras de cabelo:** As amostras de cabelos das vítimas foram cortadas em diferentes regiões do couro cabeludo e colocadas em béquer para posterior lavagem. Foram aplicadas duas metodologias e foram coletados aproximadamente 400 mg de cabelo de cada jovem.*

*III.3 – **Lavagem das amostras de cabelo:** Nesta etapa, 200 mg de cabelo foram lavados sob agitação magnética, inicialmente com 10 mL de água deionizada e em seguida com 10 mL de diclorometano por 15 min e 37ºC. Este procedimento foi repetido por três vezes. Em seguida as amostras foram deixadas à temperatura ambiente para secar e os fios cortados em pequenos pedaços de aproximadamente 1 mm. Esta etapa é indispensável para retirada de possível contaminação externa.*

*III.4 – **Extração das amostras:** Para a extração de possíveis substâncias de interesse presentes nas amostras, 120 mg foram colocados em tubo de ensaio e adicionados 3 mL de ácido clorídrico 0,1 N. As amostras foram colocadas sob aquecimento (56ºC) e incubadas por 12 horas. Após este período, os extratos foram purificados e concentrados, seguindo diferentes metodologias. Em seguida, os extratos foram centrifugados por 5 min em 500 rpm e a fase líquida isolada em outro tubo de ensaio. Foram adicionados 2 mL de solução tampão fosfato 0,1 M e o pH ajustado para aproximadamente 9-10 com NaOH 2 M.*

*III.5 – **Purificação dos extratos e isolamento de substâncias:** Para a purificação dos extratos, foram seguidas duas metodologias diferentes, uma metodologia geral, utilizando extração em fase sólida, que tem a capacidade de isolar as substâncias ácidas e neutras das substâncias básicas, podendo-se citar, como exemplo de substâncias áci-*

das, o tetraidrocanabinol que é o princípio ativo da maconha, e, como substância bási-
ca, a cocaína e as anfetaminas e derivados (ecstasy). A outra metodologia empregada
foi a extração líquido-líquido, que é mais específica para o isolamento de cocaína.

III.6 – Metodologia de extração em fase sólida: Nesta metodologia, as substâncias
são isoladas, purificadas e concentradas em coluna de extração contendo uma fase sólida. Inicialmente, a coluna foi condicionada com 2 mL de metanol, 2 mL de água deionizada e 3 mL de solução tampão fosfato pH 6,0. Em seguida, o extrato foi aplicado na
coluna, a qual foi lavada com 1 mL de tampão fosfato pH 6,0 e deixada secar sob vácuo
por 5 min. Adicionaram-se então 500 μL de ácido acético 0,1 N e foi deixada secar
novamente sob vácuo por mais 5 min. Foi então adicionado à coluna de extração 1 mL
de hexano. As substâncias foram eluídas em duas fases, com as seguintes misturas de
solventes: fração A: 3 mL de hexano: acetato de etila (75:25); fração B: 3 mL de acetato de etila: hidróxido de amônio (2%). Em seguida, as frações foram deixadas secar
a 40°C sob fluxo baixo de N_2. O resíduo foi finalmente dissolvido em 0,1 mL de metanol
e 1 μL foi injetado no cromatógrafo em fase gasosa/espectrometria de massas.

III.7 – Metodologia de extração líquido-líquido: Para a extração líquido-líquido, 120 mg de cabelo foram colocados em tubo de ensaio com tampa. Em seguida,
foram adicionados 3 mL de metanol e deixados em incubação a 60°C por 2 h. Os
tubos foram centrifugados por 5 min e 2.500 rpm e o extrato de metanol transferido
para outro tubo e evaporado a 40°C e sob fluxo de N_2. O resíduo seco foi redissolvido
em 2 mL de ácido clorídrico 0,1 N e extraído com 4 mL de hexano contendo 1% de
álcool isoamílico. A fase em hexano foi descartada após centrifugação por 5 min e
2.500 rpm. A fase ácida foi alcalinizada para pH 9,2 através da adição de 0,03 mL
de hidróxido de amônio e 0,5 mL de solução a 10% de K_2HPO_4 e extraída com 4 mL
da mistura de hexano contendo 1% de álcool isoamílico. A fase de hexano foi transferida para outro tubo de ensaio após centrifugação e reextraída com 2 mL de ácido
clorídrico 0,1 N. A fase em hexano foi evaporada a 30°C sob fluxo de N_2. O resíduo
foi finalmente dissolvido em 0,1 mL de metanol e 1 μL foi injetado no cromatógrafo
em fase gasosa/espectrometria de massas.

III.8 – Análises cromatográficas: Os extratos resultantes de ambas as metodologias foram analisados utilizando a técnica de cromatografia em fase gasosa e espectrometria de massas em cromatógrafo da marca Varian modelo 3800 e detecção por
espectrometria de massas no equipamento Varian Saturn 2000. A separação croma-
tográfica foi feita em coluna capilar de sílica fundida (30 m × 0,25 mm × 0,25 μm es-
pessura do filme), usando hélio 6,0 como gás de arraste. O detector foi operado por
impacto eletrônico. O injetor e interface foram mantidos na temperatura de 250°C.
A temperatura do forno foi mantida a 150°C por 1 min; programada a 10°C/min até
300°C por 10 min. As análises foram realizadas monitorando os íons característicos
para cada substância: Cocaína (82, 182, 303), Tetraidrocanabinol (314, 299, 231),
MDMA (58, 135, 77) e Metadona (72, 86).

IV – RESULTADOS E DISCUSSÃO

IV.1 – As análises cromatográficas dos extratos obtidos pelas duas metodologias resultaram em vários compostos identificados. Entretanto, nenhuma das substâncias apresentou características de drogas lícitas ou ilícitas, habitualmente encontradas em casos de intoxicações exógenas. Como comprovação da eficiência das metodologias empregadas, uma amostra de cabelo (controle positivo) obtida de usuário de cocaína foi analisada utilizando as mesmas metodologias e os resultados foram positivos para cocaína, como já era esperado. As tentativas para identificação de algumas substâncias de interesse para a presente pesquisa foram focalizadas nas principais e mais utilizadas substâncias ilícitas pertencentes às classes dos canabinóides, anfetamínicos, em especial o 3,4-metilenodioximetanfetamina (MDMA), opióides/opiáceos e cocaína. Outras substâncias foram também pesquisadas, como alguns medicamentos, mas não foram identificadas. É importante destacar que em um caso de overdose, em um evento isolado, em que o indivíduo não tinha como hábito o consumo de uma determinada droga, o aparecimento da mesma nos cabelos não é tão rápida, levando até alguns dias para que seja detectada. Ou seja, na hipótese de as jovens não serem consumidoras, por exemplo, de cocaína, e terem utilizado uma quantidade que resultou na morte, teoricamente esta substância não teria tido tempo suficiente para migrar para os cabelos e, portanto, não seria detectada nas amostras. Para ilustração, estamos apresentando, em anexo, os resultados cromatográficos das análises das amostras de cabelo das vítimas, de uma amostra controle positivo para cocaína e de um padrão de tetraidrocanabinol, empregando a metodologia de extração em fase sólida.

V – CONCLUSÃO

V.1 – As análises toxicológicas realizadas nas amostras de cabelo de ME e T, utilizando as técnicas de extração líquido-líquido e extração em fase sólida, e cromatografia em fase gasosa acoplada à espectrometria de massas, não indicaram a presença das seguintes drogas: tetraidrocanabinol, cocaína, anfetaminas e derivados (ecstasy), metadona e morfina. Todavia, a não detecção de drogas nas amostras de cabelo examinadas não significa que não tenha havido um episódio de overdose. O resultado negativo, em amostras de cabelo, pode indicar que as vítimas não eram usuárias crônicas ou, pelo menos, que não fizeram uso dessas drogas recentemente."

Ribeirão Preto, 12 de fevereiro de 2004

Prof. Dr. Bruno Spinosa De Martinis
Responsável pelo Laboratório de Toxicologia
CEMEL/USP/Ribeirão Preto

42 Pareceres IV

6.2 – Departamento de Patologia – USP – Ribeirão Preto – Resultado

"(...); II – DESCRIÇÃO

Materiais destinados a exame de reação vital: *Acondicionados em frascos de vidro transparente com tampa plástica preta, constavam os seguintes materiais:*

3 – Materiais de ME: *a) fragmento ósseo de formato irregular medindo 3,5 × 2,0 × 0,3 cm, identificado como tábua óssea do crânio; b) fragmento ósseo, aproximadamente ovalado, medindo 4,8 × 2,0 cm, identificado como de osso temporal, apresentando orifício ovalado no seu centro, medindo 1,6 × 1,2 cm, com borda regular na lâmina externa e irregular radiada na interna, característico de entrada de projétil de arma de fogo; c) fragmento ósseo aproximadamente triangular, medindo 1,7 × 1,0 cm, identificado como do maxilar direito; d) cinco pequenos fragmentos ósseos finos e friáveis medindo, o maior, 1,2 × 0,9 cm, identificados como da região da órbita esquerda.*

4 – Materiais de T: *a) fragmento ósseo aproximadamente circular, medindo 4,2 × 3,8 cm de diâmetro, identificado como de tábua óssea occipital, apresentando em seu centro orifício circular de 1,2 cm de diâmetro, com borda regular na lâmina externa e irregular radiada na interna, característico de entrada de projétil de arma de fogo; b) dois fragmentos ósseos irregulares identificados como de metacarpo fraturado, medindo 2,3 cm e 1,5 cm na maior extensão; c) segmento esquerdo de mandíbula, medindo 9,0 cm de extensão no ramo horizontal e 5,5 cm no ramo ascendente, havendo entre eles uma linha de fratura completa (material recebido em 04/02/04).*

III – PROCEDIMENTOS

5 – Pesquisa de sinais indicativos de reação vital: *A pesquisa de sinais indicativos de Reação Vital foi realizada no Laboratório de Microscopia Eletrônica de Varredura (MEV) do Departamento de Patologia desta Faculdade, coordenado pelo Prof. Dr. Marcos A. Rossi. Os fragmentos ósseos descritos nos itens II-3a e II-3c não foram processados porque estavam inadequados para o preparo exigido pela técnica de MEV. As bordas dos orifícios de projétil de arma de fogo foram processadas em toda sua extensão. O preparo técnico consistiu em fixar os fragmentos ósseos com cola de prata (Provac ag RHC 140), em suporte de alumínio, seguido de metalização com camadas de ouro. Em cada fragmento, foram observadas 3 variáveis, a saber, a quantidade de hemácias presentes na superfície de fratura, sua localização em relação ao vaso (dentro ou fora) e seu conteúdo citoplasmático. A presença destes elementos na superfície da fratura é considerada reação vital.*

IV – RESULTADO E DISCUSSÃO: (...)

6 – Nas bordas do orifício de entrada de projétil de arma de fogo existente no osso temporal esquerdo de ME não foi observada a presença de hemácias. Os campos examinados exibiam abundante acúmulo de "sujeira" representada por material sobreposto (smear), o qual dificulta a observação dos campos. O achado sugere que o trauma foi produzido por objeto que deslizou sobre a superfície óssea, atritando-a. A ausência de hemácias na superfície de fratura indica que no momento de sua produção não houve extravasamento de sangue no tecido lesado e, portanto, os critérios que estabelecemos para o presente estudo indicam que não houve reação vital. Todavia, não podemos afirmar que a vítima estava morta no momento em que sofreu a fratura ao ser atingida pelo projétil de arma de fogo, porque não conhecemos as variáveis que envolveram o processo da morte. Outras variáveis não relacionadas à morte podem também alterar as estruturas ósseas na superfície da lesão, como, por exemplo, a aplicação de produtos químicos para limpeza ou identificação. Por isto, a possibilidade da existência de resultado falso-negativo deve ser considerada. Assim, embora nosso resultado sugira que a vítima já estava morta quando foi atingida, não dispomos de elementos para firmar esta conclusão.

7 – No exame realizado nas bordas do orifício de entrada do occipital de T, constatamos a existência de 4 ou 5 hemácias por campo, que se localizavam fora ou dentro dos vasos e exibiam conteúdo citoplasmático reduzido. Toda a extensão da borda do orifício de entrada foi examinada ao microscópio. Estes dados indicam que ocorreu extravasamento de sangue na área de fratura a partir do momento de sua produção. Assim, a presença de hemácias, seus aspectos e localização satisfazem os critérios que estamos utilizando para afirmar que houve reação.

8 – Os demais ossos examinados não exibiram a presença de hemácias na superfície de fratura e, sendo os esclarecimentos constantes no item 6, deverão ser aplicados na interpretação destes e achados.

V – CONCLUSÃO

9 – Com base nos resultados obtidos e na discussão acima apresentada, concluímos o que se segue;

9.1 – A pesquisa de reação vital na superfície de fratura do orifício de entrada de projétil de arma de fogo do crânio de MED foi negativa. Todavia, não é possível afirmar que a lesão ocorreu após a morte devido à possibilidade de resultado falso-negativo, conforme consta do item IV.6.

9.2 – *A pesquisa de reação vital na superfície de fratura do orifício de entrada de projétil de arma de fogo do crânio de T foi positiva, o que nos permite afirmar que o ferimento foi provocado em vida."*

Ribeirão Preto, 12 de fevereiro de 2004

Profª Drª Carmen Cinira Santos Martin
CEMEL/USP

7. Novas perícias

7.1 – Laudo de Perícia Médico e Odonto-legal realizado pelos DRS. REGINALDO INOJOSA, RAILTON BEZERRA e LUÍS CARLOS GALVÃO

PREÂMBULO
Atendendo ao despacho e à determinação da Dra. Ildete Veríssimo de Lima, Juíza de Direito da Comarca de Ipojuca (PE), os Peritos Dr. Reginaldo Inojosa Carneiro Campelo, Dr. Railton Bezerra de Melo e Dr. Luís Carlos Cavalcanti Galvão assumiram compromisso de elaborar laudo pericial sobre as mortes de MED e TGM, inclusive cumprindo diligências periciais solicitadas pelos Promotores de Justiça EDUARDO LUIZ SILVA CAJUEIRO, HUMBERTO DA SILVA GRAÇA, JOSÉ MIGUEL DE SALES e JOSÉ ROBERTO DA SILVA (...).

DESCRIÇÃO
As exumações iniciaram-se às 05 h 17 min do dia 18/11/2003, sendo os túmulos indicados pelo administrador do cemitério de Santo Amaro, Sr. Jurandir Valdemar Lima Filho, que localizou o jazigo com o número de ordem 27.024 do quarteirão 1, onde estava inumado o corpo de MED. Estavam presentes, além de Peritos e Auxiliares, o representante do Ministério Público e os pais de ME. O túmulo apresentava-se encharcado de água, onde o caixão de madeira envernizado, com um crucifixo dourado na tampa e alças, também de cor dourada, se encontrava semi-submerso, com bastante quantidade de água no seu interior. Foi retirado o caixão, deixando-se escorrer o líquido de seu interior, e posteriormente foi colocado em posição inclinada para seu escoamento e, finalmente, aberto para constatação de restos mortais em seu interior. Em seguida, foi removido o ataúde com os restos mortais para o CIAP – Centro Integrado de Anatomia Patológica da Universidade de Pernambuco, localizado no Hospital Universitário Oswaldo Cruz, para serem periciados. (...). Foi lavrada a ata de exumação, cuja ata está anexa a este laudo.

DO EXAME DOS RESTOS MORTAIS DE ME
(...): CRÂNIO
O crânio apresentava-se com fratura estrelar com desgarramento de parte da tábua óssea (permanecendo a área de tecido esponjoso) na região parietal direita, esten-

dendo-se até a sutura sagital, sendo o ponto mais à direita eqüidistante 58,42 mm da sutura sagital. Fratura da face interna mediana da cavidade orbital esquerda com perda de substância óssea. Fratura linear da base ou assoalho orbitário esquerdo até o forâmen infra-orbitário do mesmo lado. Fratura do maxilar direito com foco circular de borda regular eqüidistando 11,74 mm da espinha nasal anterior, próximo à raiz do incisivo lateral superior direito, com extensa área de perda de substância óssea, fratura linear do frontal à esquerda, medindo 22,54 mm, próximo à borda interna da órbita esquerda. Apresentava também orifício ovalar, medindo 11,18 mm de largura por 16,11 mm de comprimento na região temporal esquerda, característico de orifício de entrada de projétil de arma de fogo. Foi encontrado um fragmento metálico solto dentro do crânio, o qual foi encaminhado para exame. O crânio não foi serrado para estudo de seu interior no exame necroscópico anterior. Apresentava suturas sagitais occipito-parietais, transversais e têmporo-parietais abertas (sem sinostoses), sugerindo ter pertencido a indivíduo jovem. (...). As características morfológicas de glabela discreta, arcos supraciliares discretos, apófise mastóidea discreta, curva naso-frontal discreta, rugosidades occipitais apagadas, fronte tendendo à verticalização, rebordos orbitais cortantes e inserções masseterinas do gônio discretas, o que indicam tratar-se de crânio que, muito possivelmente, pertencia a indivíduo do sexo feminino.

Resultado: A probabilidade de o crânio ter pertencido a pessoa do sexo feminino é de 96,86%. A probabilidade de o crânio ter pertencido a pessoa do sexo masculino é de 3,14%. (...).

DO EXAME DOS RESTOS MORTAIS DE T

Os ossos foram retirados do caixão e dispostos sobre uma mesa de necropsia de mármore, onde foram agrupados, arrumados anatomicamente, constatando-se esqueleto completo.

CRÂNIO

O crânio apresentava extensa fratura frontal arciforme de cavo ântero-superior, cuja corda media 84,27 mm, e o arco media 128 mm. Fratura em forma de "s" itálico no parietal direito, medindo 40,62 mm. Fratura temporal à esquerda, medindo 59,81 mm com retirada de tábua óssea, limitando-se abaixo pela sutura e acima pela escama temporal. Fratura do temporal direito estendendo-se da asa direita do esfenóide até o frontal à direita, prolongando-se para apófise zigomática e sutura fronto-parieto-esfenoidal. Orifício de entrada de Projétil de Arma de Fogo (PAF), medindo 11,21 mm, no occipital, apresentando sinal de Bonnet. A mandíbula apresentava fratura do ramo esquerdo, 10 mm para a frente da língula, separando as partes ósseas que foram coladas com cola Super Bonder. Fratura do ramo mandibular direito com perda de substância óssea, estendendo-se do 1º molar inferior direito até a parte anterior ao 2º molar direito. Havia agenesia dos 3ºˢ molares. Foi verificada fratura do 3º e 4º metacarpos da mão esquerda. As suturas cranianas sagital, transversal e têmporo-parietais não apresentavam sinostoses (soldaduras), o que indica que o crânio examinado pertenceu a indivíduo jovem. As características morfológicas dos acidentes anatômicos, glabela discreta, apófise mastóidea discreta, curva naso-frontal suave, fronte tendendo à verticalização, rebordos orbitais cortantes, arcos superciliares discretos indicam que muito provavelmente o crânio examinado pertenceu a indivíduo do sexo feminino. Foram realizadas algumas medidas craniométricas para a aplicação de metodologias quantitativas ou métricas para a investigação do sexo.

Resultado: A probabilidade de o crânio ter pertencido a pessoa do sexo feminino é de 98,04%. A probabilidade de o crânio ter pertencido a pessoa do sexo masculino é de 1,96%. (...).

DO ESTUDO DOS TRAJETOS

A – O projétil, que penetrou na região temporal esquerda da vítima MED, percorreu um trajeto da esquerda para a direita, de baixo para cima e ligeiramente de diante para trás, indo se chocar na região parietal direita pela sua tábua interna, próxima à sutura sagital, onde fez foco de fratura, em mapa-múndi, com projeção óssea, traduzindo-se pela elevação da tábua externa.

B – O outro projétil que atingiu ME penetrou na face lateral interna da órbita esquerda, tendo o trajeto de cima para baixo, da esquerda para a direita, com saída no maxilar direito, onde provocou fratura, com extensa perda de substância óssea.

C – O projétil que atingiu a vítima T penetrou na região occipital à direita, produzindo orifício circular com sinal de Bonnet, com característica de orifício de entrada de projétil de arma de fogo, medindo 11,21 mm, com saída na região temporal direita, onde causou extensa fratura com perda de substância óssea. O trajeto foi de detrás para diante e ligeiramente da esquerda para a direita.

DISCUSSÃO

As considerações que seguem, todas elas fundamentadas na mais pura isenção, foram concebidas a partir de dados contidos nas provas dos autos e em testes e exames por nós realizados. Dessa forma, não nos anima outra coisa, senão contribuir da melhor maneira para a elucidação das mortes de T e ME.

IDENTIDADE

Os exames odonto-legais, realizados em ME e T, não apresentaram pontos discordantes entre o material apresentado pelos seus Cirurgiões-dentistas ao IML/PE e, posteriormente, encaminhados a estes Peritos e à perícia odonto-legal, agora realizada. Estudo antropológico-forense dos esqueletos de ME e T revelaram dados biotipológicos coincidentes com os biótipos das vítimas informadas nos autos.

TRAJETOS

Os trajetos verificados não diferem dos visualizados na perícia anterior. A vítima ME foi atingida por dois projéteis no segmento cefálico. A vítima T foi atingida por um disparo no segmento cefálico e outro na mão esquerda. A fratura linear do ramo direito da mandíbula não apresenta características que façam supor tratar-se de lesão produzida por projétil de arma de fogo. As fraturas das faces internas das órbitas esquerda e direita não apresentam elementos que se possa afirmar terem sido causados por instrumento pérfuro-contundente.

CRONOTANATOGNOSE

O processo de esqueletização pode ser acelerado pela exposição do corpo às intempéries; todavia, nestes casos, a cronotanatognose torna-se muito difícil e, às vezes, impossível de ser estabelecida com segurança. A ação de animais necrófagos também acelera a esqueletização.

CAUSA MORTIS

A vítima T, diante do estudo realizado no esqueleto, faleceu de traumatismo crânio-encefálico produzido por transfixação do crânio por projétil de arma de fogo. Quanto à vítima ME, os Peritos, diante do resultado do histopatológico por microscopia eletrônica de varredura, ficam impossibilitados, pela ausência de reação vital, de firmarem diagnóstico da morte, com absoluta segurança, por falta de outros elementos científicos que permitam uma conclusão indubitável. Apesar do resultado toxicológico laboratorial negativo nas vítimas, os Peritos não podem afastar a possibilidade de *overdose* por drogas ilícitas. No entanto, caso fossem as vítimas dependentes químicas ou usuárias contumazes destas substâncias, a positividade do exame seria altamente provável, mesmo nas condições em que foram encontrados os corpos.

CONCLUSÃO

No intuito de contribuir com o esclarecimento dos fatos, foram realizados demorados e cuidadosos exames que permitiram aos Peritos as seguintes conclusões:

1ª – As lesões produzidas por projéteis de arma de fogo em T apresentam reação vital e, por isso, podemos afirmar que elas foram produzidas em vida. No entanto, as lesões encontradas no crânio de ME não apresentaram tais reações, conforme concluem as pesquisas realizadas no CEMEL – USP – Ribeirão Preto.

2ª – No que diz respeito ao diagnóstico de *causa mortis* de T, os signatários não se opõem ao de traumatismo do crânio por instrumento pérfuro-contundente. Todavia, a *causa mortis* de ME, os Peritos não têm elementos consistentes para ratificá-la em face do resultado histopatológico, realizado no CEMEL (lesões do crânio NÃO terem confirmado reação vital), ressalvadas as observações constantes no exame.

3ª – Devido ao estado em que se encontrava o corpo de ME, a identificação de drogas ilícitas é muito difícil; no entanto, isso não afasta, e com absoluta segurança, a hipótese de morte por *overdose*. E, para constar, encerra-se o presente laudo que vai assinado e rubricado pelos Peritos.

Recife, 03 de março de 2004

Reginaldo Inojosa Carneiro Campelo
Railton Bezerra de Melo
Luís Carlos Cavalcanti Galvão

7.2 – Exame do Local em que Foram Encontrados os Corpos

"EXAME EM LOCAL DE OCORRÊNCIA REFERENTE AO IP 035/03 – IPOJUCA – PE

I – HISTÓRICO

Aos treze dias do mês de maio do ano de dois mil e três (13/05/2003), foi periciado pelo GOE o local onde foram encontrados os cadáveres de MED e TGM, em uma estrada vicinal próxima à rodovia estadual PE-51, que estavam desaparecidas desde o dia 03/05/2003.

Objetivando levantar elementos materiais adicionais acerca do fato, a Juíza de Direito Dra. Ildete Veríssimo de Lima, da Comarca de Ipojuca, Pernambuco, designou os Peritos Criminais do Instituto de Criminalística Profº Armando Samico, Drs. CCA, SMP, ECL e RCO, para procederem ao exame pericial complementar naquele local.

No dia dezenove de novembro de dois mil e três (19/11/2003), parte da Equipe Técnica foi conduzida às proximidades do local pelo Promotor de Justiça Dr. Miguel Sales e pela Delegada de Polícia Dra. Lenise Valentin, na tentativa infrutífera de encontrar o local da ocorrência. No dia seguinte, o grupo retornou ao mesmo local e, através de comparação fotográfica e informações obtidas com policiais que participaram da ocorrência quando da localização dos corpos, foi identificado o local em que os cadáveres foram encontrados, que nesta ocasião se encontrava deveras modificado pelo decorrer do tempo, sendo então realizado o levantamento pericial.

Em razão das alterações ocorridas naquele local, que poderiam encobrir vestígios ali existentes, o grupo novamente retornou ao local no dia vinte e cinco subseqüente (25/11/2003), desta vez acompanhado do Oficial de Engenharia do Exército Brasileiro, Major ACP, para a execução de uma varredura no local, utilizando um detector de metais.

II – DESCRIÇÃO

1) Do Local

Tratava-se de um trecho de uma estrada em terra batida, desabitado e desprovido de iluminação artificial, iniciado a partir da rodovia estadual PE-5, em suave aclive e curva para a esquerda, margeada por superfície acidentada, em meio a um canavial do qual a plantação havia sido extraída e feito o replantio, restando palhas de cana-de-açúcar sobre as bordas da estrada e suas margens.

Como ponto de referência para amarração do local, foi fincada uma estaca de madeira na borda esquerda do início daquela curva, locado através de instrumento GPS nas coordenadas S 08°30'518" e W 35°04'974", que será doravante convencionado como PZ (ponto zero), e será considerada como eixo a direção da estrada no trecho imediatamente anterior ao local e como sentido o da rodovia para o local.

Considerando as informações disponíveis nos autos, a equipe técnica efetuou medições aproximadas para estabelecer uma noção espacial e temporal de deslocamento relativamente àquele local, a saber:

Da rodovia PE-60 até o acesso ao PZ = 2,0 quilômetros.

Da rodovia PE-51 até o PZ = 192 metros (medidos em linha reta com o GPS).

Largura da estrada no local = 5 metros.

Do PZ até a Padaria Porto Belo em Maracaípe, onde supostamente as vítimas foram vistas pela última vez quando entraram em uma Kombi, 15 quilômetros percorridos em 25 minutos (com velocidades médias aproximadas de 80 km/h em rodovia e 40 km/h em estrada de terra). Havia um posto da Polícia Rodoviária Estadual naquele caminho, a cerca de 8,0 quilômetros do PZ.

Do PZ até a "Casa de Serrambi", 13 quilômetros. (...).

2) (...).

3) Dos Exames Procedidos

3.1) No dia 20/11/2003

Ao examinar detidamente o local, os Peritos Criminais constataram, através de inspeção visual, vestígios relacionados com o fato, e, nas áreas em que se verificou maior concentração de vestígios, foram removidas camadas superficiais de terra e vegetação, que foram então peneiradas e examinadas com o auxílio de um detector de metais, sendo registradas e coletadas as amostras adiante relacionadas, conforme indicado no croqui ilustrativo em anexo, onde se podem observar os posicionamentos relativos aproximados e as distâncias destas em relação ao PZ:

Fragmentos de ossos: amostras L1, L4, L5 e L7;

Segmento de tecido fino na cor vermelha: amostra L2;

Segmentos de tecido em tonalidade clara: amostras L3, L6, L10 e L12

Anel: amostra L8;

Estojo de cartucho do calibre .40 S&W: amostra L9;

Fragmentos de papelão ondulado: amostra L11;

Brinco: amostra L13;

Projétil de arma de fogo: amostra L14;

As amostras de fragmentos de ossos, anel e brinco não foram enviadas para exames e se encontram guardadas para futuras análises que se façam necessárias.

As amostras de segmentos de tecido, fragmentos de papelão, estojo e projétil foram enviados juntamente com amostras do solo para o Instituto de Criminalística de São Paulo, acompanhados das amostras coletadas por ocasião dos levantamentos periciais executados naquele local e no veículo VW/Kombi, placas KAC 2082 Ipojuca – PE, no mês de maio do corrente ano, pela equipe do GOE, para a realização de exames específicos orientados pelos quesitos apresentados em acompanhamento das amostras.

3.2) No dia 25/11/2003

Foi demarcada uma área abrangendo o local da ocorrência, considerando, a partir do PZ, 5,0 metros para a esquerda, 15,0 metros para a direita, 10,0 metros à retaguarda e 20,0 à vanguarda, resultando em uma área de 20,0 metros de largura, que foi fracionada em pistas de 1,0 metro, por 30,0 metros de comprimento, formando campos por onde foram realizadas varreduras em busca de objetos metálicos, principalmente projéteis ou estojos de cartuchos, com a utilização de um equipamento detector de minas DM 1000 operado pelo major P. Como resultado da sensibilidade do equipamento, foram encontradas várias peças metálicas, tipicamente de componentes mecânicos de motor veicular, que estavam dispostas superficialmente e enterradas no solo, porém nada mais foi encontrado que pudesse ser relacionado com o fato em exame.(...)

III – (...).

IV – RESUMO DOS RESULTADOS DOS EXAMES REALIZADOS NO INSTITUTO DE CRIMINALÍSTICA DE SÃO PAULO DAS AMOSTRAS DA PERÍCIA ANTERIOR (GOE)

A) Projétil A: trata-se de um projétil semi-encamisado, do tipo expansivo, com deformação na porção anterior, com 5 impressões de raias dextrógiras, massa de 9,53 gramas, com características de munição do calibre nominal .38 ou compatível (Laudo Pericial nº 02/140/60300/2003).

Projétil B: trata-se de um projétil de chumbo sobremaneira deformado, com ogiva destruída e base achatada, com desgastes longitudinais e de aparente falta de substância. Possui massa de 9,37 gramas, com características de munição do calibre nominal .38 ou compatível. As avarias e deformações existentes alteraram e extinguiram a grande maioria de suas características individualizadoras, impedindo uma resposta categórica para o exame microcomparativo com os projéteis A e L14 (Laudo Pericial nº 02/140/60300/2003).

Os resíduos retirados dos projéteis A e B, que foram submetidos ao ensaio genérico de orientação para sangue pelo método de Adler, deram resultados positivos. O ensaio para proteína humana ficou prejudicado em face de exigüidade de material hematóide (Relatório de Análise nº 1349/03, Ref. Laudo Pericial nº 02/140/60300/2003). A análise microscópica não evidenciou estrutura tecidual orgânica passível de identificação (Exame Complementar Anatomopatológico nº 0060/04). (...).

D) As peças de indumentos identificadas como "biquíni de T", "biquíni de ME", "short preto e short estampado de ME", "blusa branca de alças com desenhos de flores" e "pano de prato" apresentaram manchas generalizadas provocadas por sujidades diversas. As peças "short preto e short estampado" ostentavam resquícios de substâncias similares a terra e areia impregnadas nas tramas de seus tecidos e apresentavam-se, juntamente com as peças "biquíni de T" e "biquíni de ME", desgastadas em decorrência das condições inadequadas de sua preservação.

Estas peças foram submetidas aos ensaios genéricos de orientação para sangue, resultando negativos pelos métodos de Adler e Kastle-Meyer.

As amostras foram submetidas aos ensaios genéricos de orientação e de certeza para líquido seminal, obtendo-se resultados negativos para todas as peças (Laudo Pericial nº 02/130/60301/03).

E) O vestido de T apresentava as mesmas sujidades e manchas verificadas nas amostras relacionadas no item D, e, adicionalmente, manchas esparsas de aspecto diluído de coloração castanho-avermelhada, apresentando três soluções de continuidade na parte frontal e uma solução de continuidade na região posterior esquerda, com aproximadamente 1,0 centímetro de extensão, esta última podendo ter sido produzida por objeto de gume cortante; resultado similar foi obtido para esta solução de continuidade no Instituto de Criminalística de Pernambuco.

Ao ser submetido aos ensaios genéricos de orientação para sangue, resultou positivo pelos métodos de Adler e Kastle-Meyer.

Quando submetido aos ensaios genéricos de orientação e de certeza para líquido seminal, resultou negativo (Laudo Pericial nº 02/130/60301/03).

As soluções de continuidade na parte frontal do vestido apresentaram resultado negativo para pesquisa de chumbo ao serem submetidas ao exame por via úmida, utilizando-se o método de Feigel-Sutter, sendo este resultado prejudicado pelo fato de este material já ter sido submetido a exames periciais no Instituto de Criminalística de Pernambuco, portanto o material residual decorrente de disparo de arma de fogo ter sido removido no primeiro ensaio.

F) A análise morfológica da amostra do segmento de corda de nylon de cor azul (amostra nº 4) revelou tratar-se de um conjunto constituído por duas cordas de material sintético, unidas entre si por meio de nó, cada qual composta por quatro meadas

52 Pareceres IV

de fios sintéticos torcidos, tendo uma das cordas calibre maior do que a outra, apresentando impregnação de terra, coloração azul bastante esmaecida e grande número de fios com formações de gotas em suas extremidades, decorrentes de fusão de material.

Os resultados das análises físico-químicas indicam que todas as amostras (n°s 1, 2, 3 e 4) podem ter a mesma procedência de fabricação, por apresentarem espectros compatíveis, decorrentes de misturas de componentes de mesma natureza química.

As amostras coletadas no local dos corpos e na casa apresentavam características distintas quanto ao número de meadas, excluindo-se a possibilidade de terem feito parte de um mesmo pedaço de corda.

Quanto à amostra coletada na Kombi (amostra nº 1), não foram encontrados elementos que pudessem relacioná-la de forma decisória, includente ou excludente, aos encontrados no local dos corpos (Relatório de Análise nº 1322/03, Ref. Laudo Pericial nº 02/120/60303/2003).

V – ANÁLISE COMPARATIVA DOS RESULTADOS DOS EXAMES REALIZADOS NO INSTITUTO DE CRIMINALÍSTICA DE SÃO PAULO COM OS REALIZADOS NO INSTITUTO DE CRIMINALÍSTICA DE PERNAMBUCO

A) Os resultados dos exames realizados no laboratório do Instituto de Criminalística de Pernambuco, nas mesmas peças de indumentos relacionadas no item D do capítulo anterior, exceto na amostra identificada como "pano de prato", indicaram que as peças estavam úmidas, apresentaram grande quantidade de argila, areia e pequenos fragmentos de palha, semelhantes aos encontrados em regiões de canavial.

Embora não houvesse as condições para a pesquisa de manchas provenientes de líquido seminal, foi utilizada luz ultravioleta, mas, conforme previsto pelos responsáveis pelos exames, não foram visualizadas manchas fluorescentes indicativas da presença deste material, que se degrada com facilidade. Resultados similares foram obtidos no laboratório do Instituto de Criminalística de São Paulo.

Todas as amostras apresentaram resultado positivo, para pesquisa de sangue humano, quando submetidas ao teste de sedimentação e cromatização, preconizado por Danton Garcia (Ofício Interno nº 0778/2003, referente ao caso nº 1110.1/03). Os exames realizados no laboratório do Instituto de Criminalística de São Paulo resultaram negativos para pesquisa de sangue para as mesmas amostras.

B) O vestido de T, quando examinado no laboratório do Instituto de Criminalística de Pernambuco, apresentou os mesmos resultados das amostras descritas acima, no item A (Ofício Interno nº 0778/2003, referente ao caso nº 1110.1/03). Nos mesmos exames, foram observadas, na região ventral, duas soluções de continuidade com características dos orifícios produzidos por entrada de projétil disparado de arma de fogo, que também apresentaram resultado positivo para sangue humano nas regiões em torno das soluções de continuidade.

O exame químico realizado pelo teste de Fritz-Feigl nos dois orifícios evidenciou a presença de vestígios de chumbo.

Nos exames realizados em São Paulo, foram observadas três soluções de continui-dade, porém o laudo não indica o instrumento que as produziu e não especifica as regiões do vestido onde havia manchas de sangue.

C) Conforme o exame realizado no laboratório do Instituto de Criminalística de Pernambuco, a amostra de corda coletada no local dos corpos exibia impregnações de argila, areia, palhas, semelhantes àquelas encontradas em regiões onde existe plantação de cana-de-açúcar, e ainda outras substâncias de cor pardo-avermelhada, além de três fios de cabelo.

As fibras apresentavam comprimento médio de quatorze centímetros e em suas extremidades enrugamento similar àqueles provocados pela ação do fogo. As man-chas de cor pardo-avermelhada apresentaram reação positiva para sangue quando submetidas ao teste de probabilidade de Adler-Ascarelli. Nos exames realizados no Instituto de Criminalística de São Paulo, não foram relatadas ocorrências de man-chas de sangue nas cordas.

VI – CONSIDERAÇÕES TÉCNICO-PERICIAIS

Em vista do estado de alteração das condições do local, vestígios materiais en-contrados, notadamente o projétil, análise das amostras e das informações obtidas a partir do Laudo Pericial Médico e Odonto-legal, assim os Peritos Criminais interpre-tam os elementos materiais e informações disponíveis relativamente ao evento:

Os vestígios encontrados no local estavam pouco dispersos, dispostos predomi-nantemente na margem direita da estrada, denotando que aquele era o local onde os corpos foram encontrados. Todos os vestígios encontrados estavam naquelas ime-diações, a despeito do tempo transcorrido entre a ocorrência e a presente perícia, apesar do tráfego de veículos e pessoas, e de ser área de cultura de cana-de-açúcar já colhida e replantada, conforme indicado no croqui ilustrativo.

Foi encontrado no local um projétil no primeiro exame pericial realizado pelo GOE, um projétil e um estojo de cartucho durante o exame pericial complementar e durante a necropsia no corpo de ME foi encontrado um projétil no crânio. O laudo pericial médico e odonto-legal cita que ME foi atingida por dois projéteis no seg-mento cefálico e T foi atingida por um disparo no segmento cefálico e outro na mão esquerda. Os dois orifícios observados na parte frontal do vestido de T apresentaram resultados positivos para pesquisa de chumbo e sangue, em exames realizados no laboratório do Instituto de Criminalística de Pernambuco, por solicitação dos peritos do GOE, portanto os peritos entendem que T estava trajando aquele vestido quando sofreu dois ferimentos produzidos por projéteis de arma de fogo na região abdominal que, por se tratar de tecido mole, após o processo de decomposição teria impedido a constatação dos ferimentos. Os dois projéteis encontrados no local podem ser os que produziram tais ferimentos. Portanto, não foram encontrados todos os projéteis que produziram ferimentos nas vítimas, apesar de ter sido realizada uma varredura no local com a utilização de um equipamento detector de minas. Do exposto, os peritos entendem que o cadáver de T possuía quatro ferimentos produzidos por projéteis, então o fato poderia ter ocorrido de acordo com uma das seguintes dinâmicas:

a) A vítima sofreu um ferimento na mão esquerda, caracterizando um gesto de defesa, outro projétil teria atingido a região occipital, transfixando o crânio, saindo na região temporal direita e provavelmente sofreu dois ferimentos na região abdominal.

b) A vítima sofreu um ferimento na mão esquerda, em gesto de defesa, provavelmente dois projéteis teriam sido disparados contra a região abdominal, a vítima gravemente ferida seria atingida pelo terceiro projétil em trajetória descendente contra a região occipital, que, após a transfixação e perda de energia, repousaria sobre o solo daquele local.

O ferimento na cabeça apresentou resultado positivo para o exame de reação vital, realizado no CEMEL – USP/Ribeirão Preto, significando que foi provocado em vida, o que poderia ter acontecido nas duas hipóteses descritas.

O estudo dos trajetos dos projéteis que atingiram ME indica que o(s) atirador(es) estava(m) posicionado(s) à esquerda relativamente à cabeça da vítima, e que as projeções das trajetórias dos projéteis, mesmo considerando desvios, eram acentuadamente inclinadas.

O projétil que penetrou na temporal esquerda deveria ter partido de um nível inferior e próximo para a vítima ter sido atingida em posição normal, em pé, ou a vítima teria de estar inclinando a cabeça no sentido oposto à posição do atirador no momento do tiro, que são hipóteses pouco prováveis, portanto a vítima deveria estar deitada com a face esquerda voltada para cima quando foi alvejada.

O projétil que penetrou na face lateral interna da orbitária esquerda teria de ser originado de um nível superior para a vítima ter sido atingida em posição normal, em pé, o que exigiria que o atirador estivesse apoiado sobre algum suporte em expressivo desnível superior, ou a vítima teria de estar inclinando a cabeça no sentido da posição do atirador, ou, mais provavelmente, estar deitada com a face esquerda voltada para cima; sendo assim, o projétil relacionado com este ferimento repousaria sobre o solo nas proximidades da vítima.

Na hipótese de que o primeiro tiro não tivesse acontecido com a vítima deitada, o segundo tiro necessariamente teria de ser realizado com a vítima caída. Porém, baseados no estudo dos trajetos, os Peritos entendem como sendo mais provável a hipótese de que ME tivesse sido atingida pelos dois projéteis em posição deitada, e com a face esquerda voltada para cima.

Em virtude de não terem sido encontrados todos os projéteis que causaram os ferimentos nas vítimas, de o local encontrar-se violado e das demais limitações, os Peritos não podem afirmar que o duplo homicídio foi praticado naquele local.

O estojo de cartucho do calibre .40 S&W encontrado no local não é compatível em calibre com os projéteis já mencionados nesse laudo, sendo no entanto compatível com o calibre das pistolas do GOE que, segundo o perito criminal Antônio Neto, foram utilizadas para testes de percepção auditiva de disparo de arma de fogo no local.

VII – ANÁLISE DOS MATERIAIS RECEBIDOS DA PERÍCIA ANTERIOR

Analisando as amostras coletadas na perícia anterior, as informações obtidas a partir do Laudo Pericial nº 1110.1/03 (GOE), e os registros fotográficos da cena do crime quando os cadáveres foram encontrados, os peritos entendem que:

Havia grande quantidade de manchas orgânicas dispostas sobre o solo abaixo do cadáver de ME, indicativa de que o processo de decomposição do corpo se desenvolveu efetivamente naquele local, e movimentações eventualmente ocorridas no corpo não alteraram a formação das citadas manchas Com relação ao cadáver de T, as imagens fotográficas não mostram o solo após a remoção do corpo, porém é possível perceber que o processo de decomposição daquele corpo basicamente ocorreu naquele local, sendo mais evidente a mudança de posição do corpo, havendo inclusive uma mancha concentrada sobre o solo nas imediações da região inferior do tronco.

As posições e condições em que os trajes foram encontrados apresentavam-se atipicamente para uma suposição de ocorrência de estupro. Os corpos estavam despidos superiormente e os trajes inferiores estavam deslocados das posições naturais, o que, naquelas condições, poderia ter sido praticado em decorrência de uma ação proposital, provavelmente pelos autores do crime, e não da ação de animais, pois a blusa de ME e o vestido de T não estavam rasgados. Uma ação de violência sexual provavelmente não estaria associada com a retirada completa dos trajes superiores e a retirada parcial dos trajes inferiores, além de que aqueles trajes não apresentaram resultados positivos nos exames para pesquisa de líquido seminal, realizados nos laboratórios dos Institutos de Criminalística de Pernambuco e de São Paulo. Adicionalmente, o vestido de T apresentava duas perfurações que resultaram positivamente para pesquisa de sangue e chumbo, portanto aquela vítima provavelmente trajava aquele vestido quando foi atingida por dois projéteis de arma de fogo, sendo evidente que o vestido foi retirado daquela vítima gravemente ferida, ou possivelmente sem vida. Considerando o raciocínio exposto, o estado das coisas pode ter sido alterado pelo(s) autor(es) do crime com a finalidade de produzir indícios propositais falsos.

Os dois barbeadores recebidos como indícios da perícia anterior, coletados pelos Peritos do GOE, do local dos corpos e do interior do veículo Kombi, foram dados como pertencentes à mesma embalagem. Após consulta à Gillette do Brasil Ltda. quanto ao significado da codificação existente no corpo do aparelho de barbear Pro-

bak II, os signatários deste Laudo obtiveram a seguinte resposta: "os códigos existentes nos cabos dos aparelhos Probak II (F10, F13, F...) são referentes às cavidades dos moldes de injeção plástica dos cabos, não tendo relação com a data em que o produto foi fabricado. Com relação ao PZFM, que significa "Produzido na Zona Franca de Manaus", esta é uma sigla que está presente em todos os nossos cabos, e também não tem relação com a data de fabricação do produto. Caso necessite saber a data em que os aparelhos foram fabricados, devem-se olhar (com lupa ou lente de aumento) pequenos números e letras que existem gravados na parte traseira dos cartuchos (nos quatro pinos de cravação), em seguida nos enviar esta seqüência de números e letras, para que possamos fornecer a data de fabricação de cada cartucho. Porém, é comum ocorrer a selagem de aparelhos de diferentes datas na mesma cartela/embalagem." Portanto, por não ser possível saber se pertenciam à mesma embalagem, estes vestígios não podem ser considerados indícios associativos do local do crime com o veículo Kombi apreendido como suspeito.

Os segmentos de corda coletados no local dos corpos eram de calibres diferentes, estavam unidos por um nó, tinham comprimento médio de quatorze centímetros e as extremidades das fibras apresentavam características de fusão. Para relacionar a amostra com a peça encontrada na Kombi, esta precisaria ter várias fibras com características de fusão em pelo menos uma das extremidades.

VIII – CONCLUSÕES

*Ao somatório de tudo quanto ficou explícito no bojo deste Laudo Pericial de Exame em Local de Ocorrência e da análise de todos os elementos disponíveis, relativamente ao IP035/03, referente às mortes violentas, de natureza homicida de **MED** e **TGM,** e considerando as limitações inerentes às análises realizadas, sobretudo quanto às variáveis tempo, local, cadáveres, vestígios e amostras, os Signatários responsáveis concluem que:*

1) Apesar de o local estar completamente alterado pelas condições naturais do ambiente, foram encontrados vários vestígios indicativos da ocorrência, dispostos em posições pouco dispersas com relação ao local imediato original;

2) Foi encontrado pelos signatários um projétil do calibre .38 com deformações na região anterior, que, ao exame microcomparativo com o projétil de mesmo calibre encontrado na ocasião da perícia realizada pelo GOE, concluiu-se que os dois projéteis foram disparados pelo cano de uma única e mesma arma de fogo;

3) Os Peritos entendem que a retirada completa das partes superiores dos biquínis, da blusa de ME e do vestido de T, e a retirada parcial dos trajes inferiores podem ter sido praticadas com a finalidade de produzir indícios propositais falsos;

4) Os Peritos admitem como hipóteses mais prováveis, relativamente aos ferimentos das vítimas produzidos por projéteis de arma de fogo, o seguinte:

4.1) T teria recebido um disparo na mão esquerda, em gesto de defesa, teria recebido dois tiros na região abdominal e, com vida, recebido um tiro na região occipital, transfixante, com saída na região temporal direita;

4.2) ME estaria caída ou deitada quando foi atingida por dois tiros na cabeça, sendo um transfixante, que, pelo resultado negativo para pesquisa de reação vital, levanta a hipótese de que já poderia estar morta naquele momento;

5) Considerando que apenas três projéteis foram encontrados, que o local encontrava-se violado e demais limitações, os Peritos não dispõem de elementos para afirmar que o duplo homicídio foi praticado naquele local;

6) O estojo de cartucho do calibre .40 S&W encontrado no local não é compatível em calibre com os projéteis encontrados no local e no crânio de ME, porém é compatível com o calibre das pistolas apresentadas pelo GOE;

7) Os barbeadores apresentados como indícios não podiam ser relacionados como sendo de mesmo lote de fabricação e embalagem, através dos códigos exibidos nos mesmos, conforme informações fornecidas pela Gillette do Brasil, não podendo, portanto, ser considerados indícios associativos entre o local do crime e o veículo Kombi apreendido como suspeito;

8) As amostras de corda encontradas no local dos corpos e na Kombi apreendida pelo GOE eram constituídas por fibras de mesmo tipo, porém não apresentavam elementos suficientes que pudessem afirmar que fizeram parte de uma mesma corda.

IX – ENCERRAMENTO

Nós, CCA, ECL, RCO e MP, Peritos Criminais do Instituto de Criminalística Prof. Armando Samico, redigimos o presente trabalho de EXAME EM LOCAL DE OCORRÊNCIA REFERENTE AO I.P. Nº 035/03 – IPOJUCA – PE, que se encontra digitado no anverso de quinze (15) folhas de papel tamanho oficial, uma original, uma cópia.

Ilustram-no trinta (30) fotografias, com legenda explicativa e um (01) croqui ilustrativo.

Secretaria de Defesa Social, Instituto de Criminalística de Pernambuco.

Recife, vinte e seis (26) de julho (07) de dois mil e quatro (2004).

CCA

ECL

RCO

SMP."

58 Pareceres IV

7.3 – Exames nas Residências de TAC (Praia de Serrambi) e de JCM (Praia de Maracaípe)

"PERÍCIA NOS IMÓVEIS

I – HISTÓRICO

Aos onze dias, do mês de novembro, do ano de dois mil e três (11/11/2003), a Exma. Srª Drª Ildete Veríssimo de Lima, MM. Juíza de direito da comarca de Ipojuca – PE, requisitou ao Diretor da Polícia Científica do Estado de Pernambuco os Peritos Criminais CCA e SMP para realizarem perícias referentes ao I.P. nº 035/03. Por solicitação destes Peritos, a MM. Juíza requisitou também os Peritos Criminais ECL, MSV e RCO.

Foram realizadas perícias em dois imóveis a seguir descritos, onde ME e T teriam freqüentado, com o objetivo de obter elementos adicionais ao fato.

Às nove horas (09 h), do dia dezenove (19), do mês de novembro (11), do ano dois mil e três (2003), a Equipe Técnica procedeu aos exames periciais na casa de Serrambi, encerrando-os às doze horas e trinta minutos (12 h:30 min), das quatorze horas e trinta minutos (14 h:30min) às quinze horas e trinta minutos (15 h:30 min) do mesmo dia foi realizada perícia na casa de Maracaípe, e às vinte horas (20 h) os Peritos Criminais retornaram à casa de Serrambi para realização de exames específicos, que só poderiam ser realizados à noite. No dia vinte e sete (27) do referido mês, às nove horas (09 h), a Equipe Técnica retornou à casa de Serrambi para complementação de exames na área externa do imóvel, encerrando-os às treze horas (13 h).

II – DOS LOCAIS E DOS EXAMES REALIZADOS

A) Dos Locais

O primeiro imóvel periciado situava-se na Av. Ponta Negra, 500, Praia de Serrambi, Ipojuca – PE.

Tratava-se de um imóvel de dois pavimentos, lajeado, com telhado coberto por telhas tipo canal, fachada pintada na cor branca e jardim de topografia acidentada no recuo frontal e lateral esquerdo do imóvel. No lado direito do recuo frontal do referido imóvel, havia uma churrasqueira e um barzinho, com área adjacente em estrutura de madeira coberta por piaçava, a qual se encontrava em reforma quando dos exames periciais. Na região posterior do imóvel, havia um portão de alumínio para acesso de veículos.

Dito imóvel possuía, no térreo, os seguintes cômodos: terraço, sala, cozinha, banheiro social, suíte, garagem, área de serviço com dois quartos e dois banheiros, despensa e depósito. No pavimento superior, havia seis suítes e uma sala.

Acompanhou os exames periciais o caseiro da residência, Sr. DAR, R.G. nº 13.380.536 SSP/PE, o advogado do proprietário, Dr. CA, e o promotor de Ipojuca, Dr. Miguel Sales.

O segundo imóvel periciado situava-se na rua principal de Maracaípe, em frente ao terreno do governador, na praia de Maracaípe, Ipojuca – PE.

Tratava-se de um imóvel de único pavimento, murado, com portões de acesso de madeira pintada na cor azul, fachada pintada na cor branca, piso em cimento na cor vermelha e telhado em estrutura de madeira, coberto por telhas tipo canal. Dito imóvel apresentava recuos frontal, laterais e posterior desprovido de pavimentação e era constituído por: terraços frontal e laterais, sala, cozinha, dois quartos e um banheiro.

Acompanhou os exames periciais o proprietário do imóvel, Sr. JCM, R.G. nº 2.896.45X SSP/PE.

B) Dos Exames Realizados

B.1) Exames realizados no imóvel de Serrambi

Iniciando os exames, os Peritos Criminais verificaram que, no lado esquerdo do recuo frontal do referido imóvel, havia uma lancha, parcialmente coberta por lona amarela. Dita lancha, de nome MAR E SOL, pertencente ao proprietário do imóvel, encontrava-se sem condições de uso, com instalações elétricas sem funcionar e oxidações na base de fixação do motor. Pelas características observadas, dita embarcação não funcionava há meses e não foram encontrados na mesma quaisquer vestígios que pudessem se tornar indícios relacionados ao fato em análise.

Próximo ao local onde estava a lancha, no lado esquerdo desta, havia uma casa de proteção para bomba hidráulica, em placas de concreto, e, em cima da mesma e ao lado, foram observados vários rolos de corda de nylon de cor azul e de diâmetros diversos. Foram coletadas amostras dessas cordas e enviadas para o Instituto de Criminalística de São Paulo para exames de comparação com os segmentos de corda coletados em perícia anterior, por peritos do GOE, do local onde foram encontrados os corpos e do veículo Kombi de placas KAC 2082 – PE. O resultado destes exames será comentado em item específico.

Continuando os exames, os signatários examinaram a churrasqueira, localizada no lado direito do recuo frontal do imóvel, e encontraram, numa bandeja metálica que estava sobre um balcão de granito, fios de cabelo, os quais foram coletados. Estes fios de cabelo não foram enviados para exames em virtude de não haver dúvida sobre a estada das vítimas naquele imóvel, de onde partiram para um passeio de lancha. Portanto, mesmo que o cabelo seja de uma das vítimas, não acrescentará elementos de significância para a elucidação do crime de que trata o I.P. nº 035/03.

Na região posterior esquerda do imóvel, havia uma casa de máquinas com gerador, poço e objetos diversos e, atrás desta, um depósito onde eram guardadas ferramentas

60 Pareceres IV

e materiais para pesca. Próximo ao depósito, sobre o solo, havia lotes de pedras próprias para piso, traves de madeira e resíduos de lixo (papéis, plástico etc.).

Ao adentrar no pavimento térreo do imóvel em questão, os Peritos observaram que os cômodos estavam arrumados.

Iniciando os procedimentos periciais pela sala, sendo esta minuciosamente investigada à procura de evidências que tivessem alguma relação com o fato, foi observado, em uma rede que se encontrava por trás do sofá posicionado junto à janela, fios de cabelo, sendo estes coletados. Foi coletada amostra de material de uma mancha pardo-avermelhada, existente no sofá situado à esquerda de quem adentra na sala, para detectar possível presença de sangue, porém dita amostra quando submetida ao teste de Adler-Ascarelli para pesquisa de sangue apresentou resultado NEGATIVO.

Prosseguindo com os exames, a Equipe Técnica examinou uma suíte, localizada ao lado da sala, bem como a cozinha, despensa e banheiro social, nada sendo encontrado de relevante à criminalística nestes ambientes e em seus móveis e utensílios.

Após examinar todo o pavimento térreo, os Peritos Criminais periciaram minuciosamente a sala e as seis suítes existentes no pavimento superior. A sala superior era ampla, estava arrumada, apresentava cinco (05) sofás dispostos em forma de retângulo, uma cristaleira, um rack para televisão, quadros, mesa de centro etc. Num canto desta sala, sobre o piso, foi observado um jarro e dentro deste um segmento de jornal apresentando mancha pardo-avermelhada semelhante a sangue. Dito vestígio foi coletado e enviado ao Instituto de Criminalística de São Paulo para exames de determinação da natureza e composição da mancha, cujo resultado segue em item próprio.

Na sala foi encontrado fio de cabelo por baixo da almofada do sofá verde, e outro fio de cabelo estava em um colchonete de uma das suítes, os quais foram recolhidos pelos Peritos, mas não foram enviados para exames por não se questionar a estada das vítimas neste imóvel.

Nas suítes não foram encontrados vestígios de relevância para a criminalística, apenas algumas manchas em colchões que apresentaram resultado NEGATIVO para sangue quando sobre elas foi aplicado LUMINOL, substância química que produz luminescência quando em contato com manchas de sangue, mesmo após o local ter sido lavado para remoção das referidas manchas. Vale ressaltar que o dito produto químico produz falso-positivos quando em contato com óxidos.

É importante referir que foi aplicado LUMINOL sobre o jarro, piso de vários cômodos, piso da escada e janela, onde se obtiveram resultados.

Foram procedidos exames em toda a área externa do imóvel, com a utilização de um detector de minas do Exército, no intuito de localizar materiais metálicos de interesse à criminalística, tais como: projéteis, estojos etc., porém a busca foi infrutífera, tendo sido encontrados apenas peças metálicas, tais como: parafusos, pregos, segmentos de arame etc. Para realização deste exame, o terreno foi dividido em faixas paralelas de um metro (1,0 m) de largura e foram efetuadas varreduras com o detector em todo o terreno.

B.2) Exames realizados na lancha do imóvel vizinho ao imóvel periciado, situado em Serrambi

A lancha de nome LIBERDADE se encontrava em bom estado de uso e era inscrita sob o número 221-013032-8 Recife – PE e foi periciada no jardim do imóvel situado no lote B-2, quadra 14, Serrambi – PE.

Nesta lancha foram encontrados fios de cabelo na proa e na popa, os quais foram coletados, porém não foram enviados a exames em virtude de o caseiro da residência onde dita lancha se encontrava, Sr. EJS, informar que as vítimas viajaram naquela embarcação com destino ao Pontal de Maracaípe, conduzidas por ele juntamente com outros jovens. Dito senhor informou ainda que, no final da tarde daquele dia, retornou a Maracaípe para apanhar os jovens e que as vítimas não voltaram com ele naquela embarcação.

B.3) Exames realizados no imóvel de Maracaípe

A Equipe Técnica iniciou os trabalhos em busca de vestígios na área externa do imóvel, não encontrando elementos relevantes. Em seguida, foram realizados exames na sala e cozinha, as quais se encontravam arrumadas e sem elementos de interesse pericial. Nos quartos, havia colchonetes sobre camas de alvenaria, os quais apresentavam manchas pardo-avermelhadas que foram submetidas a exames, sendo constatado o resultado NEGATIVO para sangue em todas as amostras.

III – CONSIDERAÇÕES TÉCNICAS

É importante mencionar que:

a) os imóveis só foram submetidos a exames há, aproximadamente, seis meses após os corpos das vítimas serem encontrados;

b) durante todo o período que antecedeu os exames periciais (seis meses), os imóveis em análise foram habitados normalmente sem que fossem isolados pela polícia;

c) o imóvel da praia de Serrambi estava inclusive reformando a coberta de piaçava, adjacente ao barzinho, e havia, na região posterior do terreno, um estoque de pedras próprias para piso que seriam utilizadas para substituir as lajotas da garagem e adjacências.

Dos fatos acima relatados, infere-se que a probabilidade de serem encontrados vestígios, relativos ao fato em análise, em locais totalmente violados, é diminuta.

IV – RESULTADOS DOS EXAMES REALIZADOS EM SÃO PAULO

O fragmento de jornal com impressões diversas em tinta preta, medindo 20,0 × 12,0 centímetros de comprimento total e largura máxima, respectivamente, coletado de dentro de um jarro azul que estava no lado esquerdo da sala do pavimento superior da casa de Serrambi, quando submetido a exames para verificar presença de sangue, apresentou resultado NEGATIVO, conforme laudo nº 02/130/60301/03 do

62 Pareceres IV

Núcleo de Biologia e Bioquímica do Instituto de Criminalística de São Paulo. Vale ressaltar que dito Laudo não faz comentário quanto à coloração da mancha observada no aludido fragmento de jornal.

Os segmentos de corda de nylon, coletados da área externa do imóvel de Serrambi, próximo ao local onde estava a lancha, foram submetidos a exames para confrontação com segmentos de corda coletados por Peritos do GOE, em perícia anterior, do local onde foram encontrados os corpos das vítimas e do interior do veículo Kombi de placas KAC 2082 – PE, e obteve-se a seguinte conclusão, conforme RA nº 1322/03 do Instituto de Criminalística de São Paulo: "Os resultados das análises físico-químicas indicam que todas as amostras encaminhadas poderão ter a mesma procedência de fabricação, por apresentarem espectros compatíveis, decorrentes de mistura de componentes de mesma natureza química. Foram observadas variações em relação à concentração dos pigmentos presentes nas amostras, e, de acordo com o anteriormente citado, estas variações são atribuídas à degradação por exposição à luz. Cada uma das amostras analisadas encontrava-se em um estágio diferente de degradação de cor, sendo que as de estágios mais avançados são as amostras colhidas no local em que foram encontrados os corpos.

As duas amostras recolhidas da lancha, próximo à casa de Serrambi, quando confrontadas com o segmento de corda recolhido junto aos corpos apresentaram, no exame morfológico, características distintas, uma vez que esta última é constituída por um conjunto de duas cordas, cada uma delas com quatro meadas de fios de nylon, de cor azul, enrolados, enquanto as da lancha são constituídas por três meadas de fios cada uma. Assim, fica excluída a possibilidade de as amostras da lancha e do local dos corpos terem feito parte de um mesmo pedaço de corda.

Em relação ao conjunto de quarenta e oito fios encontrados na Kombi, apenas um deles apresentou gota decorrente de aquecimento, semelhante àquelas observadas nos materiais coletados no local. Entretanto, não foram encontrados outros elementos que pudessem relacioná-los de forma decisória, includente ou excludente, aos encontrados no local."

Os resultados dos exames realizados no Instituto de Criminalística de São Paulo seguem, na íntegra, anexos a este laudo.

V – CONCLUSÃO

Em face dos exames procedidos e de tudo quanto foi exposto no corpo deste Laudo, os por ele responsáveis concluem que:

A) em datas já mencionadas, foram realizados exames no imóvel situado na Avenida Ponta Negra, 500, Praia de Serrambi, Ipojuca – PE, e, no imóvel situado na rua principal de Maracaípe, em frente ao terreno do governador, na praia de Maracaípe, Ipojuca – PE;

B) as manchas pardo-avermelhadas, observadas no interior das residências, bem como em móveis e utensílios, quando submetidas a exames para pesquisa de sangue, obtiveram resultados NEGATIVOS, assim como o fragmento de jornal, encontrado dentro de um jarro na casa de Serrambi e submetido a exames em São Paulo;

C) quanto aos segmentos de corda de nylon, de cor azul, coletados próximos à lancha, ao serem submetidos à confrontação com amostras de cordas coletadas pelos peritos do GOE, ficou excluída a possibilidade de terem feito parte de um mesmo pedaço de corda, conforme exames realizados em São Paulo;

D) não foram encontrados elementos que pudessem relacionar, de forma decisória, os segmentos de corda de nylon, de cor azul, coletados próximos à lancha, com os segmentos de corda de nylon, coletados por peritos do GOE da Kombi de placas KAC 2082 – PE.

E) finalmente, não foram encontrados indícios que relacionassem os imóveis periciados com o fato referente ao I.P. nº 035/03.

VI – ENCERRAMENTO

Os Peritos CCA, ECL, RCO e SMP elaboraram o presente Laudo que se encontra digitado no anverso de oito (08) páginas tamanho oficial a encimar o timbre do Estado de Pernambuco."

7.4 – Exame nas Kombis de Placas KAC 2082 e KAR 3016

"PERÍCIA EM VEÍCULOS

I – HISTÓRICO

Aos onze dias, do mês de novembro, do ano de dois mil e três (11/11/2003), a Exma. Srª Drª Ildete Veríssimo de Lima, MM. Juíza de direito da comarca de Ipojuca – PE, requisitou ao Diretor da Polícia Científica do Estado de Pernambuco os Peritos Criminais CCA e SMP para realizarem perícias referentes ao I.P. nº 035/03. Por solicitação destes Peritos, a MM. Juíza requisitou também os Peritos Criminais ECL, MSV e RCO.

Às vinte horas (20 h), do dia dezenove, e às quatorze horas e trinta minutos (14 h:30 min), do dia vinte, do mês de novembro, do ano de dois mil e três (19 e 20/11/2003), a Equipe Técnica procedeu aos exames periciais, nos veículos apreendidos e apresentados pela autoridade policial responsável pelo caso, encerrando os trabalhos periciais do dia dezenove às vinte e uma horas (21 h), e os do dia vinte, às quinze horas e vinte minutos (15 h:20 min) do mesmo dia.

II – DOS VEÍCULOS EXAMINADOS

Tratava-se de dois veículos automotores da marca Volkswagen, cor branca, modelo Kombi, versão obsoleta, que difere basicamente da versão atual pela configuração e altura relativamente inferior do teto, pelo acesso ao compartimento posterior de passageiros e cargas, que nestes veículos são equipados com duas portas basculantes que abrem para fora, e pelas formas e dimensões dos vidros, que inclusive eram todos transparentes. Para simplificar, os veículos serão neste laudo denominados V-1 e V-2.

O veículo, aqui denominado V-1, apresentava as seguintes características específicas:
Marca: Volkswagen
Tipo: Kombi
Ano de fabricação/modelo: 1996
Cor predominante: branca
Placas de matrícula: KAC 2082 Ipojuca – PE
Categoria: particular
Impressões lítero-numéricas: 9BWZZZ231TP000620
Combustível: gasolina.
Vale salientar que a perícia foi realizada estando este primeiro veículo (V-1) apoiado sobre a plataforma do caminhão guincho da Polícia Civil e que não foram fornecidos aos Peritos Criminais o CRLV e as chaves do mesmo, não sendo possível portanto o acionamento do motor e os exames associados, especificamente quanto à condição funcional do motor e avaliação do nível de ruído. Dito veículo estava com suas portas fechadas e destravadas, com lacres de papel impressos com o logotipo do Instituto de Criminalística de Pernambuco.

Posteriormente, os trabalhos se concentraram no veículo, aqui denominado V-2, estacionado em um terreno localizado em frente à Delegacia do Cabo de Santo Agostinho, que, conforme o documento CRLV fornecido, apresentava as seguintes características específicas:
Marca: Volkswagen
Tipo: Kombi
Ano de fabricação/modelo: 1994
Cor predominante: branca
Placas de matrícula: KAR 3016 – Caturité – PB
Categoria: aluguel
Impressões lítero-numéricas: 9BWZZZ272DP024497
Combustível: gasolina
Proprietário: JMV.
Após os exames periciais, os veículos, bem como o CRLV e a chave da Kombi de placas KAR 3016 – PB foram entregues à Delegada Lenise Valentim.

O número de identificação de ambos os veículos (NIV ou nº do chassi) apresenta-vam os padrões de originalidade do fabricante.(...)

III – RESULTADOS DOS EXAMES PILOSCÓPICOS REALIZADOS NO INSTITUTO DE MEDICINA LEGAL DE SÃO PAULO

A metodologia empregada pelo Núcleo de Antropologia do Instituto de Medicina Legal de São Paulo consiste na descrição morfológica e morfométrica de materiais com suspeita de se tratarem de pêlos/cabelos, e no estudo comparativo entre estes materiais e amostras de origem conhecida. O polimorfismo dos pêlos e cabelos em um mesmo indivíduo associado às limitações de tal metodologia não permitem inferir conclusões quanto à sua origem. Ademais, fatores como tempo decorrido e contaminação das amostras não permitem análises conclusivas pela metodologia empregada.

O Laudo Piloscópico nº 38/03 não comparou as amostras com os cabelos retirados das exumações, e concluiu que:

1. A totalidade do material encaminhado e analisado trata-se de cabelos da espécie humana.

2. Os fios de cabelos que compõem as amostras analisadas apresentam grande variação de características qualitativas e quantitativas.

3. Alguns dos cabelos constantes da amostra B (cabelos de ME coletados no local – GOE) apresentam alteração brusca de tonalidade, sugestiva de tingimento artificial. Cabelos com características semelhantes foram encontrados nas amostras D (coletados no short de ME – GOE), F (coletados na Kombi KAC 2082 – Ipojuca – PE pelo GOE), L e N (T local – GOE), porém não se pode afirmar que pertençam à mesma pessoa.

4. Os cabelos colhidos de A, V e M (amostra J, O e P) não possuem peculiaridades que permitam extrair conclusões da sua comparação com cabelos das outras amostras.

O Laudo Piloscópico nº 13/04 é complementar ao Laudo Piloscópico nº 38/03 e comparou as amostras dos cabelos retirados das exumações com as amostras identificadas de A a R, concluindo que:

1. As amostras coletadas pelos signatários do presente laudo apresentaram os seguintes resultados:

Amostra Q – Kombi KAC 2082 – Ipojuca – PE: Discordâncias de características quantitativas com relação aos cabelos da exumação de MED e discordâncias de características qualitativas com relação aos cabelos da exumação de T.

Amostra R – Kombi KAR 3216 – Caturité – PB: Discordâncias de características qualitativas e quantitativas com relação aos cabelos das exumações de ME e de T.

2. As amostras coletadas pelo GOE, as quais já haviam sido analisadas pelo laboratório do Instituto de Criminalística de Pernambuco, apresentaram os seguintes resultados:

66 Pareceres IV

2.1. Comparação com os cabelos da exumação de ME:

Concordância de características qualitativas e quantitativas com os fios de cabelos das amostras B (cabelo de ME do local), D (short de ME), E (escova de ME), F (Kombi – fios 7, 9 e 11), G (pneu estepe da Kombi – fio 3), I (fibras sintéticas – fio 1), L (cabelo de T do local – fios 3 e 4) e N (cabelo de T do local).

Discordância de características qualitativas com os fios de cabelos das amostras C (pneu da Kombi), F (Kombi – fios 1, 2, 3, 4, 5, 6, 8, 10, 12 e 13), G (pneu estepe da Kombi – fios 1 e 2), I (fibras sintéticas – fios 2 e 3), K (colchão de T), L (cabelo de T do local – fios 1 e 2) e M (colchão de T).

Discordância de características qualitativas e quantitativas com os fios de cabelos da amostra H (pano de prato).

2.2. Comparação com os cabelos da exumação de T:

Concordância de características qualitativas e quantitativas com os fios de cabelos das amostras C (pneu da Kombi), I (fibras sintéticas – fio 3), K (colchão de T), L (cabelo de T do local – fio 2) e M (colchão de T – fios 1, 2, 3 e 4).

Concordância de características qualitativas com os fios de cabelos da amostra F (Kombi – fios 1, 2, 3, 4, 5, 6 e 10).

Discordância de características qualitativas com os fios de cabelos das amostras D (short de ME), E (escova de ME), F (Kombi – fios 7, 8, 9, 11, 12 e 13), G (pneu estepe da Kombi), I (fibras sintéticas – fios 1 e 2), L (cabelo de T do local – fios 1, 3 e 4), M (colchão de T – fio 5) e N (cabelo de T do local).

Discordância de características qualitativas e quantitativas com os fios de cabelos das amostras B (cabelo de MED do local) e H (pano de prato).

O resultado da metodologia empregada neste exame piloscópico permite concluir que a discordância de características qualitativas e quantitativas exclui a possibilidade de a amostra comparada ter a mesma origem da amostra padrão. Quando o resultado apresenta concordância de características qualitativas e/ou quantitativas, a possibilidade de a amostra comparada ter a mesma origem da amostra padrão não está excluída.

IV – CONCLUSÃO

Em face dos exames realizados e de tudo quanto foi exposto no corpo de Laudo, os Peritos signatários concluem que:

A) em data e local já mencionados, foram realizadas Perícias nos veículos de placas KAC 2082 – Ipojuca – PE e KAR 3016 – Caturité – PB;

B) o veículo Volkswagen/Kombi de placas KAC 2082 – Ipojuca – PE era um modelo obsoleto, que possuía precárias condições de uso e conservação, aparentemente em condições precárias de trafegabilidade, apresentando aspecto externo e peculia-

ridades decorativas que reúnem diversas características para ser um veículo de fácil reconhecimento;

C) nas condições em que foi apresentado, o mesmo veículo só possibilitava condição de utilização normal para o condutor, pois não possuía bancos para passageiros;

D) o veículo Volkswagen/Kombi de placas KAR 3016 – Caturité – PB também era modelo obsoleto, porém possuía uma condição de uso e conservação regular, não apresentando características externas diferenciadas de veículos semelhantes;

E) os Peritos evidenciaram manchas pardas existentes nos interiores dos veículos, porém os exames realizados nas mesmas resultaram negativamente para sangue nos testes com Luminol e Adler-Ascarelli;

F) as amostras coletadas pelos peritos signatários deste laudo no interior do veículo Kombi de placas KAC 2082 – Ipojuca – PE apresentaram discordâncias de características quantitativas com relação aos cabelos da exumação de ME e discordâncias de características qualitativas com relação aos cabelos da exumação de T;

G) as amostras coletadas pelos peritos signatários deste laudo no interior do veículo Kombi de placas KAR 3016 – Caturité – PB apresentaram discordâncias de características qualitativas e quantitativas com relação aos cabelos das exumações de ME e T;

H) o resultado das comparações dos fios de cabelos coletados pelo GOE com os cabelos das exumações apresentou concordância de características qualitativas e/ou quantitativas em algumas amostras, o que não significa que a amostra comparada tenha necessariamente a mesma origem da amostra padrão;

I) os Peritos não encontraram elementos materiais suficientes que relacionassem os veículos com as vítimas, os acusados, o local em que foram encontrados os corpos ou com o local onde as vítimas teriam sido vistas com vida pela última vez."

7.5 – Exame nas Vestes das Vítimas

"LAUDO Nº 02/130/60301/03", realizado pelo Núcleo de Biologia e Bioquímica do Instituto de Criminalística, de São Paulo.

*"**Natureza do Exame**: EXAME EM PEÇA*

(...) (ACOMPANHAM PEÇAS) 06 FRAGMENTOS DE TECIDO, 01 VESTIDO, 02 SHORTS, 01 CAMISETA, 01 PANO DE PRATO, 01 FLANELA, 01 FRAGMENTO DE PAPELÃO, 01 FRAGMENTO DE JORNAL

(...) I – OBJETIVO DA PERÍCIA

*"Verificar presença de **sangue** e **sêmen** nas vestimentas"*

(...) II – DOS EXAMES

*Foram realizados exames da competência deste Núcleo de Biologia e Bioquímica relativos a **sangue** e pesquisa de **líquido seminal,** descritos a seguir:*

IIA – SANGUE

Todas as peças recortadas nas regiões suspeitas foram submetidas aos ensaios genéricos de orientação para sangue, pelos métodos de Adler e Kastle-Meyer, obten-

68 Pareceres IV

*do-se resultados **positivos**, apenas para o **fragmento de papelão**, descrito como item I, bem como para o **vestido** descrito como item B. Tais ensaios resultaram negativos para as demais peças. Ensaio específico para proteína humana, pelos métodos Sulton, Vacher e Colaboradores, ficou prejudicado em face da exigüidade do sangue, para o papelão. O mesmo ensaio ficou prejudicado para o vestido, em face da diluição do sangue na peça, ocasionando concentração insuficiente para um resultado confiável, aliado ao fato da possível degradação da proteína humana por agentes químicos e/ou físicos a que tenha sido submetido o referido traje.*

IIB) ENSAIO PARA LÍQUIDO SEMINAL

*As manchas suspeitas das peças descritas foram recortadas e as amostras obtidas foram submetidas aos ensaios genéricos de orientação e de certeza para líquido seminal, obtendo-se resultados **negativos**, para todas as peças."*

Dra. RGS – Perita Criminal
Dra. MAA – Perita Criminal
Dra. SDT – Perita Criminal

7.6 – Exame em Amostras de Solo

"Laudo", *realizado pelo Instituto de Criminalística de São Paulo.*

"(...) I – OBJETIVO DA PERÍCIA

*(...) 4.1. Comparar as amostras L1, L6, L10 e L12 (segmentos de tecido coletados no local onde foram encontrados os corpos), com as **amostras de solo** solicitadas **do local e da Kombi,** quanto às **impregnações de materiais orgânicos e inorgânicos.***

*(...) Primeiramente, as **amostras de solo** coletadas no local do crime e aquelas obtidas dos tecidos no local onde foram encontrados os corpos foram secas para facilitar o manuseio. Posteriormente, foram examinadas sob lupas de bancadas de aumentos variáveis até 63 vezes com a finalidade de identificar a presença de substâncias atípicas daquelas que compõem os solos e que, se encontradas, se prestariam para confronto. (...)*

II – CONCLUSÃO

No exame físico realizado nas amostras identificadas como tendo sido coletadas no local do crime, não foram encontradas substâncias atípicas, ou seja, de composição muito diferente das normalmente encontradas no solo, que se prestassem para confronto, com as amostras identificadas como "Indícios do local do crime". A separação granulométrica das amostras revelou grãos predominantemente arenosos, similares àqueles presentes na amostra "Vestígios coletados na Kombi".

Dra. LLS – Perita Criminal
Dr. CEP – Perito Criminal

7.7 – Exame em Cordas de Nylon (Fios Sintéticos)

"RELATÓRIO DE ANÁLISE – R. A. nº 1322/2003 – NÚCLEO DE QUÍMICA",
do Instituto de Criminalística, de São Paulo.
(...) OBJETO DA ANÁLISE: Quatro amostras de fios sintéticos.
(...) DO MATERIAL ENCAMINHADO AO NÚCLEO DE QUÍMICA
Quatro amostras constituídas por fios sintéticos, a seguir relacionados:
1 – Amostra identificada como "segmentos de fibras sintéticas de cor azul – Amostra coletada na Kombi";
2 – Dois segmentos de corda de fibras sintéticas, identificadas como "Próximo à lancha";
3 – Segmentos de fibras sintéticas identificadas como "Mostras de fibras sintéticas – local – Confronto – caso 1110.1/03";
4 – Amostras de corda de fios sintéticos identificados como: "fragmentos de corda de nylon cor azul – local onde foram encontrados os corpos".

(...) IIA – Resultados das Análises Físico-químicas
1 – Espectroscopia do Infravermelho
Através da espectroscopia do infravermelho, analisando-se os resultados obtidos conclui-se que todas as amostras (1, 2, 3 e 4) são constituídas pelo mesmo tipo de nylon, conhecido como "nylon 6-6", comumente utilizado na fabricação de cordas.
2 – Espectroscopia Eletrônica
Analisando-se os espectros eletrônicos obtidos, os resultados indicaram que todas as amostras (1, 2, 3 e 4) possuem em suas composições a mistura de dois pigmentos de cor azul (não identificados), presentes em diferentes concentrações, diferenças estas provavelmente decorrentes da degradação produzida principalmente pela exposição à luz.
A atribuição de degradação de cor por ação da incidência de luz torna-se evidente, quando um mesmo fio, analisado em diferentes regiões, apresenta espectros eletrônicos com perfis diferentes.

III – CONCLUSÕES

Os resultados das análises físico-químicas indicam que todas as amostras encaminhadas poderão ter a mesma procedência de fabricação, por apresentarem espectros compatíveis, decorrentes de mistura de componentes da mesma natureza química. Foram observadas variações em relação à concentração dos pigmentos presentes nas amostras, e, de acordo com o anteriormente citado, estas variações são atribuídas à degradação por exposição à luz. Cada uma das amostras analisadas encontrava-se em um estágio diferente de degradação de cor, sendo que os de estágios mais avançados são as amostras colhidas no local em que foram encontrados os corpos.

70 Pareceres IV

As duas amostras recolhidas (Lancha), próximo à casa de Serrambi (amostra nº 2), quando confrontadas com o segmento de corda recolhido junto aos corpos (amostra nº 4), apresentaram no exame morfológico características distintas, uma vez que esta última é constituída por um conjunto de duas cordas, cada uma delas com quatro meadas de fios de nylon, de cor azul, enrolados, enquanto as da Lancha são constituídas por três meadas de fios cada uma. Assim, fica excluída a possibilidade de as amostras nº 2 (amostras da Lancha) e nº 4 (segmento de corda do local) terem feito parte de um mesmo pedaço de corda.

Em relação ao conjunto de quarenta e oito fios encontrados na Kombi (amostra nº 1), apenas um deles apresentou gota decorrente de aquecimento, semelhante àquelas observadas nos materiais coletados no local. Entretanto, não foram encontrados outros elementos que pudessem relacioná-los de forma decisória, includente ou excludente, aos encontrados no local."

RCPB – Perito Criminal

CPC – Perito Criminal

7.8 – Exame em Cabelos

"LAUDO PILOSCÓPICO Nº 38/03", realizado pelo Núcleo de Antropologia do Instituto Médico Legal, de São Paulo.

"1 – HISTÓRICO: É solicitado exame papiloscópico do material encaminhado, sendo omisso quanto à natureza da ocorrência, assim como a datas e às circunstâncias de coleta das amostras.

2 – DESCRIÇÃO: Recebemos para exame, em um envelope pardo lacerado da Universidade de Pernambuco, vários envelopes plásticos identificados como:

A. *Escovas de cabelo de ME;*

B. *Lâminas com fios de cabelo de ME coletados no local;*

C. *Lâminas com fios de cabelo coletados no pneu da Kombi 1-4;*

D. *Fios de cabelo coletados no short de ME;*

E. *3 lâminas com fios de cabelo retirados da escova de ME;*

F. *Lâminas com fios de cabelo coletados na Kombi 1-5, 6-9, 10-13;*

G. *Lâmina com fios de cabelo coletados no pneu estepe da Kombi;*

H. *1 lâmina com fios de cabelo retirados do pano de prato;*

I. *3 lâminas com fibras sintéticas — local;*

J. *3 lâminas com cabelos de A (amante);*

K. *3 lâminas com fios de cabelo coletados no colchão de T;*

L. *4 lâminas com fios de cabelo de T — local;*

M. *Fios de cabelo coletados no colchão de T;*

N. *4 lâminas com fios de cabelo de T — local;*

O. *Fios de cabelo V;*
P. *Cabelo do couro cabeludo do M – 20/03/03;*
Q. *Cabelos coletados em 20/11/03 do veículo;*
R. *Cabelos coletados na Kombi KAR 3016 – PB – 20/11/03.(...)*

3 – DISCUSSÃO: *(...)*
3.3 – *As qualidades das amostras coletadas em locais, veículos, objetos de uso pessoal estão sujeitas a fatores como tempo decorrido entre o fato e a coleta, acesso de múltiplas pessoas no decorrer do tempo, não preservação das fontes das amostras por atividades cotidianas etc., resultando em amostras altamente "contaminadas" que, associados ao exposto no item anterior, não permitem análises conclusivas pela metodologia empregada.*

4 – CONCLUSÃO: *Do visto e exposto, pudemos concluir que: 4.1 – A tonalidade do material encaminhado e analisado tratava-se de cabelos da espécie humana, não tendo sido identificado qualquer pêlo de origem animal; 4.2 – O material relacionado no item I, como sendo de fibras sintéticas, revelou tratar-se de cabelos humanos; 4.3 – Os fios de cabelo que compõem as amostras analisadas apresentam grande variação de características, qualitativas e quantitativas; 4.4 – Alguns dos cabelos constantes da amostra B apresentam alteração brusca de tonalidade sugestiva de tingimento artificial. Cabelos com características semelhantes foram encontrados nas amostras D, F, L e N, que, pelos motivos expostos nos itens 3.2 e 3.3, não permitem afirmar que pertencem à mesma pessoa; 4.5 – Os cabelos colhidos de A, V e M (amostras J, O e P) não possuem peculiaridades que permitam extrair conclusões da sua comparação com cabelos das outras amostras ..."*
Dra. GAMR – Perita Criminal
Dr. DRM – Médico-legista

7.9 – Exame nos Projéteis e Estojo

"LAUDO PERICIAL Nº 02/140/60300/2003", do Instituto de Criminalística Perito Criminal Dr. Octávio Eduardo de Brito Alvarenga, de São Paulo.
*"(...) **Da(s) Peça(s) e dos Exames:***
Aqui vieram ter:
*1 – **Projétil A** – Um projétil semi-encamisado, do tipo expansivo, com deformação na porção anterior..., foi dado como encontrado no local em que foram localizados os corpos das duas vítimas, ... Em sua superfície cilíndrica, são visíveis 05 impressões de raias dextrógiras,... Possui massa de 9,53 gramas, 15,5 mm de comprimento total e seu diâmetro, medido na base, é de 9,0 mm. Apresenta características daqueles utilizados em munição do calibre .38 ou compatível...*

2 – Projétil B – *Um projétil de chumbo sobremaneira deformado, tendo sido retirado do crânio de ME, ... Em sua superfície cilíndrica remanescente, observam-se partes de duas impressões de raias dextrógiras, distorcidas e avariadas. Possui massa de 9,37 gramas e 17,7 mm de comprimento total. Apresenta características daqueles utilizados em munição do calibre .38 ou compatível...*

3 – Projétil L14 – *Um projétil semi-encamisado do tipo expansivo, com deformação na região anterior..., foi encontrado no dia 20/11/2003, recolhido no local onde foram encontrados os corpos das vítimas. Nele são visíveis 05 impressões de raias dextrógiras, ... Possui massa de 9,86 gramas, 19,1 mm de comprimento total e seu diâmetro, medido na base, é de 9,0 mm. Apresenta características daqueles utilizados em munição do calibre .38 ou compatível...*

4 – Estojo L09 – *Um estojo vazio de metal amarelo, com sua espoleta detonada, portador da marca e de calibre CBC 40 S&W, ... encontrado no dia 20/11/2003, recolhido no local onde foram encontrados os corpos das vítimas, ... (...)*

Através do exame de largura, profundidade e ângulo de inclinação dos ressaltos e dos cavados, determinar, se possível, a marca da arma que expeliu ditos projéteis.

Resposta – *Conforme o anteriormente citado, tendo em vista as deformações dos projéteis encaminhados para exame, não foi possível a mensuração através do projetor de perfil. Cumpre salientar que, mesmo com a determinação destas medidas, seria improvável definir, com precisão, marca específica de arma, tendo em vista não existir banco de dados completo, em relação a armas existentes, mormente as de fabricação nacional. Esclarecemos, ainda, que tudo indica que todos os projéteis foram disparados por uma arma do tipo revólver, de calibre .38 ou compatível, com cano provido internamente por cinco raias dextrógiras.*

Exame microcomparativo entre os três projéteis, para determinar se foram ou não expelidos por um mesmo cano de arma de fogo – Para a realização do exame solicitado, os projéteis incriminados passaram por profunda e delicada limpeza, na tentativa de remover as impurezas e oxidação existentes e, a seguir, foram analisados, minuciosamente e alternadamente, no Microscópio Comparador, tendo-se verificado:

1 – Que as avarias e deformações existentes no projétil B alteraram e extinguiram a grande maioria de suas características individualizadoras, impedindo uma resposta categórica, no presente caso.

2 – Com relação ao Projétil A e ao Projétil L04, observamos concordâncias entre eles, tanto nos elementos de ordem genérica (profundidade, largura e distância entre as impressões de raias), como nos elementos de ordem específica, representados pelos estriamentos finos, que como se sabe são individualizadores neste tipo específico de exame. Sendo assim, concluiu-se que estes dois projéteis foram disparados pelo cano de uma única e mesma arma de fogo... (...)

Exame do estojo L09 para identificar as substâncias nele impregnadas, descrevendo suas características, determinando seu calibre e possível arma que o percutiu.

Resposta – *Os materiais coletados foram encaminhados ao Núcleo de Física, que fornecerá relatório à parte. Com relação ao tipo de arma que teria percutido sua espoleta, por suas próprias características e marca, sua espoleta foi percutida pelo pino percutor de uma arma semi-automática ou automática, de calibre nominal .40."*

Dra. Sônia Bocamino Viebig – Perita Criminal
Dr. Nelson Correia S. Junior – Perito Criminal

7.10 – Perícia Balística – IP-035/2003

"CASO DE SERRAMBI

I – HISTÓRICO

I.1 – DA SOLICITAÇÃO
CHEGADA: *Às quinze horas e trinta minutos (15 h:30 min), do dia cinco (05) do mês de junho (06), do ano de dois mil e três (2003).*
AUTORIDADE REQUISITANTE: *Dra. Ildete Veríssimo de Lima – Juíza de Direito*

I.2 – DO CASO
Nº DO CASO: *I.P. 2.035/2003 – Serrambi*
NATUREZA DA PERÍCIA: *Armas de Fogo – Eficiência*
PERITOS RESPONSÁVEIS: *SMP e ECL*

II – MATERIAL RECEBIDO

Juntamente com ofício que deu origem à Perícia aqui relatada, os Peritos receberam:

II.1 – ARMA DE FOGO
TIPO: *Pistola*
MARCA: *Taurus Modelo PT 101 AF*
CALIBRE: *.40 S&W*
NUMERAÇÃO DE SÉRIE: *STI 70515*
PERCUSSÃO: *intrínseca indireta*
CORONHA: *em placas de plástico preto, ambas com logomarca Taurus*
CANO: *de alma raiada, medindo 12,5 cm de comprimento*
ACABAMENTO: *oxidado.*

Acompanha a presente arma um carregador próprio para a mesma. Exibe grava-ção de tombamento PC/PE – 016.

II.2 – ARMA DE FOGO
TIPO: Pistola
MARCA: Taurus Modelo PT 940
CALIBRE: .40 S&W
NUMERAÇÃO DE SÉRIE: SUA 17480
PERCUSSÃO: intrínseca indireta
CORONHA: em placas de plástico preto, ambas com logomarca Taurus
CANO: de alma raiada, medindo 9,6 cm de comprimento
ACABAMENTO: oxidado; cano e câmara em aço.
Acompanha a presente arma um carregador próprio para a mesma, com prolon-gador. Exibe gravação de tombamento PC/PE – 963.

II.3 – ARMA DE FOGO
TIPO: Pistola
MARCA: Taurus Modelo PT 940
CALIBRE: .40 S&W
NUMERAÇÃO DE SÉRIE: SUA 17481
PERCUSSÃO: intrínseca indireta
CORONHA: em placas de plástico preto, ambas com logomarca Taurus
CANO: de alma raiada, medindo 9,6 cm de comprimento
ACABAMENTO: oxidado.
Acompanha a presente arma um carregador próprio para a mesma. Exibe grava-ção de tombamento PC/PE – 957.
Cada arma acima citada é acompanha de dez cartuchos utilizados pelos peritos.

II.4 – ESTOJO
Os Peritos submeteram o estojo de cartucho calibre .40 referente ao IP-035, deno-minado estojo L9, a exame de microcomparação balística com as armas acima, que será adiante descrito.

III – EXAMES PERICIAIS

Os Peritos submeteram o material recebido aos exames periciais cabíveis, deven-do ressaltar:

III.1 – EXAMES DE LABORATÓRIO
Foi coletado material do interior do cano das armas de que se trata, para pesquisa de nitrito, tendo o resultado sido positivo. Esse resultado indica que com as referidas

armas foi(ram) realizado(s) tiro(s) antes de as mesmas chegarem a este Instituto para exames, não se podendo precisar, no entanto, quanto à recenticidade ou não da realização desse(s) tiro(s).

III.2 – TESTE DE FUNCIONAMENTO DA ARMA DE FOGO

As armas de que se trata foram objeto de disparos neste Instituto, apresentando-se em condições de funcionamento, efetuando tiros tanto em ação simples como em ação dupla, estando em boas condições de funcionamento os seus sistemas de alimentação e extração.

Vale salientar que os peritos coletaram os estojos dos cartuchos utilizados nos disparos com as armas em tela, para servirem de padrões no exame do estojo L9 já referido.

III.3 – EXAME DE MICROCOMPARAÇÃO BALÍSTICA

Os peritos submeteram o estojo L9 a exame de microcomparação balística com os padrões produzidos com as armas em questão, podendo constatar microelementos individualizadores convergentes entre este estojo e os padrões da pistola SUA 17480, indicativos de ter o estojo L9 a cápsula de espoletamento percutida e deflagrada pelo percutor desta arma.

IV – CONCLUSÕES

Em face dos exames realizados e de tudo que foi exposto no corpo deste laudo, os Peritos responsáveis pelo mesmo concluem que:

IV.1 – as armas de fogo periciadas são:
– Pistola Taurus PT 101 AF e calibre .40, de número de série STI 70515;
– Pistola Taurus PT 940 calibre .40, de número de série SUA 17480;
– Pistola Taurus PT 940 calibre .40, de número de série SUA 17481;
IV.2 – as armas em questão exibiam, quando dos exames periciais, o seu mecanismo de disparo em condições de funcionamento, efetuando tiros;
IV.3 – com as armas de que se trata, foi(ram) realizado(s) tiro(s), antes de as mesmas chegarem a este Instituto para exames, não se podendo precisar, no entanto, quanto ao tempo transcorrido desde a realização desse(s) tiro(s);
IV.4 – o estojo L9 (calibre .40) referente ao IP-035/2003 teve a sua cápsula de espoletamento percutida e deflagrada pelo percutor da Pistola Taurus SUA 17480 de que trata este laudo.

V – ENCERRAMENTO

Eu, SMP, Perito Criminal deste Instituto de Criminalística Prof. Armando Samico, redigi e digitei o presente Laudo de Perícia Balística, no anverso de cinco (05) folhas

76 Pareceres IV

de papel tamanho oficial (um original e uma cópia), ostentando a logomarca do Estado de Pernambuco a encimar o timbre da Secretaria de Defesa Social.

E, por se encontrar inteiramente de acordo com o teor do presente laudo, assina-o conjuntamente o Perito Criminal Dr. ECL.

Dr. SMP
1º - Perito Criminal – Relator
Dr. ECL
2º - Perito Criminal – Revisor
SDS – DIPOC – ICPAS/PE
Em Recife, 29 de julho de 2003"

7.11 – "LAUDO PERICIAL Nº 02/110/60.302/2003", do Núcleo de Química do Instituto de Criminalística de São Paulo

"(...) Natureza do exame: exame químico.

(...) OBJETIVO DA PERÍCIA:

Consoante os termos da requisição de exame, o objetivo da presente perícia consiste em "vestido alaranjado, dado como pertencente a T, pesquisa de chumbo nos orifícios do mesmo e exame balístico dos seguintes materiais: 1) Fragmento metálico encontrado no crânio de T; 2) Metacarpo fraturado/TGM – pesquisa de chumbo; 3) Fragmento de chumbo retirado de dentro do crânio de ME; 4) Material osso de ME p/ chumbo."

(...) 2. Exame por Microscopia Eletrônica de Varredura – MEV:

As peças descritas no subitem B1 ("Fragmento metálico encontrado no crânio de T") e subitem B3 ("T Metacarpo Fraturado – Residuográfico") foram analisadas por microscopia eletrônica de varredura, com a finalidade de preservação das amostras, visto esta técnica não ser destrutiva. Estas análises foram realizadas sem ônus para o Estado, na presença dos peritos do IC, no Instituto da USP (IAG–USP) e no Laboratório Nacional de Luz Síncronton (CNPq/Ministério da Ciência e Tecnologia).

2.1 Referente à análise do subitem B1 ("Fragmento metálico encontrado no crânio de T") – Foi observada, na camada de revestimento externa, região de intenso brilho, da amostra, a presença do elemento químico níquel e, no seu interior, a presença dos seguintes elementos químicos: sódio (Na), alumínio (Al), enxofre (S), cloro (Cl) e cálcio (Ca) ... .

2.2 A análise do subitem B3 ("T Metacarpo Fraturado – Residuográfico") – Quando dos exames, os fragmentos foram denominados de "osso 1" (coloração clara) e "osso 2" (coloração escura).

2.2.a. Referente à análise do "OSSO 1" (COLORAÇÃO CLARA) – Inicialmente, mapearam-se, nas proximidades da fratura, através de imagens eletrônicas, regiões

de intenso brilho, posteriormente analisadas, identificando-se a presença do elemento químico Cobre (Cu)... .

2.2.b. Referente à análise do "OSSO 2" (COLORAÇÃO ESCURA) – Inicialmente, mapearam-se, nas proximidades da fratura, através de imagens eletrônicas, regiões de intenso brilho, posteriormente analisadas, identificando-se a presença do elemento químico Chumbo (Pb) ... .

DA CONCLUSÃO:

Baseados nos dos exames, os peritos podem concluir o seguinte:

(...) item B:

- *subitem B1 ("Fragmento metálico de T"):*
  - *superfície externa: presença do elemento químico Níquel (Ni), (...)*
  - *porção interna: presença dos seguintes elementos químicos: sódio (Na), alumínio (Al), enxofre (S), cloro (Cl) e cálcio (Ca). (...)*

Segundo os resultados conseguidos através da microanálise e o estudo da morfologia das peças, as características destas peças diferem das normalmente usadas em munições próprias para arma de fogo. (...)

- *subitem B3 ("T Metacarpo Fraturado – Residuográfico) composto de:*
  - *"osso 1" (coloração clara): foi identificada a presença do elemento químico Cobre (Cu) (...)*
  - *"osso 2" (coloração escura): foi identificada a presença do elemento químico Chumbo (Pb) (...)*

Cumpre salientar que os elementos químicos Cobre (Cu) e Chumbo (Pb), encontrados nos fragmentos de substâncias semelhantes a ossos 1 e 2, são comumente encontrados em munições de armas de fogo."

7.12 – Reprodução Simulada

"REPRODUÇÃO SIMULADA REFERENTE AO I.P. 035/03 – PORTO DE GALINHAS – PE

I – HISTÓRICO

A Juíza de Direito Dra. Ildete Veríssimo de Lima, do Fórum Tomáz de Aquino Cirillo Wanderley, Comarca de Ipojuca – PE, designou os Peritos Criminais do Instituto de Criminalística Profº Armando Samico, CCA, ECL, RCO e SMP, para procederem à perícia de Reprodução Simulada relativa ao I.P. 035/2003.

*No dia dezenove de novembro de dois mil e três (19/11/2003), a Equipe Técnica se deslocou à sede da Promotoria de Ipojuca, chegando àquele local às dezesseis horas (16:00 h), para proceder às ouvidas das testemunhas **RMS** e **ABS**, e posteriormente realizar as Reproduções Simuladas dos fatos através de encenações, conforme as* suas narrações, encerrando os trabalhos às vinte horas e trinta minutos (20 h:30 min) do mesmo dia.

Encontravam-se no local, acompanhando os exames periciais, o Dr. Miguel Sales, Promotor de Justiça do Município de Ipojuca – PE, a Bela. Lenise Valentim da Silva, Delegada de Polícia, acompanhada da sua Equipe, para auxiliar no isolamento do local juntamente com a Polícia Militar, e o Dr. Domingos Tocchetto, Perito Criminal do estado do Rio Grande do Sul. (...)

II – DAS ANÁLISES DAS VERSÕES DAS TESTEMUNHAS

A versão apresentada por A durante a ouvida na sede do Ministério Público foi coerente com a sua narrativa durante a reprodução simulada, inclusive quanto à seqüência dos fatos.

A narrativa de R durante a reprodução simulada não foi totalmente coerente com a sua versão durante a ouvida na sede do Ministério Público, pois apresentou as seguintes divergências:

a) Ministério Público – R percebeu as jovens a partir do momento em que estavam na frente da padaria se contorcendo com vontade de urinar, e depois utilizaram o telefone público.

Reprodução simulada – R percebeu as jovens a partir do momento em que estavam na frente da padaria telefonando, e depois é que demonstraram vontade de urinar.

b) Ministério Público – As jovens seguiram em direção ao Play Time, para o banheiro do terreno, retornaram e foram para a padaria, compraram cigarros e seguiram para o banheiro do Bar do João.

Reprodução simulada – As jovens seguiram em direção ao Play Time, para o banheiro do terreno, retornaram e foram para a padaria, compraram cigarros e voltaram ao Play Time, para depois seguirem para o banheiro do Bar do João.

III – DA ANÁLISE TÉCNICA

Analisando as variáveis envolvidas nas encenações da reprodução simulada, tais como: luminosidade, distâncias, objetos, posicionamento e movimentações das pessoas, tempo e dinâmicas, os peritos entendem que:

A luminosidade oferecida pela iluminação pública e pelas lâmpadas dos imóveis era adequada e suficiente para facilitar a observação das jovens e dos veículos externamente. Na posição em que se encontrava a primeira Kombi, com os faróis acesos na condição indicada pela Sra. R, os Peritos verificaram que a incidência da luminosidade na segunda Kombi favorecia a visualização das suas características externas.

Contrariamente ao que foi exposto no item anterior, a luminosidade no interior dos veículos era deficiente, o que dificultava a observação de características físicas das pessoas e de detalhes existentes internamente nos veículos.

O fato de R reconhecer que a segunda Kombi estava na posição indicada por Abdenaldo, portanto mais distante dela do que a princípio informado (a cerca de dezoito metros), dificultaria a visualização de detalhes externos e, principalmente, internos do veículo. Nesta condição, a visão da testemunha R poderia ser prejudicada pelos faróis da segunda Kombi, pois um feixe de luz incidindo diretamente na visão de uma pessoa provoca a diminuição da capacidade visual.

A testemunha R descreveu com detalhes as características físicas das jovens, do carona, dos veículos (até uma flanela vermelha existente no interior do veículo, sobre o tabelier) e as movimentações, ou seja, uma quantidade de informação muito grande foi assimilada em um intervalo relativamente curto de tempo pela testemunha. Em testes realizados durante a reprodução simulada, R não conseguiu observar, armazenar e descrever detalhes do carona e dos veículos no intervalo de tempo considerado durante as encenações.

Na posição em que R se encontrava, a coluna da porta direita da Kombi e a própria porta aberta tornaram-se obstáculos que dificultaram a visualização de detalhes do carona.

Ao final das encenações, a testemunha R reconheceu na Kombi apreendida pelo GOE algumas características, tais como: estado de conservação, pontos de ferrugem, detalhes verdes nas laterais e o modelo do veículo, como sendo iguais às do veículo visto por ela no dia do fato, porém estranhou no veículo apresentado a cor dos vidros, que, para ela, era branca, a cor do pára-choque anterior (que deveria ser verde) e, principalmente, a porta lateral mediana, que a testemunha afirmava ser corrediça, o que seria incompatível para o modelo do veículo.

Durante as encenações, a testemunha R sempre observou corretamente apenas a cor dos olhos do carona.

Os peritos não observaram contradições das informações de A durante os trabalhos.

Contrariamente ao informado por R, A não visualizou a presença de um carona apesar de que, na posição em que se encontrava, não podia ver uma pessoa no banco do carona, porém poderia ver claramente uma pessoa que tivesse colocado a cabeça e a perna para fora do veículo no momento da entrada das jovens no veículo, e o braço sobre a janela quando da saída do veículo.

IV – CONCLUSÕES

Após terem analisado e interpretado tudo quanto existe nos autos do processo, nos depoimentos e nas encenações reproduzidas pelas testemunhas RMS e ABS, quando dos fatos ali ocorridos, que se visualizaram no local, entendem os Peritos Criminais que:

Há concordância nas informações prestadas pelas testemunhas de que no dia três de maio do ano de dois mil e três (03/05/2003), no início da noite, na Rua Esperan-

80 Pareceres IV

ça, em Porto de Galinhas – Ipojuca – PE, estiveram ali presentes as jovens: TGM e MED, que dali partiram numa Kombi branca em direção a Serrambi.

A estrutura de iluminação artificial do local era suficiente para proporcionar uma condição de visualização de as testemunhas observarem as jovens, os veículos e alguns detalhes externos relacionados a estes.

Na encenação, a Senhora R não descreveu com detalhes as características do carona e do segundo veículo, conforme exposto na análise técnica.

A condição de iluminação interna deficiente do veículo, a existência de obstáculos entre a testemunha R e o carona, o curto intervalo de tempo eram variáveis que dificultavam a observação e retenção dos detalhes descritos por ela.

O Senhor A possuía ângulo de visão suficiente para narrar e encenar tudo o que fora reproduzido.

V – ENCERRAMENTO

Nós, CCA, ECL, RCO e SMP, Peritos Criminais do Instituto de Criminalística Prof. Armando Samico, redigimos o presente trabalho de REPRODUÇÃO SIMULADA Referente ao I.P. 2.035/03 – Porto de Galinhas – PE, que se encontra digitado no anverso de dezessete (17) folhas de papel tamanho oficial, uma original, uma cópia.

Ilustram-no quarenta e duas (42) fotografias, com legenda explicativa e três (03) croquis.

Secretaria de Defesa Social, Instituto de Criminalística de Pernambuco.

Recife, quinze (15) de abril (04) de dois mil e quatro (2004)

CCA

ECL

RCO

SMP"

8. Discussão

As considerações que seguem foram fundamentadas a partir de dados contidos nas provas dos autos e em testes e exames do maior rigor científico realizados por instituições de grande credibilidade. Dessa forma, não nos anima outra coisa senão contribuir da melhor maneira para a elucidação das mortes de T e ME.

Preliminarmente, julgamos relevante esclarecer uma divergência contida no Inquérito Policial, relativa ao nome correto da vítima MED. No Inquérito Policial nº 2.035/03, iniciado na Delegacia de Ipojuca e remetido para a Comarca de Ipojuca pelo Grupo de Operações Especiais – GOE, de Recife, consta como uma das vítimas MED. No Laudo de Exame Antropológico Forense – Exame de Corpo de Delito TAN. – Nº 2303/2003 (fls. 265 a 274), consta o nome MED. Consultando a Certidão de Nascimento e a Certidão de Óbito, cujas cópias estão anexas ao presente Parecer, verificamos que o nome correto é MELD.

8.1 – Na Área da Medicina Legal

8.1.1 – Exames Solicitados

1. Os exames realizados no Laboratório do Centro de Medicina Legal (CEMEL) do Departamento de Patologia da USP – Ribeirão Preto, através de duas metodologias, resultaram em vários compostos identificados, mas suas substâncias não apresentaram características de drogas ilícitas, comumente encontradas em casos de intoxicações exógenas. Outras substâncias, como medicamentos e venenos, também não foram identificadas.

Todavia, vale salientar que, em casos de *overdose*, em um evento isolado, quando alguém não tem o hábito de consumir determinada droga, a presença da mesma nos cabelos não é tão rápida, levando até alguns dias para que seja detectada. Assim, na hipótese de um indivíduo não ser consumidor de cocaína, por exemplo, e ter utilizado uma quantidade que resultou na morte, teoricamente esta substância não teria tido tempo suficiente para migrar para os cabelos e, portanto, não seria detectada nas amostras. O estado em que se encontrava o corpo das vítimas era muito precário para a identificação de drogas ilícitas.

As análises toxicológicas realizadas nas amostras de cabelo de ME e T, utilizando-se as técnicas de extração líquido-líquido e extração em fase sólida e cromatografia em fase gasosa acoplada à espectrometria de massas, não indicaram a presença das seguintes drogas: tetraidrocanabinol, cocaína, anfetaminas e derivados (*ecstasy*), metadona e morfina.

2. O exame histopatológico realizado nas bordas do orifício de entrada do occipital de T constatou a presença de 4 ou 5 hemácias por campo, que se localizavam fora ou dentro dos vasos e exibiam conteúdo citoplasmático reduzido. Tais dados são indicativos de que ocorreu extravasamento de sangue na área de fratura a partir do momento de sua produção. Sendo assim, a presença de hemácias, seus aspectos e localização são elementos consistentes para se afirmar que houve reação vital. Em suma, tendo sido positiva a pesquisa de reação vital na superfície de fratura do orifício de entrada de projétil de arma de fogo do crânio de T, este fato permite assegurar que o ferimento foi produzido em vida.

Por outro lado, nas bordas do orifício de entrada de projétil de arma de fogo existente no osso temporal esquerdo de MED, não foi observada a presença de hemácias. Mesmo que os campos examinados apresentassem acúmulo de "sujeira", representada por material sobreposto, este achado permite a hipótese de que a vítima pudesse estar morta quando recebeu o disparo de arma de fogo. Em tese, a ausência de hemácias na superfície de uma fratura indica que no momento de sua produção não houve extravasamento de sangue no tecido lesado, indicativo de que não há reação vital.

82 Pareceres IV

É claro que muitas são as variáveis que podem ter envolvido o processo da morte, como aplicação de produtos químicos de limpeza ou de conservação. Outras variáveis não relacionadas à morte podem também alterar as estruturas ósseas na superfície da lesão, modificando o resultado desta pesquisa. Entretanto, como as duas vítimas estavam submetidas às mesmas condições de tempo e lugar, não é inoportuno se dizer que ela já estava morta quando foi atingida pelos tiros.

8.1.2 – Identidades

Levando em conta os exames odonto-legais, antropológicos e antropométricos agora realizados nos esqueletos de ME e T – cujos resultados se identificam com as informações prestadas pelos seus Cirurgiões-Dentistas e pelos peritos do IML/PE –, apresentarem dados biotipológicos coincidentes com seus biótipos, não se pode deixar de considerar como muito provável a positividade de suas identificações.

8.1.3 – Trajetos

ME foi atingida por um projétil de arma de fogo que penetrou na região temporal esquerda percorrendo um trajeto de baixo para cima, da esquerda para a direita e ligeiramente de diante para trás, indo se chocar na lâmina interna do parietal direito próximo à sutura sagital, onde provocou um foco de fratura em forma *mapa-múndi* e cujo impacto provocou elevação da lâmina externa deste osso.

Um outro projétil que atingiu ME penetrou na face lateral interna da órbita esquerda, tendo um trajeto de cima para baixo, da esquerda para a direita, com saída no maxilar direito, o que provocou fratura com extensa perda de substância óssea.

O projétil que atingiu a vítima T penetrou na região occipital à direita, produzindo orifício circular, medindo 11,21 mm, com "sinal do funil" de Bonnet, tendo característica de orifício de entrada de projétil de arma de fogo, e saiu na região temporal direita, onde causou extensa fratura com perda de substância óssea. O trajeto foi de trás para diante e ligeiramente da esquerda para a direita.

Os Peritos Judiciais, ao analisarem os ferimentos produzidos em T, por projéteis de armas de fogo, assim se manifestaram:

"Do exposto, os peritos entendem que o cadáver de T possuía quatro ferimentos produzidos por projéteis, então o fato poderia ter ocorrido de acordo com uma das seguintes dinâmicas:

a) A vítima sofreu um ferimento na mão esquerda, caracterizando um gesto de defesa, outro projétil teria atingido a região occipital, transfixando o crânio, saindo na região temporal direita e provavelmente sofreu dois ferimentos na região abdominal;

b) A vítima sofreu um ferimento na mão esquerda, em gesto de defesa, provavelmente dois projéteis teriam sido disparados contra a região abdominal, a vítima gravemente ferida seria atingida pelo terceiro projétil em trajetória descendente contra a região occipital, que, após a transfixação e perda de energia, repousaria sobre o solo daquele local;

O ferimento na cabeça apresentou resultado positivo para o exame de reação vital, realizado no CEMEL – USP/Ribeirão Preto, significando que foi provocado em vida, o que poderia ter acontecido nas duas hipóteses descritas" (EXAME EM LOCAL DE OCORRÊNCIA REFERENTE AO I.P. 035/03 – IPOJUCA – PE).

Por fim, no item "VIII – CONCLUSÕES", do EXAME EM LOCAL DE OCOR-RÊNCIA REFERENTE AO I.P. 035/03 – IPOJUCA – PE, os Peritos Judiciais consignaram:

"4) Os Peritos admitem como hipóteses mais prováveis, relativamente aos ferimentos das vítimas produzidos por projéteis de arma de fogo, o seguinte;

4.1) T teria recebido um disparo na mão esquerda em gesto de defesa, teria recebido dois tiros na região abdominal e, com vida, recebido um tiro na região occipital, transfixante, com saída na região temporal direita;

4.2) ME estaria caída ou deitada quando foi atingida por dois tiros na cabeça, sendo um transfixante, que, pelo resultado negativo para pesquisa de reação vital, levanta a hipótese de que já poderia estar morta naquele momento."

8.1.4 – *Causa Mortis*

Os peritos signatários não afastam a hipótese da *causa mortis* de T, a descrita pelos peritos do IML/PE no seu primeiro exame, como traumatismo craniano por projétil de arma de fogo. No entanto, quanto à da vítima ME, em face dos resultados histopatológicos por microscopia eletrônica de varredura realizados no CEMEL – USP/Ribeirão Preto, em que não encontraram reação vital nos orifícios de bala, não há como se firmar com segurança o diagnóstico antes determinado. Mesmo que o seu resultado toxicológico tenha sido negativo, não se poder afastar de plano a possibilidade de *overdose* por drogas.

8.2 – Na Área da Criminalística

8.2.1 – Exame do Local em que Foram Encontrados os Corpos

Dada a complexidade do exame deste local, em especial em face do tempo decorrido entre a data em que foram encontrados os cadáveres de ME e T e a data da realização do novo exame, os Peritos Judiciais compareceram a esse local mais de uma vez.

No dia 20 de novembro de 2003, iniciando pela manhã e se estendendo até a tarde, foi identificado com exatidão o trecho de uma *"estrada de chão batido"*, em meio a um canavial do Engenho Jenipapo e às margens da rodovia estadual PE-51, no qual foram encontrados os corpos das vítimas. Nesse dia, graças a um acurado exame do local e das proximidades do mesmo, foram localizados os seguintes vestígios relacionados com as mortes das duas vítimas:

"Fragmentos de ossos: amostras L1, L4, L5 e L7;

Segmento de tecido fino na cor vermelha: amostra L2;

Segmentos de tecido em tonalidade clara: amostras L3, L6, L10 e L12;

Anel: amostra L8;

Estojo de cartucho do calibre .40 S&W: amostra L9;

Fragmentos de papelão ondulado: amostra L1;

Brinco: amostra L13;

Projétil de arma de fogo: amostra L14."

No dia 25 de novembro de 2003, os Peritos retornaram ao local para realizar uma varredura, em busca de objetos metálicos, com a utilização de um detector de minas DM 1000, cujo operador foi o Major P. Foram encontradas várias peças metálicas de componentes mecânicos de motor veicular, os quais não apresentaram nenhuma relação direta com o fato em exame.

De todos os vestígios localizados por ocasião desse novo exame do local, os mais importantes foram o *projétil de arma de fogo, de calibre .38 SPL, semi-encamisado e o estojo de latão de calibre .40 S&W*, os quais foram, posteriormente, objeto de novos exames periciais.

Na "ANÁLISE DOS MATERIAIS RECEBIDOS DA PERÍCIA ANTERIOR", os Peritos Judiciais assim se manifestaram:

"Havia grande quantidade de manchas orgânicas dispostas sobre o solo abaixo do cadáver de MED, indicativo de que o processo de decomposição do corpo se desenvolveu efetivamente naquele local, e movimentações eventualmente ocorridas no corpo não alteraram a formação das citadas manchas. Com relação ao cadáver de T, as imagens fotográficas não mostram o solo após a remoção do corpo, porém é possível perceber que o processo de decomposição daquele corpo basicamente ocorreu naquele local, sendo mais evidente a mudança de posição do corpo, havendo inclusive uma mancha concentrada sobre o solo nas imediações da região inferior do tronco.

As posições e condições em que os trajes foram encontrados apresentavam-se atipicamente para uma suposição de ocorrência de estupro. Os corpos estavam despidos superiormente e os trajes inferiores estavam deslocados das posições naturais, o que, naquelas condições, poderia ter sido praticado em decorrência de uma ação proposital, provavelmente pelos autores do crime, e não da ação de animais, pois a blusa de ME e o vestido de T não estavam rasgados. Uma ação de violência sexual provavelmente não estaria associada com a retirada completa dos trajes superiores e a retirada parcial dos trajes inferiores, além de que aqueles trajes não apresentaram resultados positivos nos exames para pesquisa de líquido seminal, realizados nos laboratórios dos Institutos de Criminalística de Pernambuco e de São Paulo. Adicionalmente, o vestido de T apresentava duas perfurações que resultaram positivas para pesquisa de sangue e chumbo, portanto aquela vítima provavelmente trajava aquele vestido quando foi atingida por dois projéteis de arma de fogo, sendo evidente que o vestido foi retirado daquela vítima grave- mente ferida, ou possivelmente sem vida. Considerando o raciocínio exposto, o es- tado das coisas pode ter sido alterado pelo(s) autor(es) do crime com a finalidade de produzir indícios propositais falsos."

Afirmação similar àquela presente na parte final do trecho acima transcrito consta em uma das CONCLUSÕES:

"3) Os Peritos entendem que a retirada completa das partes superiores dos biquí- nis, da blusa de ME e do vestido de T, e a retirada parcial dos trajes inferiores podem ter sido praticadas com a finalidade de produzir indícios propositais falsos."

Ainda, em relação aos fatos ocorridos, envolvendo a morte de ME e de T, os Peritos informaram:

"Em virtude de não terem sido encontrados todos os projéteis que causaram os ferimentos nas vítimas, de o local encontrar-se violado e das demais limitações, os Peritos não podem afirmar que o duplo homicídio foi praticado naquele local."

Afirmação semelhante consta em uma das CONCLUSÕES:

"5) Considerando que apenas três projéteis foram encontrados, que o local en- contrava-se violado e demais limitações, os Peritos não dispõem de elementos para afirmar que o duplo homicídio foi praticado naquele local."

Em síntese, dois tópicos mereceram destaque no novo exame do local:

1º) A forma como foram retiradas peças de indumentária das duas vítimas permite, entre outros, admitir-se que foi *"com a finalidade de produzir indícios propositais falsos".*

2º) A violação do local e a não localização de todos os projéteis que produziram os ferimentos nas duas vítimas, além de outros elementos, não afastam a hipótese de que *"o duplo homicídio não foi praticado no local em que foram encontrados os corpos".*

8.2.2 – Exames nas Residências de TAC (Praia de Serrambi) e de JCM (Praia de Maracaípe)

No dia 19 de novembro de 2003, foram examinadas a residência de TAC, locali- zada na Praia de Serrambi – Município de Ipojuca – PE, pela manhã e à noite, e das quatorze horas e trinta minutos (14 h 30 min) às quinze horas e trinta minutos (15 h 30 min) a casa de JCM, na Praia de Maracaípe, também do Município de Ipojuca.

Apesar dos minuciosos exames realizados em ambas as residências, nenhum vestí- gio novo nem nenhum elemento técnico relevantes envolvendo o desaparecimento e posterior morte das jovens ME e T foram encontrados.

O conteúdo da última conclusão sintetizou, de forma clara, o que os Peritos Judi- ciais obtiveram, através dos exames das duas residências:

"f) Finalmente, não foram encontrados indícios que relacionassem os imóveis pe- riciados com o fato referente ao I.P. nº 035/03."

86 Pareceres IV

8.2.3 – Exame nas Kombis de Placas KAC 2082 e KAR 3016

Ao se realizarem novos exames nas Kombis de placas KAC 2082 e KAR 3016, em novembro de 2003, os Peritos Judiciais não encontraram, nesses dois veículos, qualquer vestígio, qualquer prova material que pudesse vinculá-los às mortes de *ME* e de *T*.

A última conclusão da "PERÍCIA EM VEÍCULOS" sintetiza, de forma bem clara, os exames realizados pelos Peritos Judiciais:

"I) os Peritos não encontraram elementos materiais suficientes que relacionassem os veículos com as vítimas, os acusados, o local em que foram encontrados os corpos ou com o local onde as vítimas teriam sido vistas com vida pela última vez."

8.2.4 – Exame nos Projéteis e Estojo

Os três projéteis, sendo um de *liga de chumbo* e dois *semi-encamisados do tipo expansivo*, foram examinados pelo Instituto de Criminalística Perito Criminal Dr. OEB, de São Paulo, que emitiu o *"LAUDO PERICIAL Nº 02/140/60300/2003"*, do qual podemos extrair os seguintes dados:

a) Os três projéteis são de *"calibre .38 ou compatível"* e *"tudo indica que todos os projéteis foram disparados por uma arma do tipo revólver, de calibre .38 ou compatível, com cano provido internamente por cinco raias dextrógiras"*.

b) O *"Projétil B – Um projétil de chumbo sobremaneira deformado, tendo sido retirado do crânio de MED, ... Em sua superfície cilíndrica remanescente, observam-se partes de duas impressões de raias dextrógiras, distorcidas e avariadas"*. O *"Projétil A – Um projétil semi-encamisado, do tipo expansivo, com deformação na porção anterior..., foi dado como encontrado no local em que foram localizados os corpos das duas vítimas"*. E o *"Projétil L14 – Um projétil semi-encamisado, do tipo expansivo, com deformação na região anterior..., foi encontrado no dia 20/11/2003, recolhido no local onde foram encontrados os corpos das vítimas"*. Em ambos, *"são visíveis 05 impressões de raias dextrógiras"* e *"características daqueles utilizados em munição do calibre .38 ou compatível"*.

c) *"Com relação ao Projétil A e ao Projétil L04, observamos concordâncias entre eles, tanto nos elementos de ordem genérica (profundidade, largura e distância entre as impressões de raias), como nos elementos de ordem específica, representados pelos estriamentos finos, que como se sabe são individualizadores neste tipo específico de exame. Sendo assim, concluiu-se que estes dois projéteis foram disparados pelo cano de uma única e mesma arma de fogo."*

No tocante ao estojo, nesse mesmo Laudo consta: *"Estojo L09 – Um estojo vazio de metal amarelo, com sua espoleta detonada, portador da marca e de calibre CBC 40 S&W, ... encontrado no dia 20/11/2003, recolhido no local onde foram encontrados os corpos das vítimas"* e *"sua espoleta foi percutida pelo pino percutor de uma arma semi-automática ou automática, de calibre nominal .40."*

Na *"PERÍCIA BALÍSTICA I.P. n.º 035/03"*, datada de *"29 de julho de 2003"*, após confrontarem o estojo questionado, marca CBC, calibre .40 S&W, com os estojos-padrão das pistolas *Taurus PT 101 AF, e calibre .40, número de série STI 70515; Taurus PT 940 calibre .40, número de série SUA 17480 e Taurus PT 940 calibre .40, número de série SUA 17481*, chegaram, entre outras, à seguinte conclusão:

"IV.4 – o estojo L9 (calibre .40) referente ao I.P. n.º 035/2003 teve a sua cápsula de espoletamento percutida e deflagrada pelo percutor da Pistola Taurus SUA 17480 de que trata este laudo."

8.2.5 – Exame nas Vestes das Vítimas

Os exames nas vestes, tanto de *ME* como de *T*, não revelaram qualquer elemento técnico importante para elucidar as circunstâncias e o local em que ambas foram mortas.

No *EXAME EM LOCAL DE OCORRÊNCIA REFERENTE AO I.P. n.º 035/03 – IPOJUCA – PE*, encontramos:

"D) As peças de indumentos identificadas como "biquíni de T", "biquíni de ME", "short preto e short estampado de ME", "blusa branca de alças com desenhos de flores" e "pano de prato" apresentaram manchas generalizadas provocadas por sujidades diversas. As peças "short preto e short estampado" ostentavam resquícios de substâncias similares a terra e areia impregnadas nas tramas de seus tecidos ...

Estas peças foram submetidas aos ensaios genéricos de orientação para sangue, resultando negativos pelos métodos de Adler e Kastle-Meyer.

As amostras foram submetidas aos ensaios genéricos de orientação e de certeza para líquido seminal, obtendo-se resultados negativos para todas as peças (Laudo Pericial nº 02/130/60301/03).

E) O vestido de T apresentava as mesmas sujidades e manchas verificadas nas amostras relacionadas no item D, e, adicionalmente, manchas esparsas de aspecto diluído de coloração castanho-avermelhada, apresentando três soluções de continuidade na parte frontal e uma solução de continuidade na região posterior esquerda, com aproximadamente 1,0 centímetro de extensão, esta última podendo ter sido produzida por objeto de gume cortante. Resultado similar foi obtido para esta solução de continuidade no Instituto de Criminalística de Pernambuco.

Ao ser submetida aos ensaios genéricos de orientação para sangue, resultou positivo pelos métodos de Adler e Kastle-Meyer.

Quando submetido aos ensaios genéricos de orientação e de certeza para líquido seminal, resultou negativo (Laudo Pericial n.º 02/130/60301/03).

As soluções de continuidade na parte frontal do vestido apresentaram resultado negativo para pesquisa de chumbo ao serem submetidas ao exame por via úmida, utilizando o método de Feigel-Sutter, sendo este resultado prejudicado pelo fato de este material já ter sido submetido a exames periciais no Instituto de Criminalística de Pernambuco, portanto o material residual decorrente de disparo de arma de fogo ter sido removido no primeiro ensaio. O exame químico realizado pelo teste de Fritz-Feigel nos dois orifícios evidenciou a presença de vestígios de chumbo.

Nos exames realizados em São Paulo, foram observadas três soluções de continuidade, porém o laudo não indica o instrumento que as produziu e não especifica as regiões do vestido onde havia manchas de sangue."

8.2.6 – Exame em Vestígios Diversos (Cabelos, Barbeadores, Cordas de Nylon)

Os exames das amostras de fios de cabelo coletadas no local, na Kombi de placas KAC 2082, em diversos objetos, inclusive de uso pessoal das duas vítimas, como foi o caso em relação à escova de cabelos de ME, de outras pessoas (A, M e V), realizados no Instituto de Criminalística Prof. Armando Samico e pelo Núcleo de Antropologia do Instituto Médico-Legal de São Paulo, no qual também foram examinados fios de cabelo retirados dos cadáveres das duas vítimas, por ocasião das exumações, revelaram a existência apenas de semelhanças ou concordâncias de características qualitativas e/ou quantitativas entre algumas delas, mas não chegaram a nenhuma conclusão categórica no tocante à identidade das mesmas na comparação com as amostras-padrão.

Com relação aos dois barbeadores, sendo um encontrado no local em que estavam os corpos das duas vítimas, e o outro, no interior do veículo Kombi, placas KAC 2082.

Com relação ao primeiro barbeador, os Peritos descrevem o mesmo da seguinte forma:

"Em seguida, os Signatários voltando ao ambiente imediato,... Ali puderam observar, ainda, um aparelho de barbear descartável, da cor amarela, da marca Probak II, sem a parte superior destinada as lâminas. Dito objeto encontrava-se danificado evidentemente, como se um veículo houvesse passado por sobre o mesmo. ("CASO nº 1110.1/2003 – fls. 733 a 782).

Na Perícia em veículo – Kombi, modelo 1966, de placas KAC 2082 – (Caso nº 0518.3/2003, fls. 569 a 615), ao examinarem sua parte interna, os Peritos observaram a existência de outro barbeador, descrito da seguinte forma:

"...um barbeador descartável... Examinando sumariamente os vestígios encontrados no interior do citado automóvel, ... passamos a examinar o barbeador. Trata-se de um barbeador descartável, da cor amarela, da marca Probak II, com duas lâminas de inox, fixas e finas. Na face externa, exibia a marca em alto relevo; na face interna, a parte superior exibia as características de fabricação F-14, e, na inferior, o código PZFM. Dito barbeador apresentava características semelhantes ao evidenciado e coletado no local onde estavam os cadáveres supracitados."

Os Peritos Judiciais, ao realizarem novo exame nos dois barbeadores, assim se manifestaram:

"Os dois barbeadores recebidos como indícios da perícia anterior, coletados pelos Peritos do GOE, do local dos corpos e do interior do veículo Kombi, foram dados como pertencentes à mesma embalagem. Após consulta a Gillette do Brasil Ltda., quanto ao significado da codificação existente no corpo do aparelho de barbear Probak II, os signatários deste Laudo obtiveram a seguinte resposta: "os códigos existentes nos cabos dos aparelhos Probak II (F10, F13, F...) são referentes às cavidades dos moldes de injeção plástica dos cabos, não tendo relação com a data em que o produto foi fabricado. Com relação ao PZFM, que significa "Produzido na Zona Franca de Manaus", esta é uma sigla que está presente em todos os nossos cabos, e também não tem relação com a data de fabricação do produto. Caso necessite saber a data em que os aparelhos foram fabricados, devem-se olhar (com lupa ou lente de aumento) pequenos números e letras que existem gravados na parte traseira dos cartuchos (nos quatro pinos de cravação), em seguida nos enviar esta seqüência de números e letras, para que possamos fornecer a data de fabricação de cada cartucho. Porém, é comum ocorrer a selagem de aparelhos de diferentes datas na mesma cartela/embalagem"; portanto, por não ser possível saber se pertenciam à mesma embalagem, estes vestígios não podem ser considerados indícios associativos do local do crime com o veículo Kombi apreendido como suspeito."

Não há, nesses dois barbeadores, elementos técnicos através dos quais seja possível determinar que o *"barbeador descartável, na cor amarela, da marca Probak II, com duas lâminas de inox, fixas e finas"*, encontrado no interior do veículo Kombi, teve a mesma origem e estava contido na mesma embalagem do *"aparelho de barbear descartável, da cor amarela, da marca Probak II, sem a parte superior destinada às lâminas"*, recolhido do local em que foram encontrados os corpos das vítimas, quando do primeiro exame.

Quanto aos segmentos *de corda de nylon*, recolhidos em diversas datas e locais, foram submetidos a exames periciais na tentativa de se estabelecer uma origem comum dos mesmos. Entretanto, no *"EXAME EM LOCAL DE OCORRÊNCIA REFERENTE AO I.P. n.º 035/03 – IPOJUCA – PE"*, encontramos as seguintes afirmações:

"Os segmentos de corda coletados no local dos corpos eram de calibres diferentes, estavam unidos por um nó, tinham comprimento médio de quatorze centímetros e as extremidades das fibras apresentavam características de fusão. Para relacionar a amostra com a peça encontrada na Kombi, esta precisaria ter várias fibras com características de fusão em pelo menos uma das extremidades.

Os resultados das análises físico-químicas indicam que todas as amostras (nos 1, 2, 3 e 4) podem ter a mesma procedência de fabricação, por apresentarem espectros compatíveis, decorrentes de misturas de componentes de mesma natureza química.

90 Pareceres IV

As amostras coletadas no local dos corpos e na casa apresentavam características distintas quanto ao número de meadas, excluindo-se a possibilidade de terem feito parte de um mesmo pedaço de corda.

Quanto à amostra coletada na Kombi (amostra nº 1), não foram encontrados elementos que pudessem relacioná-la de forma decisória, includente ou excludente, aos encontrados no local dos corpos (Relatório de Análise nº 1322/03, Ref. Laudo Pericial nº 02/120/60303/2003)."

Portanto, os diversos segmentos de corda de nylon examinados não possuem elementos através dos quais seja possível se estabelecer uma origem comum dos mesmos.

8.2.7– Reprodução Simulada

A finalidade principal da *reprodução simulada*, no presente caso, tem por finalidade comprovar se os depoimentos e declarações das testemunhas *VMS/RMS* e *ABS* merecem, ou não, credibilidade.

A) De ABS.

O depoimento desta testemunha (fls. 182 e 183), que é proprietário de *"uma casa comercial onde funcionam algumas máquinas de* video game, *localizada na Rua da Esperança, s/nº, em Porto de Galinhas, Ipojuca – PE, próximo à entrada de Maracaípe"*, é simples, objetivo e coerente. Na *Reprodução Simulada*, não houve contradições e seu depoimento merece credibilidade.

Com relação às duas vítimas, o mesmo afirmou que "no sábado, dia 03 do corrente mês e ano, por volta das 18:30 horas, aproximadamente, se encontrava trabalhando no seu ponto comercial acima citado, momento em que observou duas jovens, sendo uma loura e uma morena, se dirigindo ao sanitário que fica do lado de fora do *video game*; QUE o depoente notou que a jovem loura, ao chegar à porta do sanitário, retornou porque estava muito escuro, não fazendo uso do mesmo, se dirigindo posteriormente para o sanitário do Bar do João, próximo ao seu estabelecimento, onde possivelmente fez uso do sanitário e saíram rapidamente; QUE o depoente observou que as duas jovens, a loura e a morena, se encontravam com trajes de banho e, como eram muito bonitas, chamavam a atenção, observou também que elas estavam em frente à Padaria Porto Belo, tendo observado que a morena estava fumando cigarro; QUE o depoente observou que as duas jovens estavam com sintomas de embriaguez, observando que a morena era a jovem que estava dando a mão para os veículos pararem; QUE o depoente observou que numa das vezes em que as jovens pediram carona parou uma Kombi de cor branca e observou que a jovem loura tentou abrir a porta de trás, mas estava provavelmente travada; desta feita, ambas entraram pela porta da frente".

Com relação à Kombi, afirmou "que a Kombi era do tipo de teto alto, sem qualquer logotipo ou qualquer detalhes, de placa cinza; QUE o depoente afirma que sua visão perante o referido veículo foi pela parte traseira, observando pelos vidros apenas o motorista; QUE o depoente pode afirmar que a referida Kombi não era de transporte alternativo, tendo em vista que os veículos que fazem este tipo de serviço usam o adesivo de seu destino".

É importante salientar a afirmação de *"que numa das vezes em que as jovens pediram carona parou uma Kombi de cor branca e observou que a jovem loura tentou abrir a porta de trás, mas estava provavelmente travada; desta feita, ambas entraram pela porta da frente"*. Isto significa que a Kombi tinha 02 (duas) portas no lado direito, lado este por onde as duas moças entraram no veículo.

Na *"REPRODUÇÃO SIMULADA REFERENTE AO I.P. n.º 035/03 – PORTO DE GALINHAS – PE*, no dia 19/11/2003", os Peritos Oficiais, com relação à testemunha Abdenaldo, consignaram o seguinte:

"A versão apresentada por Abdenaldo durante a ouvida na sede do Ministério Público foi coerente com a sua narrativa durante a reprodução simulada, inclusive quanto à seqüência dos fatos.

....

Os peritos não observaram contradições das informações de ABS durante os trabalhos.

Contrariamente ao informado por Regivânia, Abdenaldo não visualizou a presença de um carona apesar de que, na posição em que se encontrava, não podia ver uma pessoa no banco do carona, porém poderia ver claramente uma pessoa que tivesse colocado a cabeça e a perna para fora do veículo no momento da entrada das jovens no veículo, e o braço sobre a janela quando da saída do veículo.

....

O Senhor A possuía ângulo de visão suficiente para narrar e encenar tudo o que fora reproduzido."

B) De VMS/RMS.

Inicialmente, dois fatos chamam a atenção, em relação a esta testemunha:

1º) O *Termo de Depoimento*, prestado em Ipojuca, presente em fls. 179 a 181, é datado de 10 de maio de 2003, enquanto o *Termo de Declarações*, de fls. 317 a 319, o *Auto de Reconhecimento Indireto de Pessoa por Fotografia*, de fls. 322 a 324, o *Auto de Reconhecimento Indireto de Pessoa*, de fls. 325 e 326 e o *Auto de Reconhecimento Indireto de Coisa*, de fls. 327 e 328, prestados perante o GOE, são todos datados de 21 abril de 2003, portanto com data anterior à do primeiro depoimento. Estão corretas estas datas? Se estão corretas, por que estes documentos não foram juntados aos autos na ordem cronológica dos mesmos?

2º) Em 21 de abril de 2003, a testemunha se qualifica como sendo VMS e, em 10 de maio de 2003, se qualifica, sem apresentar documentos, como sendo VMS.

Os depoimentos/declarações desta testemunha não merecem credibilidade por conterem contradições e os *"Autos de Reconhecimento"*, datados de 21/04/03, por seu conteúdo, caracterizam tratar-se de depoimentos ou informações de testemunha previamente instruída, orientada, conforme será demonstrado.

As contradições existem dentro de um mesmo depoimento/declaração ou na comparação entre eles.

a) *"...; que a declarante não ouviu a conversa entre as moças e os ocupantes daquela Kombi que foi parada;"* (Termo de Declarações – fls. 317 a 319).

"...alega a declarante que viu e ouviu com precisão o que ora narra..." (Termo de Declarações – fls. 317 a 319).

b) *"... que estava bem próximo das duas jovens, entre 10 e 15 metros aproximadamente."* (Termo de Depoimento – fls. 179 a 181).

"... encontrava-se entre três ou quatro metros de distância em relação à Kombi, sentada em uma cadeira em frente a uma barraquinha de cigarros e confeitos, próximo a sua casa;" (Termo de Declarações – fls. 317 a 319).

A comprovação de que esta testemunha foi previamente instruída, orientada antes de prestar depoimentos/declarações, será feita através da análise da descrição da Kombi, descrição das duas jovens (vítimas) e do "carona" (passageiro) da Kombi. A transcrição dos trechos relativos à descrição do "carona", cremos que será suficiente para demonstrar o que acima afirmamos.

"... ; QUE a depoente observou que um dos elementos que se encontrava na Kombi, no caso o carona, era uma pessoa de cor clara, de bigode ralo, mas de aparência simples ou feia;" (Termo de Depoimento – fls. 179 a 181).

"... ; QUE a declarante observou que o passageiro da Kombi que deu carona às moças, apesar de não ter ficado em pé, deu para observar os traços fisionômicos nitidamente, pelo fato de ter um poste de iluminação que clareava todo o lado direito daquele veículo;... QUE o tal ocupante (o passageiro) não era alto, nem baixo, tinha a estatura mediana, tinha o tipo físico normal, trajava uma camiseta na cor branca, de mangas curtas, sem estampa, não notando se o mesmo usava calça comprida ou bermuda; QUE a declarante viu as seguintes características naquele indivíduo que abriu a porta da Kombi: cabelo curto e baixo, parecendo ter sido cortado com máquina, não era calvo, sobrancelha grossa, olhos claros, notando ainda que aquele indivíduo tinha o nariz grosso, não era achatado, a boca tinha um detalhe que era puxada para os lados, não tinha os lábios grossos, tinha um bigode ralo, preto igual à cor do cabelo, não usava barba, o rosto era arredondado, orelha um pouco arqueada;" (Termo de Declarações – fls. 319).

"... Passando a descrever este indivíduo como tendo as seguintes características: não era alto, nem baixo, tinha a estatura mediana, tinha o tipo físico normal, trajava uma camiseta na cor branca, de mangas curtas, sem estampa, não notando se o mesmo usava calça comprida ou bermuda, tinha o cabelo curto e baixo, parecendo ter sido cortado com máquina, não era calvo, sobrancelha grossa, olhos claros; notando ainda que aquele indivíduo tinha o nariz grosso, não era achatado, a boca tinha um detalhe

que era puxada para os lados, não tinha lábios grossos, tinha um bigode ralo, preto igual à cor do cabelo, não usava barba, o rosto era arredondado, orelhas um pouco arqueadas;" (Auto de Reconhecimento de Pessoa por Fotografia – fls. 322 a 423).

"... Passando a descrever este indivíduo como tendo as seguintes características: não era alto, nem baixo, tinha a estatura mediana, tinha o tipo físico normal, trajava uma camiseta na cor branca, de mangas curtas, sem estampa, não notando se o mesmo usava calça comprida ou bermuda, tinha o cabelo curto e baixo, parecendo ter sido cortado com máquina, não era calvo, sobrancelha grossa, olhos claros; notando ainda que aquele indivíduo tinha o nariz grosso, não era achatado, a boca tinha um detalhe que era puxada para os lados, não tinha lábios grossos, tinha um bigode ralo, preto igual à cor do cabelo, não usava barba, o rosto era arredondado, orelhas um pouco arqueadas;" (Auto de Reconhecimento Indireto de Pessoa – fls. 325 e 426).

Os dois últimos trechos, anteriormente transcritos, são uma prova de que esta testemunha foi instruída, orientada, por dois motivos principais: primeiro, porque, na posição em que se encontrava e nas condições em que ocorreram os fatos, uma pessoa com acuidade visual normal, mesmo que estivesse prestando muita atenção para as características físicas do "carona", em face da distância e das condições de luminosidade, não teria condições de identificar e fixar tantos detalhes das características físicas do *carona*; em segundo lugar, por mais evoluída a capacidade de percepção, uma pessoa não consegue, em dois depoimentos diferentes, reproduzir tantas características físicas, com tantos detalhes, na mesma ordem e com o emprego das mesmas palavras. Os dois últimos trechos transcritos são literalmente iguais.

E mais: comparando o *Auto de Reconhecimento Indireto de Pessoa por Fotografia* (fls. 322 a 324), com o *Auto de Reconhecimento Indireto de Pessoa* (fls. 325 e 326), verificamos que o texto que se inicia em *"... sendo convidada, passou a descrever uma pessoa do sexo masculino"*, indo até *"Ultimada a descrição acima, ..."*, é literalmente igual, perfazendo 4/5 do texto total.

Comprovando que se trata de testemunha instruída, o texto que a seguir transcreveremos, do *Auto de Reconhecimento Indireto de Coisa* (fls. 327 e 328), é literalmente igual ao do *Auto de Reconhecimento Indireto de Pessoa por Fotografia* (fls. 322 a 324) e do *Auto de Reconhecimento Indireto de Pessoa* (fls. 325 e 326).

"...Kombi branca, com sinais de ferrugem do lado do passageiro, com o pára-choque pintado na cor verde, em estado de conservação usada, com barulho aparentando estar com o cano de escape furado, cujo veículo era baixo em sua parte traseira, ocupado por 02 (duas) pessoas do sexo masculino, que por volta das 18 h 30 min, vindo do sentido do centro de Porto de Galinhas/Serrambi, veículo que foi parado por 02 (duas) jovens, com aproximadamente 16 anos de idade, que hoje tem conhecimento que se tratava de T, que era a morena (cabelo preto, grande, solto, usando um óculo como se fosse uma tiara (espécie de diadema), usando vestido curto, de cor avermelhada, na altura do meio da coxa, descalça, usava

uma pulseira), e a outra ME, mais magra do que a outra moça citada; QUE esta segunda pessoa trajava uma camiseta branca de alcinha, com um desenho colorido discreto, tinha o cabelo grande, não era louro, era puxado para ruivo, usava short na cor laranja, estampado com uma barra verde, na parte de baixo, não usava óculos, também estava descalça, usava uma pequena bolsa em uma das mãos, acredita que era um porta-moedas, vítimas de homicídio, cujos corpos foram encontrados dias depois, em um canavial nas terras do Engenho Jenipapo; Sendo o indivíduo que a reconhecedora viu abrir a porta e permitir a entrada das 02 (duas) moças, pessoas que embarcaram naquela Kombi, seguindo com destino ao sentido de Serrambi, no banco da frente e entre o motorista e aquele indivíduo que a reconhecedora observou, tudo discriminado em suas declarações prestadas no dia de hoje; Ultimada a descrição acima,...".

Na *"REPRODUÇÃO SIMULADA REFERENTE AO I.P. n.° 035/03 – PORTO DE GALINHAS – PE*, no dia 19/11/2003", os Peritos Judiciais, com relação à testemunha Regivânia, consignaram o seguinte:

"A narrativa de R durante a reprodução simulada não foi totalmente coerente com a sua versão durante a ouvida na sede do Ministério Público, pois apresentou as seguintes divergências:

....

A estrutura de iluminação artificial do local era suficiente para proporcionar uma condição de visualização de as testemunhas observarem as jovens, os veículos e alguns detalhes externos relacionados a estes;

Na encenação, a Sra. R não descreveu com detalhes as características do carona e do segundo veículo, conforme exposto na análise técnica.

A condição de iluminação interna deficiente do veículo, a existência de obstáculos entre a testemunha R e o carona, o curto intervalo de tempo eram variáveis que dificultavam a observação e retenção dos detalhes descritos por ela."

Há, nos autos, elementos técnicos suficientes que mostram e comprovam que a testemunha VNS/RMS, para prestar as informações contidas nos Auto de Reconhecimento Indireto de Pessoa por Fotografia (fls. 322 a 324), Auto de Reconhecimento Indireto de Pessoa (fls. 325 e 326) e Auto de Reconhecimento Indireto de Coisa (fls. 327 e 328), foi instruída, orientada e, portanto, o conteúdo desses três documentos não merecem fé, não merecem credibilidade.

Após a análise de todos os elementos contidos nos autos e das encenações reproduzidas pelas testemunhas *RMS* e *ABS*, e confrontando todos os depoimentos/declarações e encenações dessas duas testemunhas, os Peritos Judiciais concluíram:

"Há concordância nas informações prestadas pelas testemunhas de que no dia três de maio do ano de dois mil e três (03/05/2003), no início da noite, na Rua Esperança, em Porto de Galinhas – Ipojuca – PE, estiveram ali presentes as jovens: TGM e MED, que dali partiram numa Kombi branca em direção a Serrambi."

9. Conclusões

Com a finalidade de contribuir com a verdade dos fatos e destituídos de qualquer interesse, os peritos que subscrevem este Parecer analisaram cuidadosamente os exames agora realizados e apreciaram os autos do Inquérito Policial nº 035/2003 – GOE, no qual figuram como vítimas TGM e MED e chegaram às seguintes conclusões:

1) Os exames odonto-legais realizados em TGM e MED não revelaram pontos discordantes entre o material apresentado pelos seus cirurgiões-dentistas ao IML/PE, e posteriormente encaminhado aos novos peritos e à perícia odonto-legal agora realizada. Estudos antropológicos e antropométricos forenses dos esqueletos nos exames pós-exumáticos revelaram dados biotipológicos coincidentes com os biótipos das duas vítimas, informados nos autos.

2) O exame das bordas, na superfície da fratura do orifício de entrada de projétil de arma de fogo no osso occipital de T, revelou a existência de hemácias que se localizavam fora ou dentro dos vasos, comprovando que ocorreu reação vital e que, portanto, o ferimento foi provocado em vida.

3) As superfícies de fratura dos demais ossos examinados de T (dois fragmentos irregulares do metacarpo fraturado e segmento esquerdo da mandíbula, ramo ascendente), bem como as bordas do orifício de entrada de projétil de arma de fogo, no osso temporal esquerdo de ME, não exibiram a presença de hemácias, fatos esses que levam a crer que não ocorreu reação vital, e que, portanto, ao serem produzidas tais fraturas, permitem a hipótese de que as duas vítimas já estariam mortas. Mesmo que existam variáveis envolvendo o processo *post mortem* capazes de modificar o resultado da pesquisa, deve-se considerar que as duas vítimas estavam submetidas às mesmas condições de tempo e lugar, e que uma delas (T) teve comprovado um resultado positivo de reação vital na superfície de fraturas do osso atingido pelo projétil, e, portanto, não é exagerado dizer-se que ME já estava morta quando foi atingida pelos tiros.

4) No que diz respeito ao diagnóstico da *causa mortis* de T os signatários não se opõem ao de "traumatismo do crânio por instrumento pérfuro-contundente". Todavia, quanto à *causa mortis* de ME, os peritos signatários deste parecer não têm elementos determinantes para ratificar o diagnóstico dado pelos peritos do IML/PE no primeiro exame realizado, em face de o resultado histopatológico realizado no Centro de Medicina Legal (CEMEL), do Departamento de Patologia – Faculdade de Medicina de Ribeirão Preto (USP), nas lesões do crânio, ter se mostrado negativo para reação vital.

5) A não detecção de drogas nas amostras examinadas de cabelo de MED não significa que não tenha havido um episódio de *overdose*. Devido ao estado de esqueletização completa em que se encontrava seu corpo, a identificação de drogas ilícitas tornou-se impossível; contudo, isso não fulmina a possibilidade de *causa mortis* por *overdose*. O resultado negativo, em amostras de cabelo, indica tão-só que as víti-

mas não eram usuárias crônicas ou, pelo menos, que não fizeram uso dessas drogas recentemente, conforme está salientado nos resultados de exames toxicológicos do CEMEL.

6) Os depoimentos das testemunhas *VMS* (fls. 179 a 181) e *ABS* (fls. 182 e 183) são concordantes quanto ao fato de que as menores MED e TGM estiveram presentes, no dia 03 de maio de 2003, na Rua Esperança, em Porto de Galinhas, e, dali, partiram numa Kombi branca em direção a Serrambi.

7) Os depoimentos da testemunha VMS/RMS apresentam contradições e o teor dos 03 (três) *"Autos de Reconhecimento"* (fls. 322/324, 325/326 e 327/328) revela tratar-se, com relação a esses últimos documentos, de testemunha instruída, orientada, motivo pelo qual não merece credibilidade em relação ao teor dos mesmos.

8) Os 03 (três) projéteis questionados — *um* retirado do crânio de ME; o *segundo*, do local em que foram localizados os corpos das vítimas e encontrado no dia 13 de maio de 2003; e o *terceiro* encontrado no mesmo local, quando da realização do novo exame — são de calibre .38 ou similar, tendo sido, os dois últimos, expelidos através do cano de uma única e mesma arma de fogo, dotada de raiamento composto por cinco raias e cinco cheios orientados dextrogiramente.

9) As características dos três projéteis questionados indicam que os mesmos foram expelidos, com mais probabilidade através do cano de arma do tipo revólver, não podendo ser excluída a possibilidade de terem sido expelidos pelo cano de carabina ou de rifle.

10) O estojo questionado, marca CBC, calibre .40 S&W, teve sua espoleta percutida pelo percutor da pistola marca Taurus, calibre .40 S&W, número de série SUA 17480.

11) O fato de terem sido localizados — quando da realização do novo exame do local onde foram encontrados os corpos das duas vítimas, no dia 20 de novembro de 2003 — um projétil semi-encamisado do tipo expansivo, calibre .38 ou similar, e um estojo questionado, marca CBC, calibre .40 S&W, comprova que neste local foram produzidos tiros com, no mínimo, duas armas de calibres diferentes.

12) Os exames das amostras de fios de cabelo coletadas no local, na Kombi de placas KAC 2082, em diversos objetos, inclusive nos de uso pessoal das duas vítimas e de outras pessoas (A, M e V), realizados no Instituto de Criminalística Prof. Armando Samico e pelo Núcleo de Antropologia do Instituto Médico Legal de São Paulo, revelaram a existência apenas de semelhanças ou concordâncias de características qualitativas e/ou quantitativas entre algumas delas, mas não chegaram a nenhuma conclusão categórica no tocante à identidade das mesmas na comparação com as amostras-padrão.

13) Os exames realizados nos fios sintéticos de corda de nylon revelaram que todos são constituídos do mesmo tipo de nylon, conhecido como *"nylon 6/6"*, comumente usado na fabricação de cordas, podendo todos os fios ter a mesma procedência de fabricação, mas não apresentaram características peculiares através das quais se possa provar que são originários de uma mesma corda de nylon.

14) Os dois barbeadores coletados pelos Peritos no dia 13/05/2003, do local em que foram encontrados os corpos das duas vítimas e do interior do veículo Kombi de placa KAC 2082 no dia 20/05/2003, não apresentam elementos técnicos capazes de permitir uma vinculação do local do crime com a Kombi anteriormente referida.

15) Nas amostras de solo coletadas no dia 13 de maio de 2003, no local em que foram encontrados os corpos das duas vítimas, na Kombi de placas KAC 2082, e nas coletadas por ocasião do novo exame do local, não foram encontradas substâncias atípicas ou peculiares; isto é, de composição muito diferente das normalmente encontradas no solo da região, através das quais fosse possível estabelecer, com grau de certeza, a identidade entre duas ou mais amostras.

16) Os exames realizados nas casas de TAC (Praia de Serrambi) e de JCM (Praia de Maracaípe) não acrescentaram nenhum dado significativo e não identificaram nenhum elemento técnico relevante para a elucidação das mortes de ME e T.

17) O *Exame de Corpo de Delito-Tan. – nº 2303/2003* (MED – fls. 265 a 274) e o *Exame de Corpo de Delito-Tan. – nº 2304/2003* (TGM – fls. 251 a 263), bem como todos os demais exames posteriores realizados nos dois cadáveres e em objetos de uso pessoal das duas vítimas, não revelaram qualquer vestígio material capaz de comprovar a afirmação de que *"naquela área, os Peritos puderam avaliar, pelos vestígios presentes, que houve um verdadeiro banquete necrofágico, realizado pelas aves de rapina e alguns mamíferos da ordem dos roedores"*, contida no *"Exame em Local de Duplo Homicídio – Caso nº 1110.1/2003"* (fls. 733 a 782).

18) Os exames periciais realizados nas Kombis de placas KAC 2082 e KAR 3016, bem como nos vestígios materiais (objetos e substâncias) nelas encontrados, não apresentaram nenhum dado técnico através do qual fosse possível vincular tecnicamente, e de forma segura, estes dois veículos com os acusados, com as vítimas MED e TGM nem com o local em que foram encontrados seus corpos.

19) Não há, nos autos, até o momento da elaboração do presente Parecer, nenhuma prova material nem nenhuma prova pericial com base nas quais seja possível imputar, em grau de certeza técnica, a determinada(s) pessoa(s) a autoria das mortes de MED e TGM.

É o nosso Parecer.

Recife, 15 de agosto de 2004

Genival Veloso de França
Médico-Legista

Domingos Tocchetto
Perito Criminalístico

2

RESPONSABILIDADE MÉDICA

Parecer sobre resultado adverso após cirurgia de septoplastia para corrigir uma comunicação interatrial. Os comemorativos, a queixa junto ao Conselho Regional de Medicina, os fatos e a sindicância. O recurso do apelante e as contra-razões dos apelados. O parecer do Relator do Recurso em Sindicância no Conselho Federal de Medicina. Os deveres de conduta dos médicos e o conceito de mau resultado. A discussão, os artigos do CEM capitulados e as conclusões.

Parecer

1. As preliminares

Este Parecer atende a um pedido dos médicos ***EON*** — CRM ..., brasileiro, casado, residente na avenida A, 114, apto. 621, bairro Lagoa Velha, N, com Especialização em Cardiologia no Hospital da Beneficência Portuguesa (Equipe Dr. José Pedro da Silva), de 1991 a 1993, Estágio no Departamento de Transplante de Coração da Universidade de Stanford — Palo Alto (CA) — Estados Unidos, em 1999, e Chefe da UTI do Hospital MG, em N, de 1997 a 2001; ***JC*** — CRM ..., brasileiro, casado, residente na rua ML, 45, apto. 1.501, bairro do T, N, Internato em Cardiologia Clínica e Cirúrgica do Instituto de Doenças Cardiopulmonares EJ Zerbini, do Hospital da Beneficência Portuguesa, São Paulo, no ano de 1978, Estagiário do Serviço de Urgência do Hospital Moderno de Santo Amaro, em São Paulo, no ano de 1978, Residência Médica de Cirurgia Cardiovascular, do Instituto de Doenças Cardiovasculares EJ Zerbini, do

Hospital da Beneficência Portuguesa, São Paulo, de 1979 a 1981, e Estágio de Especialização em Terapia Intensiva no Instituto de Doenças Cardiovasculares EJ Zerbini, do Hospital da Beneficência Portuguesa, de 1979 a 1981; *FAC* — CRM ..., brasileiro, casado, residente na rua dos B, 26, bairro do M, N, com Residência Médica em Cirurgia Geral na Casa de Saúde São Raimundo, em Fortaleza, de 1986 a 1988, e em Cirurgia Cardiovascular no Hospital de Mecejana, de 1989 a 1991; *MC* — CRM ..., brasileiro, casado, residente na rua dos G, 14, bairro LV, N, com Residência Médica em Cirurgia Cardíaca no período de janeiro de 1979 a dezembro de 1981, concedido pelo Instituto de Doenças Cardiopulmonares EJ Zerbini, e Membro Titular da Sociedade Brasileira de Cirurgia Cardiovascular desde 1992; e *RBF* — CRM ..., brasileiro, casado, residente na rua MG, 619, bairro do T, N, atualmente fazendo Residência Médica em Cirurgia Cardíaca no Hospital da Beneficência Portuguesa, no Serviço do Professor José Pedro da Silva, em São Paulo.

Subscreve o presente Parecer o Dr. Genival Veloso de França, médico e bacharel em Direito, Professor Titular de Medicina Legal nos cursos de Medicina e de Direito da Universidade Federal da Paraíba, ex-Professor Titular de Medicina Legal no Curso de Direito da Universidade Estadual da Paraíba — Campus de Campina Grande, ex-Professor de Medicina Legal da Escola Superior da Magistratura da Paraíba, Professor Visitante da Universidade Estadual de Montes Claros, Professor Convidado de Ética Médica nos cursos de pós-graduação em Medicina da Universidade Federal Fluminense, Membro da Junta Diretiva da Sociedade Ibero-americana de Direito Médico, Membro Efetivo da Academia Brasileira de Ciências Médico-Sociais, Membro Efetivo da Academia Paraibana de Medicina, ex-Presidente do Conselho Regional de Medicina do Estado da Paraíba, ex-Secretário do Conselho Federal de Medicina, autor de várias obras, destacando-se *Medicina Legal*, 6ª edição, Rio de Janeiro: Editora Guanabara Koogan S/A, 2001; *Direito Médico*, 7ª edição, São Paulo: Fundo Editorial Byk, 2001; *Comentários ao Código de Ética Médica*, 4ª edição, Rio de Janeiro: Editora Guanabara Koogan S/A, 2002; *Pareceres I*, Rio de Janeiro: Editora Guanabara Koogan S/A, 1997; *Pareceres II*, Rio de Janeiro: Editora Guanabara Koogan S/A, 1999.

Este estudo, desapaixonado e isento de qualquer interesse que não seja o de restabelecer a verdade, é feito no momento em que os ora indiciados Drs. EON, JC, FAC, MC e RBF respondem a Processo Ético-Profissional junto ao Conselho Regional de Medicina do Estado do ...

Assim, esta reflexão tem o sentido de contribuir de maneira isenta e imparcial com esclarecimentos sobre seus deveres de conduta ética nos indesejados resultados que culminaram com a morte do Sr. RR, no dia 30 de junho de 2002, no Hospital MG, da cidade de N, após cirurgia de septoplastia para corrigir uma comunicação interatrial.

2. A denúncia

Este Processo teve origem por uma queixa prestada pelo Sr. CBR, no dia 10 de dezembro de 2000, ao Presidente do Conselho Regional de Medicina do Estado do ..., em que afirma que o Sr. RR, seu irmão, residente na cidade de Campina Grande, Estado da Paraíba, a pedido de parentes, procurou um clínico geral para exames de rotina, a fim de saber se estava bem de saúde.

Após alguns exames rotineiros, o paciente foi alertado pelo Dr. EB de que era portador de algum problema cardíaco, o que o fez sugerir a procura de um cardiologista. Após exames de eletro- e ecocardiografia, pedidos pelo Dr. LA, também de Campina Grande, ficou sabendo que seu coração tinha dimensões aumentadas. E que tal problema tinha origem congênita e se tratava de uma "comunicação interatrial" (CIA), embora o fizesse assintomático.

Informa ainda o denunciante que diante do surpreendente resultado e sabendo que, em Natal, teria melhores recursos médicos e hospitalares, sugeriu que a vítima fosse para aquela cidade dar andamento aos exames e definir a forma de tratamento.

Ali chegando, foi examinado pelo Doutor HC que indicou um tratamento cirúrgico que lhe possibilitaria uma sobrevida de 10 a 15 anos. Foi cientificado de que a cirurgia era simples, constando apenas da colocação de um tampão (*patch*) para fechar o orifício que caracterizava sua enfermidade. Daí o encaminhou para a equipe médica do Hospital MG.

Foi examinado pelo Doutor IT, responsável pelo serviço de hemodinâmica daquela equipe, que lhe recomendou um cateterismo e um ecotransesofágico para avaliar possível hipertensão pulmonar. Por problemas burocráticos ligados ao plano de saúde da UNIMED, somente nos dias 10 e 14 de março estes exames foram realizados, informou o denunciante.

Após os resultados dos exames, diz o Senhor C, a equipe cirúrgica do Hospital MG informou que a única solução para resolver o problema do coração do paciente era a intervenção cirúrgica, a qual lhe possibilitaria uma maior sobrevida. Sabendo do conceito de que gozava a equipe médica, a família concordou em fazer a cirurgia.

Desta forma, assinala o denunciante, no dia 29 de maio de 2000, o paciente foi internado para ser operado no dia seguinte. Todavia, nos exames pré-operatórios, verificou-se uma "plaquetopenia". Assim, o Dr. EON, responsável pela solicitação destes exames, pediu parecer de um Hematologista, e no dia seguinte o paciente era examinado pelo Dr. FRJ, que pediu ultra-sonografia do abdome e outros exames de laboratório. A cirurgia foi adiada e o paciente teve alta. A ultra-sonografia identificou um aumento do derrame pericárdico e o Doutor EON determinou que o paciente se internasse para fazer uma drenagem do referido derrame, o qual se realizou no dia 1º de junho de 2000. Também foi regularizado o problema das plaquetas.

No dia 6 de junho de 2000, foi realizada a cirurgia, tendo o paciente ficado na UTI até as 10 horas do dia seguinte. Segundo o Doutor EON, a cirurgia tinha se realizado com pleno sucesso. No dia 10 de junho, o paciente teve alta hospitalar, apresentando edema dos membros inferiores. Foi pedido pelo Dr. EON que ele voltasse no dia 12 para uma avaliação.

No dia aprazado, apresentou-se ao Dr. EON, que disse ir tudo bem, orientando apenas que continuasse tomando o diurético para o edema das pernas.

No dia 16 de junho, o paciente voltou ao Hospital, a pedido do Dr. EON, para mais uma avaliação, já sem edema dos membros inferiores, mas com uma tosse seca que o incomodava bastante. Neste mesmo dia, teve alta cirúrgica, voltando aos cuidados do Dr. HD. A tosse seca aumentava de freqüência.

No dia 21 de junho, enfatiza o denunciante, o paciente começou a se queixar de um cansaço intenso. O Dr. HD pediu uma radiografia do tórax e um eletrocardiograma, e depois dos resultados disse que tudo ia bem. Mesmo assim, pediu que procurassem o Doutor HD com os resultados dos exames, e este disse que o paciente não estava "nada bem". Foi solicitado um novo internamento no dia 26 de junho e no dia seguinte foi feita uma drenagem do líquido pericárdico e pleural, resultante de uma provável pneumonia.

No dia 28, através de um ecocardiograma, foi levantada a hipótese diagnóstica de *"soltura do patch"*, o que, segundo o denunciante, causou à família uma grande surpresa, pois isto indicava um fracasso da cirurgia, e até aquele momento os médicos vinham omitindo o verdadeiro estado do paciente. Diante disso, foi indicada uma nova cirurgia para a colocação de um *"patch furado"* e uma plastia da válvula tricúspide, em virtude do quadro de hipertensão pulmonar; desta vez a operação seria realizada pelo Dr. MC.

No dia 30 de junho deste mesmo mês, o paciente foi para o centro cirúrgico e à tarde a equipe avisava à família que a cirurgia havia sido realizada, mas que o estado do paciente era grave, pois o ventrículo esquerdo não estava respondendo. Em seguida, foi transferido para a UTI e às 19:05 horas, diz o denunciante, a família do paciente foi avisada de que o mesmo havia falecido.

3. Os fatos

Em relatório médico-cirúrgico detalhado, o Doutor JC informa que, no dia 29 de maio de 2000, atendeu ao Senhor RR, com 58 anos de idade, com um diagnóstico prévio de "comunicação interatrial" através de um cateterismo cardíaco e que na ocasião ele apresentava derrame pericárdico e pleural. Em um outro cateterismo, fora evidenciada uma discreta hipertensão pulmonar.

Após a drenagem dos derrames, o ecocardiograma revelou sinais sugestivos de hipertensão pulmonar severa. Pelo fato de este resultado ter suscitado dúvidas, foi realizado um novo cateterismo e desta vez não se evidenciou hipertensão pulmonar

102 Pareceres IV

que contra-indicasse a cirurgia. Nesta oportunidade, o paciente também apresentava "plaquetopenia", de causa indefinida, o que motivou um pedido de intervenção do serviço de hematologia.

No dia 6 de junho de 2002, o paciente foi submetido a uma "atriosseptoplastia", com *patch de teflon*, sob circulação extracorpórea, para corrigir a comunicação interatrial. A cirurgia transcorreu sem anormalidades, todavia evoluiu com discreta insuficiência cardíaca pós-operatória, recebendo terapia medicamentosa. Teve alta no dia 10 de junho e foi recomendado voltar com dois dias para reavaliação com seu médico assistente.

No dia 26 de junho, foi internado com um quadro de derrame pericárdico e derrame pleural esquerdo, sendo submetido a drenagens de aproximadamente 1.500 ml de líquido sero-sanguinolento. Neste momento, através de um ecocardiograma transesofágico, foi evidenciada disfunção do ventrículo direito, insuficiência tricúspide importante e ruptura do *patch* interatrial.

Foi realizado no laboratório de hemodinâmica um cateterismo, que mostrou pressão em artéria pulmonar de 45 mm/Hg e saturação de O_2 crescente a partir de amostra da veia cava superior (Sa O_2 em AD = 85%).

Em face deste resultado, adianta o relatório, o paciente foi submetido a nova cirurgia, em que se evidenciou placa parcialmente desgarrada por ruptura do fio de sutura. De imediato, foi feita a correção da comunicação interatrial com a mesma placa e plastia de válvula tricúspide, sendo em seguida encaminhado para a UTI.

Evoluiu para hipotensão, não respondendo ao aumento das drogas vasoativas e, às 19:05 horas, apresentou parada cardiorrespiratória, que não respondeu às manobras de ressuscitação.

4. A sindicância

A fim de emitir parecer de Sindicância, o Presidente do Conselho Regional de Medicina do Estado do ... designou o Conselheiro FVP para, no prazo de 30 dias, apresentar relatório circunstanciado sobre os fatos contidos na denúncia formulada pelo Senhor CRB contra a equipe que cuidou do paciente supracitado.

Em expediente datado de 24 de abril de 2001, o Conselheiro Sindicante, após se deter nos diversos questionamentos, principalmente no que concerne à indicação da cirurgia realizada, concluiu que o paciente foi devidamente avaliado através dos exames complementares "necessários e suficientes para possibilitar uma decisão médica consistente".

Deixa claro também que pelos diversos exames realizados não se podia levantar qualquer tese de negligência. Quanto às acusações de imperícia e imprudência, diz o Sindicante, o próprio autor da queixa declara que "sua família procurou a equipe cirúrgica aqui denunciada, pelo bom conceito que goza aqui e em outros Estados do Nordeste".

E encerra concluindo pelo arquivamento por improcedência da denúncia.

Na reunião plenária de 30 de julho de 2001, após leitura e discussão, foi submetido à votação o referido relatório de Sindicância, sendo pela maioria dos presentes aceito o voto do relator, recomendando arquivamento da denúncia pela ausência de indícios de ilícitos éticos.

5. O recurso do apelante

Inconformado com a decisão do Plenário do Conselho Regional de Medicina do Estado do ... em mandar arquivar sua denúncia, por não encontrar vestígios de infrações éticas dos médicos ora indiciados, o Senhor RR impetrou recurso à decisão da Sindicância, junto ao Conselho Federal de Medicina, com base nos artigos 41 e 43 do Código de Processo Ético Profissional dos Conselhos de Medicina do Brasil.

Argumentou preliminarmente que a Sindicância não obedeceu ao prazo de 30 dias para conclusão do relatório. Alegou ainda que não houve por parte do Sindicante a preocupação de uma melhor investigação, da oitiva dos acusados, e da análise dos exames e laudos.

Alude ainda o apelante que, pelo fato de o Sindicante não ser cardiologista, não enxergava evidências de erro médico, pois, mesmo se examinando superficialmente os documentos anexados, se verificará que não houve por parte daquele Conselheiro uma análise mais detida, inclusive no fato de o paciente ter tido alta hospitalar em estado grave.

E, assim, apontando o artigo 41 do Código de Processo Ético Disciplinar, submete ao Conselho Federal de Medicina a decisão de fazer modificar o entendimento do Conselho Regional de Medicina do Estado do Rio ... e providenciar a abertura de Processo Ético Disciplinar contra os acusados já mencionados.

6. As contra-razões dos apelados

Os ora denunciados, provocados pelo Senhor CRB, apresentaram suas contra-razões ao recurso interposto contra a decisão do Conselho Regional de Medicina do Estado do ..., o qual determinou o arquivamento de sua denúncia.

Como a queixa da família está centrada na indicação cirúrgica do paciente, os apelados tomam como fundamento as próprias conclusões do CRM ... assim fundamentadas: "No presente caso podemos observar que o paciente foi devidamente avaliado através dos exames complementares necessários suficientes para possibilitar uma decisão médica consistente. (...). Os diversos exames já citados descaracterizam a tese de negligência. Quanto à acusação de imperícia e imprudência, o próprio autor declara no documento-denúncia que a sua família resolveu procurar a equipe cirúrgica aqui denunciada, pelo bom conceito que goza aqui e em outros Estados do Nordeste. Não encontrei evidência de erro médico e sim mau resultado (...)."

Alegam ainda que o exame Eco-Doppler realizado em 28 de janeiro de 2000 pela Dra. RSS e os Raios X de tórax pela Doutora MFS concluem pelo diagnóstico de "comunicação interatrial, tipo fossa oval, de importante repercussão hemodinâmica; sinais de hipertensão e hiperfluxo pulmonar; derrame pericárdico em grau moderado importante, sem sinais de restrição diastólica das câmaras direitas; valva aórtica bicúspide sem sinais de disfunção; função sistólica do VE normal; fibrilação atrial; FC = 90 bpm; ausência de trombos intracavitários ao ecotranstorácico" e "infiltrado intersticial na base de ambos os pulmões; sinais de hipertensão venocapilar bilateral; seios costofrênicos livres; cardiomegalia global", respectivamente.

Tais diagnósticos, por si sós, insistem os apelados, desmotivam a família quanto à alegação de que o paciente "nunca apresentara qualquer tipo de enfermidade ou problema de saúde que necessitasse consultar médico."

Ainda mais quando a literatura médica especializada aponta diversos sintomas como intolerância ao exercício físico, dispnéia de esforço, fadiga, palpitações, síncope, podendo estes sintomas estar ou não presentes por algum tempo. No entanto, com o passar dos anos os adultos mais velhos podem apresentar sinais de insuficiência cardíaca congestiva e retenção de fluido, hepatomegalia e caquexia cardíaca severa. Acrescente-se o fato de a comunicação interatrial congênita, com certa repercussão hemodinâmica, quando não tratada a tempo, levar à hipertensão pulmonar severa, em que somente o transplante coração-pulmão teria indicação de tratamento.

Mesmo em se tratando de casos de "comunicação interatrial" menos grave, está indicada a cirurgia. O ideal seria sua realização entre 2 e 4 anos, contudo em pacientes adultos esta operação não está descartada. Nestes casos, de pessoas adultas, afirmam os apelantes, há uma melhora da sobrevida e da capacidade funcional em relação aos pacientes tratados com medicamentos.

Asseguram ainda que o paciente teve alta após boa evolução no pós-operatório, que, com exceção do fato da ruptura de um dos pontos do *patch*, de causa totalmente imprevisível e desconhecida, ocorreu em condições bem satisfatórias.

Insistem os recorridos em deixar bem evidente que fazem parte de uma equipe de cirurgia cardíaca de renome em nosso país, que sempre se pautaram pelos princípios da ética médica e que, agora, de forma leviana e através de infundadas alegações dos familiares do paciente, são aviltados em suas reputações construídas depois de tantos anos de dedicação e trabalho em favor da vida.

E, por todas as razões citadas, os recorridos pedem a manutenção da decisão tomada pelo Egrégio Conselho Regional de Medicina do Estado do ..., que se posicionou pelo seu Plenário em favor do arquivamento da denúncia em face da não existência de indícios de culpa dos agora denunciados.

7. O parecer do relator do recurso em sindicância no Conselho Federal de Medicina

Designado como Relator do Recurso em Sindicância no CFM nº 8.041/01, o Conselheiro LN, em documento datado de 8 de agosto de 2002, na sua fundamentação de voto, rejeita a preliminar, até porque iria de encontro às próprias pretensões da denúncia.

No tocante ao mérito, enfatiza que os exames mostravam a "existência de HAP de certa monta", que se acentuou depois da cirurgia corretiva do defeito. Adianta ainda que os achados hemodinâmicos eram controversos, tanto que "a equipe cirúrgica teve o cuidado de repetir o CAT antes da operação". E mais: "considerando como expressão da verdade e do real estado do paciente o resultado da hemodinâmica, a equipe se sentiu segura para operar."

Apesar de toda consideração que mereça o grupo de médicos envolvidos e da evidência de que se houve com toda diligência, não afasto, diz o Relator do Recurso, as possibilidades de erro médico, caracterizado por indicação cirúrgica malfeita, aliada a indevida abordagem da conduta adequada.

Conclui pela reforma da decisão do CRM ..., opinando pela instauração de competente Processo Ético Profissional para determinar se os apelados foram ou não infratores aos artigos 29, 46, 56 e 59 do Código de Ética Médica.

O parecer do Conselheiro LN foi acatado por unanimidade dos votos dos membros da 2ª Câmara do Tribunal Superior de Ética Médica do Conselho Federal de Medicina, que conheceu e deu provimento parcial ao recurso interposto pelo apelante, reformando a decisão do Conselho *a quo*, que determinou arquivamento de sindicância, para que seja instaurado o devido Processo.

8. A doutrina

8.1 – Deveres de Conduta do Médico

Quando da avaliação da responsabilidade profissional em determinado ato médico, notadamente no campo administrativo, seja nos Conselhos de Medicina, seja na administração pública, é imperioso que se levem em conta os *deveres de conduta* do acusado ou dos acusados. Isso é imprescindível e incontornável.

Desta forma, para se caracterizar a responsabilidade médica não basta apenas a evidência de um dano, mas que exista uma voluntariedade de conduta contrária às regras técnicas vigentes e adotadas pela prudência e pelos cuidados habituais; que exista um nexo indiscutível de causalidade; que exista uma previsibilidade de dano; e que o prejuízo pudesse ser evitado por outro médico em mesmas condições e circunstâncias.

As regras de conduta, argüidas quando de uma avaliação de responsabilidade médica, são relativas aos seguintes deveres:

106 Pareceres IV

a) *Deveres de informação*. Neste tipo de dever, estão todos os esclarecimentos que se consideram necessários e imprescindíveis para o correto desempenho quando da elaboração de um ato médico, principalmente se ele é mais complexo e de risco-benefício discutível.

Hoje as razões dos deveres de informação estão asseguradas pela incidência dos princípios da transparência e da vulnerabilidade do paciente, tendo no seu consentimento informado a devida e imprescindível correspondência. E mais: quanto mais delicada a intervenção, tanto mais imperiosa é a advertência do profissional sobre os riscos e benefícios.

É fundamental que o paciente seja informado, por exemplo, sobre a escolha da anestesia, principalmente no que se refere aos seus riscos mais comuns, suas conseqüências e suas vantagens para aquele tipo de indicação. Mesmo que o paciente seja menor de idade ou incapaz, além dos responsáveis legais, moralmente ele tem o direito de ser informado e esclarecido. O dever de informar é imperioso como requisito prévio para o consentimento e a legitimidade do ato médico terapêutico ou propedêutico a ser utilizado. Isso atende ao *princípio da autonomia* ou *princípio da liberdade*, em que todo indivíduo tem por consagrado o direito de ser autor do seu destino e de escolher o caminho que lhe convém.

Além do mais, exige-se que o consentimento seja esclarecido, entendendo-se como tal o obtido de um indivíduo capaz de considerar razoavelmente uma conduta médica, em que fiquem evidentes suas vantagens e desvantagens, riscos e benefícios, sem a necessidade de se chegar aos detalhes das condutas e dos procedimentos mais complicados (*princípio da informação adequada*).

Sempre que houver mudanças significativas no procedimento médico e isso possa ser levado ao paciente, como, por exemplo, passar de uma conduta terapêutica para outra, deve-se obter o novo consentimento, pois a permissão inicial tinha tempo e forma definidos (*princípio da temporalidade*). Admite-se também que mesmo após o consentimento o paciente e seus responsáveis legais podem revogar a permissão outorgada (*princípio da revogabilidade*).

O paciente tem também o direito de recusar um tipo de conduta médica, desde que isso não lhe traga graves prejuízos nem esteja ele em perigo de vida. Praticar qualquer ato médico contra a vontade do paciente é uma violência e um grave desrespeito aos mais elementares princípios de civilidade. A recusa do paciente é uma contra-indicação absoluta de qualquer procedimento médico, a não ser que este seja o remédio heróico e salvador ante um perigo iminente de morte.

Desse modo, se o caso é de urgência e não se pode atender a recusa, as normas éticas e legais legitimam este ato cuja necessidade era imperiosa e irrecusável (*princípio da beneficência*). Aqui quem vai legitimar o ato médico não é a sua permissão, mas a sua irrecusável e extremada necessidade.

Mesmo que a indicação de um ato médico seja uma decisão eminentemente ligada a uma lógica clínica e em favor do paciente, este, em algumas situações, pode optar por outra forma de atendimento, desde, é claro, que isso não lhe traga prejuízos. Se a indicação é específica e se trata de uma cirurgia eletiva, o profissional pode recusar a assistência. Na cirurgia de urgência, como já foi dito, a conduta correta é fazer a técnica mais bem indicada para salvar a vida do paciente.

b) *Deveres de atualização.* Para o pleno e ideal exercício da profissão médica, não se exige apenas uma habilitação legal, traduzida pela posse do diploma. Há também de se requerer deste facultativo um aprimoramento sempre continuado, adquirido através de conhecimentos recentes da profissão, no que se refere às técnicas dos exames e dos meios modernos de tratamento, sejam nas publicações especializadas, nos congressos, cursos de especialização ou estágios em centros e serviços hospitalares de referência. Em suma, o que se quer saber é se naquele discutido ato profissional poder-se-ia admitir a imperícia. Se o profissional estaria credenciado minimamente para exercer suas atividades, ou se poderia ter evitado o dano, caso não lhe faltasse o que ordinariamente é conhecido em sua profissão e consagrado pela experiência médica. Este conjunto de regras, chamado de *lex artis,* deve ser aplicado a cada ato médico isoladamente, sem deixar de ser considerados a complexidade do caso, o recurso material disponível, a qualificação do médico, e o local e as condições de trabalho.

c) *Deveres de abstenção de abuso.* É necessário também saber se o profissional agiu com a cautela devida e, portanto, descaracterizada de precipitação, de inoportunismo ou de insensatez. Isso se explica porque a norma moral exige das pessoas o cumprimento de certos cuidados cuja finalidade é evitar danos aos bens protegidos. Exceder-se em medidas arriscadas e desnecessárias é uma forma de desvio de poder ou de abuso. No entanto, ninguém pode negar que a medicina de hoje seja uma sucessão de riscos e que esses riscos, muitas vezes, são necessários e inadiáveis, principalmente quando um passo mais ousado é o último e desesperado remédio. Isso atende às razões do *princípio do risco proveito.*

Neste particular, seriam práticas indevidas como a exibição de técnicas experimentais, a utilização de um tratamento dispendioso e desnecessário, a divulgação de informações que lhes foram sigilosamente repassadas pelo paciente ou pelos seus familiares, a inadequada exibição do paciente em aulas e conferências, entre outras.

d) *Deveres de vigilância.* Na avaliação de um ato médico, quanto à sua integridade e licitude, deve ele estar isento de qualquer tipo de omissão que venha a ser caracterizada por inércia, passividade ou descaso. Portanto, este modelo de dever obriga o médico a ser diligente, agir com cuidado e atenção, procurando de toda forma evitar danos que venham a ser apontados como negligência ou incúria.

Esse cuidado de assistência e vigilância deve se manter em todas as fases da relação médico-paciente e, quanto maior for a situação de risco, maior deve ser essa atenção,

108 Pareceres IV

a qual vai desde o momento, por exemplo, que precede o ato cirúrgico até os que o sucedem. Essa vigilância não se limita apenas aos restritos cuidados sobre o paciente, mas a todas as condições que são importantes para o bom êxito do ato médico.

Por outro lado, é mais que justo, diante de um caso de insucesso de um médico de vidas profissional e ética irrepreensíveis, existir a devida compreensão e a elevada prudência quando se considerarem alguns resultados, pois eles podem ser próprios das condições e das circunstâncias que rodearam o *resultado adverso*, sem imputar levianamente a isso uma quebra dos compromissos morais ou uma transgressão aos deveres de conduta. Não se pode consignar como culpa aquilo que não ultrapassa a prudência, a capacidade e a vigilância humana.

8.2 – O Mau Resultado

Hoje, recomenda-se, sempre em casos de resultados atípicos e indesejados, estabelecer a diferença entre *culpa médica, mal incontrolável e acidente inevitável*. No primeiro, existe responsabilidade do profissional em face do procedimento incorreto e inadequado que supõe inobservância de técnica ou de conduta. O segundo seria aquele decorrente de uma situação grave e de curso implacável, cujo resultado danoso deriva de sua própria evolução, e para quem as condições atuais da ciência e a capacidade do médico ainda não oferecem solução. E o acidente inevitável, quando existe um resultado lesivo, oriundo de um caso fortuito ou de força maior — um *infelicita fati*, incapaz de ser previsto ou evitado, não só pelo autor, mas por outro qualquer em seu lugar.

Desse modo, há de se ressaltar que nem todo *resultado adverso* na assistência médica é sinônimo de erro profissional. No caso em discussão — em que foram observados os cuidados pré-operatórios e toda diligência possível, durante e após a cirurgia —, é difícil admitir-se culpa, ainda que se possa insinuar tratar-se de uma operação de médio porte, eletiva e programada.

Inclusive é necessário que se comece a desfazer o preconceito que existe em torno de alguns resultados atípicos e inesperados no exercício profissional médico. Não é justo concordar com a alegação de que todo resultado infeliz e indesejado seja obrigatoriamente de uma culpa médica. Com isso, não se quer afirmar que ela não possa existir, mas tão-somente que haja transparência no curso da apreciação, respeito ao princípio do contraditório e todas as condições para a ampla defesa.

Tenho afirmado (in *Direto Médico*, 8ª edição, São Paulo: Fundo Editorial Byk, 2003), se no futuro não houver um trabalho bem articulado, os médicos irão trabalhar pressionados por uma sociedade de inclinação litigiosa, voltada para a compensação toda vez que os resultados não forem absolutamente os esperados. Daí em diante, os pacientes serão rejeitados, surgirá uma medicina esquiva e de custos altos, e o relacionamento do médico com o paciente irá transformar-se numa verdadeira tragédia. E é por isso que as crescentes queixas contra maus resultados já começam a perturbar emocionalmente o médico, e todos já sabem que no mínimo haverá um aumento de custos financeiros para o profissional e para o doente. Ao lado disso, já se começa a observar, entre outros fatos, a aposentadoria precoce, o abandono da profissão, o exagero nos pedidos de exames mais sofisticados e a omissão em procedimentos de alto risco, contribuindo cada vez mais para a consolidação de uma "medicina defensiva".

9. A discussão

As considerações que passarão a ser feitas, todas concebidas na mais pura isenção e exclusivamente dentro de um raciocínio doutrinário de nossa ética codificada e aplicada à realidade dos fatos que envolveram o lamentável episódio que terminou com a morte de RR, no Hospital MG, no dia 30 de junho de 2000, não têm outro propósito senão contribuir para restabelecer a verdade nesta indesejada ocorrência.

Um fato que chama a atenção é que tanto na denúncia como no Relatório do Conselheiro Federal LN não se especifica a responsabilidade de cada profissional de forma individual, mas genericamente da equipe. O Senhor CRB em sua denúncia diz que "a culpa está totalmente caracterizada, pois o erro médico se evidencia desde o momento em que a equipe médica avalia o quadro e não considera outra qualquer possibilidade de terapia ou mesmo transplante". E o Relator da ação de recurso de arquivamento no Conselho Federal de Medicina afirma que "apesar de toda consideração que mereça o grupo de médicos envolvidos e da evidência de que se houve com toda diligência, não afasto a possibilidade de erro médico caracterizado por indicação cirúrgica malfeita, aliado à indevida abordagem de conduta inadequada".

Pelo visto, não há citação nominal de nenhum dos membros da equipe, não se imputa que tipo de responsabilidade teve cada um, nem mesmo quando se emitiram a Ementa e o Acórdão referentes à ação provida parcialmente. Apenas manda-se abrir o devido processo por haver indícios de infração aos artigos 29, 46, 56 e 59 do Código de Ética Médica, sem especificar a responsabilidade individual de cada um dos cinco denunciados.

Desse modo, não há outra saída senão avaliar em conjunto as atividades da equipe, mesmo sabendo-se que cada um dos seus componentes participou em ações diversas e em tempo também diverso.

9.1 – *Os antecedentes dos denunciados.* Os Drs. EON, JC, FAC, MC e RBF gozam da melhor estima e do maior conceito em todos os segmentos sociais desta cidade de N, conhecidos como profissionais competentes em suas especialidades, inclusive todos eles com folha de serviços inestimáveis prestados à comunidade local e com grande repercussão nos demais Estado do Nordeste.

110 Pareceres IV

Jamais responderam a qualquer Processo ou Sindicância no seu Conselho de Medicina, nem receberam uma única punição, repreensão ou advertência por parte de dirigentes dos hospitais ou instituições onde tenham trabalhado durante todas as suas vidas funcionais.

Além disso, sempre se pautaram pela mais criteriosa conduta moral, pelo trato mais irrepreensível, servindo de exemplos de cidadãos probos e profissionais responsáveis pela estima e admiração que conseguiram angariar durante todo esse tempo, o que vem amplamente sendo demonstrado pelo reconhecimento da alta qualidade dos serviços prestados.

9.2 – *Os deveres de conduta dos ora denunciados.* Toda análise feita nestes autos nos dá conta de que nenhum dos indiciados deixou de cumprir, em qualquer momento, com os seus deveres de conduta ética que se exigia em circunstâncias como aquelas antes mencionadas.

O primeiro deles é o *dever de informação* e, no caso em tela, sendo o paciente e seus familiares pessoas instruídas, eram eles capazes de entender com facilidade a existência de um mal, os seus sintomas e a necessidade de uma prática cirúrgica que se apresentava como única opção de tratamento. Com certeza, nem o paciente nem seus parentes iriam permitir a entrada numa sala de operações, com os riscos que ali sempre existem, sem saber o que seria feito e qual a forma e as conseqüências daquele procedimento.

Os agora denunciados sempre se pautaram pelo reconhecimento de que os deveres de informação estão assegurados não apenas nas regras deontológicas e constitucionais, mas também nos princípios do respeito à dignidade humana, que tem no consentimento informado do paciente a devida e imprescindível consagração da relação médico-paciente. E muito mais se a intervenção é delicada e se os riscos e benefícios são discutíveis.

O segundo dever é o de *atualização*, pois se admite que para exercer uma atividade tão complexa e delicada como as que envolvem os atos praticados antes, durante e após a cirurgia cardíaca em discussão, seja necessário o estudo médico continuado, através da reciclagem permanente em centros especializados de referência, da presença permanente em Cursos, Congressos e Jornadas e da intimidade com as publicações mais recentes sobre avanços e descobertas de novos meios propedêuticos e terapêuticos surgidos em suas especialidades.

A presença dos indiciados no corpo clínico daquele hospital de tão alta resolução e de resultados tão expressivos são, por si só, prova inconteste de suas habilidades e de suas qualificações. Para tanto, foi exigido de cada um deles uma formação profissional pós-graduada em serviços médicos de referência nacional.

O terceiro dever é o de *abstenção de abuso*, e sobre isso ninguém pode alegar qualquer ato que os ora indiciados tenham praticado com imoderação, audácia, exagero ou insensatez. Primeiro, não se provou a desnecessidade do ato operatório praticado, o qual tinha indicação certa, agora referendada pelo próprio Conselho Regional de Medicina do Estado do ... Depois porque toda seqüência de atos praticados antes, na sala de cirurgia, e depois, no pós-operatório, foi pautada pelo equilíbrio e prudência, por meio de uma abordagem que não se colide com nenhum procedimento recomendado em tais ocasiões.

O fato da existência de tão lamentáveis ocorrências em cirurgia cardíaca nem sempre caracteriza culpa do especialista, pois os mais experimentados mestres desta respeitável arte operatória, em todos os tempos e em todos os climas, não se cansam de reconhecer a possibilidade desses acidentes. As estatísticas mais indulgentes, por sua vez, têm revelado que todos aqueles que se dedicam a esse penoso ofício de cirurgião cardíaco incorrem em tais eventualidades, sejam quais forem as técnicas utilizadas, sejam quais forem os meios utilizados de precaução.

Dificilmente, aponta-se um desses especialistas que tenha escapado imune desses lamentáveis resultados, qualquer que seja a sua fama, qualquer que seja a sua experiência. E não se observa isso apenas nas grandes e tumultuadas intervenções, muitas delas entremeadas de graves incidentes e delicadas situações, ante o pânico medonho da morte iminente. Mas também nas pequenas e médias intervenções, chamadas de "procedimentos invasivos de ambulatório".

Por outro lado, dizer que os agora indiciados foram imprudentes, pelo fato de um resultado tão indesejado quanto atípico, é absurdo. Basta ler os prontuários e papeletas para saber de maneira convincente que não se deixou de atender a qualquer requisito considerado imprescindível àquela cirurgia, nem se usou de qualquer expediente que não fosse estritamente indispensável e necessário.

Nesse particular, diga-se o mesmo quanto à inexistência de práticas indevidas e arriscadas como a exibição de técnicas experimentais, à utilização de um tratamento dispendioso e inadequado, à prática de riscos inconvenientes e desnecessários, à omissão ao paciente ou seus familiares de uma estratégia de risco-benefício ou à imprevidente exibição do paciente em aulas e conferências, entre outras.

O quarto e último dever de conduta do médico é o *de vigilância* e também sobre tal cuidado não se pode comprometer nenhum dos acusados com qualquer atitude de comprovada omissão, descaso ou inércia. Eles não se omitiram em nenhuma providência, nem se portaram com desatenção quando tiveram de atuar. Por essa razão, é inadmissível conjeturar negligência profissional em suas participações no presente caso, insinuando-se procedimento relapso em suas atividades no pré-, no trans- e no pós-operatório.

Ao contrário, basta ver as providências tomadas antes, durante e após a cirurgia para se registrarem seus empenhos, suas preocupações e suas responsabilidades. Tanto é verdade que, além de atenderem pessoalmente ao paciente, cercaram-se também de outros profissionais para ajudar no efetivo controle e no desejado restabelecimento

112 Pareceres IV

do paciente. Assim, todos os cuidados de assistência e vigilância foram mantidos nas diversas fases da assistência ao paciente, desde os momentos que precederam o ato cirúrgico até os que o sucederam, e essa vigilância não ficou restrita apenas aos procedimentos cirúrgicos, mas a todas as providências que se fizeram necessárias ao bom êxito do ato médico e da sua esperada recuperação.

9.3 – *A indicação da cirurgia.* Esta parece ser a questão crucial. Tanto na denúncia da família como na fundamentação de voto do Relator do Recurso em Sindicância do Conselho Federal de Medicina, fala-se em "necessidade cirúrgica que não correspondia à realidade" e em "indicação cirúrgica malfeita", respectivamente.

Analisando-se com a devida atenção os exames complementares que estão inseridos nestes autos, vê-se por quais razões o Plenário do Conselho Regional de Medicina do ... acatou os fundamentos do Conselheiro Sindicante FVP quando afirmou em seu relatório: "No presente caso, podemos observar que o paciente foi devidamente avaliado através dos exames complementares necessários e suficientes para possibilitar uma decisão consistente."

Numa leitura ainda mais atenta dos autos, iremos observar que, em 28 de janeiro de 2000, por meio de exame Eco-Dopler realizado pela Drª SS, tem-se o diagnóstico confirmado de "comunicação interatrial (CIA), com sinais de hipertensão e hiperfluxo pulmonar", e, por meio de Raios X do tórax, feitos pela Doutora FS, o diagnóstico de "sinais de hipertensão venocapilar bilateral e cardiopatia global".

Dessa forma, dizer que o paciente nunca apresentou qualquer tipo de enfermidade ou problema de saúde não é correto. Basta ver que, ao se apresentar no consultório do Dr. BC, ele já manifestava sinais de insuficiência cardíaca, em que se podia notar o edema dos membros inferiores, a dispnéia e a estase jugular.

Nos textos mais elementares de Cardiologia, estão assinalados esses e muitos outros sintomas, como dispnéia de esforço, fadiga, palpitações, entre tantos.

Também não é desconhecido o fato de que certas cardiopatias congênitas, entre elas a CIA, levam a sérias repercussões hemodinâmicas e quando não corrigidas tendem a hipertensão pulmonar grave, com posterior hiper-resistência pulmonar, em que muitas vezes têm apenas no transplante coração-pulmão a única alternativa de tratamento.

Sabe-se que o ideal é operar os portadores de "comunicação interatrial" entre 2 e 4 anos de idade. Todavia, isso não quer dizer que no adulto a operação esteja sempre contra-indicada. Não. Mesmo em pessoas de idade mais avançada, essa cirurgia traz melhoras de sobrevivência e evita o agravamento da capacidade funcional, dando a elas melhores condições de vida que os medicamentos não oferecem mais.

Foi somente após criteriosa avaliação do paciente que a equipe encontrou na indicação da cirurgia a única opção de tratamento da "comunicação interatrial", tendo em vista os exames realizados. A única coisa que poderia ter influenciado na não realização da cirurgia seria a presença de uma hipertensão pulmonar grave — o que não era o caso, pois, como se viu, sua hipertensão apresentava-se em níveis bem discretos.

9.4 – *As cirurgias.* A primeira cirurgia transcorreu sem nenhum incidente, com a colocação do *patch* e um pós-operatório livre de qualquer intercorrência.

O paciente foi submetido a uma atriosseptoplastia com *patch* de *teflon*, e todo ato operatório transcorreu sem anormalidades, embora tenha evoluído para uma discreta insuficiência cardíaca. No dia 26 de junho, o paciente voltou, conforme solicitação da equipe, para uma reavaliação. Nesse momento, apresentava um quadro de "derrame pericárdico e pleural esquerdo", para o qual foram recomendadas drenagens, do que resultou a retirada de cerca de 1.500 ml de líquido sero-sanguinolento. Também foi solicitado um ecocardiograma transesofágico, tendo este demonstrado disfunção do ventrículo direito, insuficiência tricúspide importante e ruptura do *patch* interatrial.

Frente a tais resultados, o paciente foi submetido a nova cirurgia no dia seguinte e através de atriotomia direita evidenciou-se desgarramento parcial da placa por ruptura de fio de sutura. Em seguida, procedeu-se à correção da comunicação interatrial e plastia da válvula tricúspide, tendo o paciente evoluído para um choque cardiogênico, que não respondeu às drogas vasoativas. Foi encaminhado ao CTI, onde faleceu logo após.

9.5 – *A assistência pós-operatória e a alta do paciente.* O paciente teve alta em 10 de junho de 2000, somente depois de rigorosa avaliação em que sua cirurgia tinha evoluído de forma satisfatória. Não é justa a alegação de que sua saída do Hospital se deu sem que o objetivo da cirurgia fosse alcançado, ou seja, que o paciente tenha saído portando o mesmo mal.

A bem da verdade, é necessário que se diga não ter havido uma ruptura total do *patch*, mas tão-só de um dos seus pontos, por motivos ainda totalmente desconhecidos.

9.6 – *A pretensa indicação de transplante coração-pulmão.* A não tentativa de um transplante de coração foi alegada pelo denunciante. É claro que todas as outras opções medicamentosas e cirúrgicas foram estudadas para o caso em tela, inclusive o transplante. No entanto, o transplante de coração-pulmão só está indicado nos casos mais graves e quando a expectativa de vida não chega a 1 ano.

A única e correta indicação no presente caso era a reparação da comunicação interatrial, principalmente pelo fato de o paciente ser portador de um defeito septo-atrial não complicado e da ausência de uma hipertensão pulmonar severa. Esses indicativos eram suficientes para que a opção fosse a cirurgia realizada e não a de outras alternativas cirúrgicas.

114 Pareceres IV

9.7 – *A sindicância.* O relatório de sindicância chama a atenção para o principal questionamento no presente caso: "se havia ou não indicação cirúrgica".

O Relator de Sindicância no Conselho Regional de Medicina do Estado do ... diz que a indicação do Dr. HC era clara quanto à cirurgia, desde quando o paciente apresentou-se no seu consultório com sinais de insuficiência cardíaca congestiva, expressos pelo edema dos membros inferiores, estase jugular, dispnéia e aumento da área cardíaca e derrame pericárdico vistos pela radioscopia. Esta, sem dúvida, é também a prova mais evidente de que o paciente não era assintomático.

O mais importante nesta Sindicância, cujo voto do Relator foi aprovado pela maioria do Plenário daquele Regional no sentido de seu arquivamento, é a convicção de que neste caso "o paciente foi devidamente avaliado através dos exames complementares necessários e suficientes para possibilitar uma decisão médica consistente". Com isso, se afasta definitivamente a evidência de erro médico no que diz respeito à indicação cirúrgica.

Todavia, o relatório não faz justiça à equipe e desconsidera o interesse da família quando afirma ter faltado diálogo alertando as possíveis complicações, mostrando riscos e benefícios para o paciente, para um melhor embasamento da indicação da cirurgia.

Data vênia, ninguém iria se operar do coração sem saber pelo menos os benefícios que isso traria. Está claro que o paciente foi alertado de que esta cirurgia era a única opção terapêutica em seu favor para uma sobrevivência melhor.

Por outro lado, tais esclarecimentos não podem ter um caráter estritamente técnico em torno de detalhes de uma enfermidade ou de uma conduta, nem muito menos descer às minúcias e considerações de possíveis e imagináveis complicações, o que certamente levaria o paciente ao temor e à desistência. Exige-se apenas uma explicação simples e objetiva, aproximativa e honesta, permitindo ao paciente o conhecimento sobre o que se vai realizar e quais seus objetivos e vantagens.

Pensar também que as afirmações prestadas ao paciente e familiares é apenas parte de uma decisão. Há uma outra que pertence ao médico, com suas razões de ordem técnica, ética e legal.

10. Os dispositivos capitulados

Vendo o presente caso de forma racional, com a explicação detalhada como está registrada em Os fatos, resta-nos examinar de maneira desapaixonada a questão quanto à recomendada tipificação das infrações éticas pelo Conselho Federal de Medicina. E nestas, mesmo diante da lamentável ocorrência, os denunciados jamais desatenderam às condições previstas nos artigos 29, 46, 56 e 59 do Código de Ética Médica, assim redigidos:

É vedado ao médico:

Artigo 29 – Praticar atos profissionais danosos ao paciente que possam ser caracterizados como imperícia, imprudência ou negligência.

Artigo 46 – Efetuar qualquer procedimento médico sem o esclarecimento e o livre consentimento prévios do paciente ou de seu responsável legal, salvo em iminente perigo de vida.

Artigo 56 – Desrespeitar o direito do paciente de decidir livremente sobre a execução de práticas diagnósticas ou terapêuticas, salvo em caso de iminente perigo de vida.

Artigo 59 – Deixar de informar ao paciente o diagnóstico, o prognóstico, os riscos e objetivos do tratamento, salvo quando a comunicação direta ao mesmo possa provocar-lhe dano, devendo, nesse caso, a comunicação ser feita ao seu responsável legal.

Com muita honra, presidimos uma Comissão Nacional designada pelo Conselho Federal de Medicina para elaborar um anteprojeto ao Código de Ética Médica, o qual foi devidamente aprovado durante as sessões plenárias da I Conferência Nacional de Ética Médica, no Rio de Janeiro, no período de 24 a 28 de novembro de 1987, e posto em vigor após sua publicação na Resolução CFM nº 1.246/88 (D.O.U. de 20 de janeiro de 1988). Além disso, ainda publicamos demoradas e refletidas considerações sobre este estatuto ético (in *Comentários ao Código de Ética Médica*, 4ª edição, Rio de Janeiro: Editora Guanabara Koogan S/A, 2002).

Ipso facto, essa experiência nos permite uma visão ampla e ajustada ao ideal que nos inspirou durante a elaboração do Código de Ética Médica nas longas e proveitosas discussões realizadas não apenas com os médicos e profissionais da saúde, mas com outros segmentos próximos a tais propostas.

10.1 – É difícil justificar que os ora denunciados, durante a assistência ao Sr. RR, tenham, de forma isolada ou em equipe, agido de forma irresponsável, e por isso apontar em suas condutas indícios de *imperícia*, *imprudência* ou *negligência* de que fala o artigo 29. É tanto que o Conselheiro que subscreveu o Parecer na Sindicância enfaticamente assegura que "os diversos exames já citados descaracterizam a tese de negligência" e que "quanto às acusações de imperícia e imprudência, o próprio autor declara no documento denúncia que a família resolveu procurar a equipe cirúrgica aqui denunciada, pelo bom conceito que goza aqui e em outros Estados do Nordeste".

116 Pareceres IV

Por outro lado, o relatório do Conselheiro em recurso de sindicância no Conselho Federal de Medicina apenas nominou o artigo 29 do Código de Ética e não afastou a possibilidade de erro médico, mas não especificou o tipo de culpa: *imperícia*, *negligência* ou *imprudência*, por mais esforço que houvesse. Não houve tal cuidado, embora isso seja imprescindível para que os denunciados tracem sua linha de defesa baseada no rumo da especificação de uma das três formas de culpa. Se não, há cerceamento da liberdade, fere-se mortalmente a regra do contraditório, agride-se um ditame constitucional e deixa-se de atender ao mais elementar dos princípios democráticos: o direito à ampla defesa.

Não se pode argüir, no caso em tela, *imperícia*, pois, como tal se entende é a falta de aptidão profissional, o despreparo técnico e teórico, e a insuficiência de conhecimentos no desempenho de uma tarefa. Sobre isso, não há nem como se cogitar. Basta ver a qualificação e o tipo de serviços oferecidos pelos médicos agora denunciados, todos com muitos anos de experiência em serviços de excelência, reconhecidos pelo sucesso profissional, com trabalhos publicados e com participação em Cursos, Congressos, Jornadas e Simpósios em suas áreas de atividade. É, por isso, impossível considerá-los imperitos.

Imprudência também não é legítimo que lhes impute, pois em nenhum momento ficou demonstrado qualquer ato de intempestividade, precipitação, insensatez ou inconsideração. Ainda mais que a imprudência tem caráter comissivo, e disso seria injusto cogitar. Tudo que se fez na pré-falada cirurgia foi no sentido de atender à indiscutível necessidade de um ato médico legítimo, bastando ver os resultados dos exames solicitados no pré-operatório. O fato da ocorrência de um resultado atípico e indesejado não é o mesmo que dizer de forma imperiosa que houve abuso de poder ou ousadia antes, durante e após a operação. Ao contrário, houve sempre moderação e equilíbrio. E isso na realidade foi feito, basta ver o conteúdo de seus depoimentos.

Negligência, especificamente, não se pode alegar nem teria qualquer procedência, pois não há registro de inércia, indolência ou passividade. Também não restou provado que os ora indiciados tenham deixado de assumir suas responsabilidades sobre os procedimentos médicos, levando em conta que eles deram toda assistência devida, no pré-, trans- e pós-operatório, inclusive acompanhando passo a passo os cuidados posteriores, até o desenlace que se tornou imprevisível e incontrolável.

A verdade é que se exige muito dos médicos, ainda sabendo que sua ciência é limitada e que sua obrigação é de meios. O compromisso é na utilização de todos os recursos disponíveis para se ter um bom resultado, sem no entanto a imperiosa imposição de curar sempre. Na obrigação de meios, portanto, o resultado que se promete na assistência médica não é a cura do paciente, mas a forma mais adequada para esse fim, desde que ele tenha empregado o melhor de sua capacidade e o que lhe é disponível. O médico teria, portanto, de provar que agiu prudente e diligentemente. E isso aconteceu na assistência do Sr. RR.

10.2 – O artigo 46 do Código de Ética Médica, tal qual está escrito, exalta a necessidade de um consentimento prévio do paciente pelo direito que ele tem de proteção a sua integridade e a sua dignidade (*princípio da autonomia*). Por melhor que seja a intenção do profissional, isso não exclui a obrigação que ele tem de esclarecer o paciente dos riscos, objetivos, mostrando as vantagens e até as desvantagens de cada intervenção, e, nos momentos mais cruciais, pela delicadeza dos fatos, essas informações devem ser feitas aos familiares.

Mesmo que não haja nenhum documento escrito sobre tal consentimento — até porque esta não é a praxe entre nós — o paciente e seus familiares são pessoas razoavelmente instruídas e capazes de entender com facilidade a existência de um mal, os seus sintomas e a necessidade de um tratamento cirúrgico, tendo em conta a melhoria de vida e a sobrevivência advinda depois da operação da comunicação interatrial e, por isso, com certeza, sabiam da realização de um tipo de cirurgia que tem seus riscos inevitáveis. É difícil admitir que eles não conhecessem os riscos que ali sempre existem, o que seria feito, e qual a forma e as conseqüências daquele procedimento.

É claro também que nenhum médico, por mais inconseqüente que fosse, ou paciente que mais ingênuo parecesse jamais iriam se encontrar numa situação de total indiferença e desinformação, a ponto de irem a uma sala de operações sem uma conversa prévia e demorada. A experiência diuturna na prática médica mostra que isso é impossível.

10.3 – Diga-se o mesmo no que se refere ao artigo 56 do Código de Ética Médica quanto ao fato de o paciente ter o direito de decidir livremente sobre a execução de práticas diagnósticas ou terapêuticas.

Assim, quando o médico estiver diante de um caso de recusa de formas terapêuticas ou de práticas diagnósticas, o ideal será um acordo eticamente defensável entre ele, o paciente e a família, até se chegar a uma solução em que o paciente seja o mais favorecido.

No entanto, tão absurda é essa alegação ao caso em discussão, que nem mesmo o denunciante, frente a sua injustificável revolta, ousou apontar. Não se sabe de onde surgiu a idéia de que o paciente tenha sido violentado na sua livre vontade de decidir sobre formas de tratamento ou tipos de exame. Basta ler as peças processuais para ver que ele e seus familiares atenderam a todas as recomendações médicas, realizando os exames solicitados, aceitando o internamento e o reinternamento, e acatando indicação das duas cirurgias. Em nenhum momento, restou provada qualquer forma de cerceamento ou imposição a essa ou àquela prática propedêutica ou terapêutica. Tudo foi feito no sentido de dar ao paciente uma melhor condição de saúde e uma expectativa de vida mais tranqüila.

10.4 – O artigo 59 do Código de Ética Médica não deixa de ser uma repetição do artigo 46, pois enfatiza a necessidade de o paciente ser informado do diagnóstico, do prognóstico, e dos riscos e objetivos do tratamento. Ele tem o direito de saber a verdade sobre o seu diagnóstico, prognóstico, riscos e objetivos do tratamento. Até achamos que a não revelação do que necessariamente deve saber, constitui-se num sério golpe aos seus direitos fundamentais.

Mesmo sendo enfadonho voltar a insistir nas alegações exaustivamente reiteradas de que o paciente e seus familiares foram informados do diagnóstico (*comunicação interatrial*) e da necessidade da colocação de um tampão (*patch*) de modo a corrigir uma anomalia existente, como única solução para melhorar sua sobrevida, vale a pena mais esta explicação: Não há como entender que um paciente capaz e instruído, tendo ao seu lado familiares de mesmas qualidades, deixasse de se interessar até mesmo por detalhes que normalmente circundam um ato que não deixa de ter sua delicadeza e riscos. É difícil admitir que eles não fossem capazes de saber do mal de que o paciente era portador, dos seus sintomas, e das naturais e admissíveis conseqüências num procedimento daquele porte.

Por fim, é forcejar demais o raciocínio, querendo enquadrar os denunciados nos dispositivos anteriormente citados, quando na realidade este lamentável acontecimento, que culminou com a morte do paciente, não teve como responsável um único ato que pudesse ser caracterizado de ousadia, de inaptidão ou de desídia, nem que ele precedesse da falta de consideração a ele e seus familiares, naquilo que é de elementar na relação médico-paciente-familiares quanto à informação sobre diagnóstico, prognóstico, riscos e objetivos do tratamento, nem sobre desrespeito ao livre direito de decidir sobre a realização de exames ou procedimentos, nem muito menos de suas práticas sem o seu consentimento livre e esclarecido.

11. As conclusões

Depois de cuidadosa análise dos autos deste Processo Ético-disciplinar em que figuram como denunciados os médicos EON, JC, FAC, MC e RBF em Processo Ético-disciplinar junto ao Egrégio Conselho Regional de Medicina do ..., e em que se valorizou todo acervo documental, ficou muito evidente que:

11.1 – Inexiste qualquer subsídio conclusivo capaz de apontar ou fundamentar com precisão que os ora indiciados tenham agido com desatenção aos seus deveres de conduta profissional, onde se pudesse evidenciar o descaso, a inércia ou a precipitação.

11.2 – Está comprovado de todas as maneiras que não há em qualquer parte destes autos um único fundamento que possa provar de forma convincente que os médicos anteriormente citados tenham se portado como imperitos, negligentes ou imprudentes, pois, apesar do indesejado resultado, eles agiram em todos os instantes com diligência, habilidade e prudência.

11.3 – Não há em nenhuma parte do contencioso uma única alusão que indique de maneira cabal ter havido por parte dos denunciados uma conduta ou a falta de um procedimento que isso viesse caracterizar numa omissão propedêutica ou terapêutica em favor do paciente em questão.

11.4 – Está também comprovado de diversas formas que existiu precisa indicação em todos os cuidados e procedimentos recomendados em situações como as aqui analisadas, como meio de promover melhorias na sua sobrevida e na capacidade funcional, o que os medicamentos não podiam mais oferecer.

11.5 – Ficou demonstrado de forma inequívoca que, após os devidos exames, a septoplastia era a única opção terapêutica para a correção da comunicação interatrial, da qual o paciente era portador.

11.6 – Não há qualquer evidência de que tenha faltado a necessária informação sobre diagnóstico, prognóstico, riscos e objetivos do tratamento, nem sequer vislumbre de desrespeito ao livre direito de decidir sobre a realização de exames ou procedimentos.

11.7 – O parecer do Conselheiro Sindicante, acompanhado pelo voto do Plenário do Conselho Regional de Medicina do Estado do ..., em momento algum configurou responsabilidade dos ora indiciados por imperícia, imprudência ou negligência, nem muito menos estabelece qualquer relação de nexo causal entre o resultado e os procedimentos médicos usados no pré-, trans- e pós-operatório.

11.8 – Ficou também provado pelas citações de obras especializadas no bojo dos autos que um resultado indesejado nesses tipos de operação nem sempre é decorrente da má prática dos médicos envolvidos, mas por fatores intervenientes que estão acima do seu controle e dos seus cuidados, principalmente quando há evidências incontestáveis de que o ato operatório realizou-se em tempo e forma habituais, tendo suas complicações surgido algum tempo após a operação e sem nenhuma motivação de condutas inadequadas ou da omissão de cuidados.

11.9 – Todos os relatórios dos médicos assistentes técnicos falam em favor da necessidade da operação diante dos sintomas que apresentava o paciente, da lisura como os exames foram realizados e da maneira como a equipe procedeu durante e após as cirurgias, além de não se encontrar em momento algum configurada a responsabilidade dos denunciados por imperícia, imprudência ou negligência.

11.10 – Não há como se admitir, nas condições em que as cirurgias foram efetivadas, a existência de inobservância aos dispositivos do Código de Ética Médica dos

Conselhos de Medicina do Brasil, no que diz respeito à falta de zelo e de capacidade profissional, à falta de aprimoramento continuado de seus conhecimentos e ao erro profissional, pois os denunciados cumpriram com todos os deveres éticos que se exigem no correto exercício de sua especialidade.

11.11 – É evidente que existiu um resultado indesejado, traduzido pela morte do paciente, mas não se pode dizer com isso que foi oriunda de um erro médico, ainda mais quando se sabe que as cirurgias realizaram-se dentro dos parâmetros aceitos pelas entidades nacionais e estrangeiras que cuidam do assunto, como foi repetidamente provado nos autos.

11.12 – Não há como admitir conduta desidiosa da equipe que tratou do Senhor RR, pois a razão que motivou a 2ª Câmara do Egrégio Tribunal Superior de Ética Médica do Conselho Federal de Medicina, mesmo em desconsideração ao Plenário do Conselho *a quo* — de inigualável lisura e correição, não está nos fatos apurados na sindicância, mas apenas na simples palavra do denunciante.

Em face do exposto, não há como comprovar que os Drs. EON, JC, FAC, MC e RBF tenham deixado de agir com o máximo de zelo e o melhor de sua capacidade profissional; que tenham deixado de aprimorar continuamente seus conhecimentos ou de usar o melhor do progresso científico em benefício do paciente; e que tenham sido *imperitos, negligentes* ou *imprudentes* quando da assistência ao Senhor RR em sua cirurgia de reparação de comunicação interatrial. Nem muito menos que tenham agido em desconsideração a ele e a seus familiares quanto às devidas e necessárias informações sobre diagnóstico, prognóstico, riscos e objetivos do tratamento, nem sobre cerceamento ao livre direito de decidir sobre a realização de exames ou procedimentos. Nem, finalmente, infringido qualquer postulado contido no Código de Ética Médica, principalmente no que diz respeito aos dispositivos apontados no Recurso de Sindicância no CFM nº 8.041/01, da lavra do Conselheiro LN, como responsáveis pelo indesejado e atípico resultado.

É o Parecer, salvo melhor juízo.

João Pessoa, 23 de dezembro de 2002

Genival Veloso de França

3

ESTRANGULAMENTO ANTIBRAQUIAL ACIDENTAL

Estudo médico-legal admitindo o meio causador da morte como resultante de estrangulamento antibraquial acidental. Significado e relevância do laudo pericial oficial. Elementos que diferenciam a morte por esganadura e a produzida por compressão vagal por estrangulamento antibraquial (golpe de gravata). Hipótese de sua causa ter sido acidental.

Parecer

Este Parecer foi solicitado pelos advogados do Senhor CAS, brasileiro, casado, 58 anos de idade, funcionário público, residente e domiciliado na avenida Praia de Muriú, 9.188, Condomínio PN, bloco E, apto. 1.304, na cidade de N, que responde a uma Ação Penal por alegada infração em crimes contra a vida.

Subscreve o presente Parecer o Dr. Genival Veloso de França, médico e bacharel em Direito, Professor Titular de Medicina Legal nos cursos de Medicina e de Direito da Universidade Federal da Paraíba, Professor Visitante da Universidade Estadual de Montes Claros, Professor Convidado do Curso Superior de Medicina Legal do Instituto de Medicina Legal de Coimbra (Portugal), Membro Efetivo da Academia Internacional de Medicina Legal, autor de várias obras, destacando-se *Medicina Legal*, 6ª edição, Rio de Janeiro: Editora Guanabara Koogan S/A, 2001; *Direito Médico,*

7ª edição, São Paulo: Fundo Editorial Byk, 2001; *Comentários ao Código de Ética Médica*, 4ª edição, Rio de Janeiro: Editora Guanabara Koogan S/A, 2002; *Pareceres I*, Rio de Janeiro: Editora Guanabara Koogan S/A, 1997; *Noções de Jurisprudência Médica*, 3ª edição, João Pessoa: Editora Universitária, 1982.

1. As Preliminares

O presente Parecer tem a finalidade de discutir com argumentos médico-legais a *causa mortis* da Senhora DB, a qual deu entrada sem vida no Pronto-socorro de N, no dia 9 de agosto do corrente, por volta de 1 hora e trinta minutos, após desentendimento em seu apartamento com seu marido CAS, que foi preso em flagrante.

2. Os fatos

No auto de prisão em flagrante, quando cientificado das imputações que lhe eram imputadas, disse o denunciado que na data de 8 de agosto do ano em curso, antes do Jornal Nacional, começou a beber *whisky* e sua esposa, cerveja, quando passaram a discutir e, depois, avisou a ela que iria deixá-la quando amanhecesse o dia. Em seguida, foi ao guarda-roupa pegar seus pertences quando foi atacado pela companheira, a qual feriu seu rosto e seus braços com as unhas.

Neste instante, deu-lhe uma "gravata", segurando-a pelo pescoço e jogando-a sobre a cama, no intuito de desvencilhar-se, tendo ela caído entre a cama e a parede.

Informa, ainda, que, vendo sua companheira imóvel, tentou reanimá-la, balançando-a e massageando seu tórax, e, como a mesma não reagia, ficou apavorado. Ligou imediatamente para seu filho Wagner, o qual aconselhou procurar urgente um atendimento médico.

Em seguida, desceu com a vítima ao térreo do prédio, levando-a para o Pronto-socorro de N, onde teve conhecimento de que a mesma estava morta, o que lhe causou surpresa, pois não teve a intenção de matá-la.

3. O laudo

3.1 – *Laudo de Exame de Corpo de Delito (Cadavérico) nº 01.0668.08.02, assinado pelos Drs. FOM e GBC.*

"(...) II – Inspeção Interna.

(...) 3.3 – congestão pulmonar, discreto edema em áreas centrais, ausência de pontilhado petequial na serosa;

(...) 3.14 – região cervical com partes moles e ósseas sem alterações;

3.15 – na região cervical posterior não se identificaram alterações em partes moles ou ósseas, nem alterações em canal medular e medula óssea.

IV – Discussão e Conclusão.

A asfixia mecânica levou a vítima a uma morte súbita por compressão e obstrução total das vias aéreas superiores, compressão dos grandes vasos do pescoço e compressão vagal com parada cardíaca reflexa.

A ausência de pontilhado petequial em serosas pode decorrer exatamente da subitaneidade e imediatismo da morte por asfixia mecânica.

São características da anóxia sistêmica decorrente da asfixia mecânica, o edema e a congestão cerebral e a congestão vascular polivisceral principalmente dos órgãos vitais, como coração, pulmões, fígado e rins. Em alguns deles, como por exemplo nos pulmões, esta congestão se acompanha de pequenas hemorragias parenquimatosas perivasculares. Excetuando-se as alterações anteriormente referidas, os cortes histológicos não evidenciaram alterações patológicas específicas.

Com relação à região cervical, foram encontrados, ao exame macroscópico e microscópico, nenhuma anormalidade de ossos, partes moles e/ou pele. Isso não invalida a possibilidade de compressão extrínseca que se tenha distribuído de forma eqüitativa e difusa na região e que, por isso mesmo, não tenha dado lugar à formação de lesões específicas.

Em face do histórico, exame necroscópico macroscópico, exame histológico de órgãos, radiografias de região cervical (AP e lateral) (...) concluem os peritos que a morte se deu devido a: 1 – Edema e congestão cerebral e polivisceral, devido a: 2 – Asfixia mecânica, devido a: 3 – Compressão extrínseca de vias aéreas superiores."

4. A asfixia mecânica por esganadura

A Esganadura é uma forma de asfixia mecânica que se verifica pela constrição do pescoço pelas mãos, impedindo a passagem do ar atmosférico pelas vias aéreas até os pulmões. A esganadura vem sempre associada de outras lesões traumáticas, oriundas de agressões como ferimentos na região posterior da cabeça, equimoses em redor da boca, escoriações nas mãos e nos antebraços, todas elas decorrentes da tentativa de subjugar a vítima.

Os sinais mais importantes externamente são as marcas de unhas deixadas pelo agressor, de forma semilunar, de tonalidade pardo-amarelada, apergaminhadas e conhecidas como "estigmas ungueais". Ou em forma de estrias escoriativas, aparecendo em maior quantidade do lado esquerdo da vítima se o agressor usou a mão direita (França, in *Medicina Legal*, 6ª edição, Rio: Editora Guanabara Koogan S/A, 2001, pág. 123).

Os sinais profundos no pescoço caracterizam-se pelas infiltrações hemorrágicas difusas na tela subcutânea e na musculatura da região cervical, podendo também se encontrar fraturas de cartilagem tireóide e cricóide e fratura dos ossos estilóide e hióideo, e mais raramente fratura de cartilagens da traquéia. Podem ser encontradas soluções de continuidade ou infiltrações hemorrágicas longitudinalmente dispostas, curvilíneas ou atípicas, de concavidade voltada para a linha média do pescoço, na túnica íntima da artéria carótida comum, produzidas indiscutivelmente pela pressão das unhas sobre aquele vaso e dele sobre a coluna cervical. Este sinal é referido como as marcas de França (Croce D. e Croce Jr., D., in *Manual de Medicina Legal*, São Paulo: Editora Saraiva, 1995, pág. 279).

5. A asfixia mecânica por estrangulamento antibraquial

É possível a asfixia mecânica do tipo estrangulamento antibraquial (golpe de gravata), de forma acidental, quando um indivíduo tenta conter outro.

Em geral, a morte se dá por oclusão das vias aéreas ou da obstrução da circulação das carótidas, por ação da prega do cotovelo sobre a face lateral do pescoço (Gisbert Calabuig, J.A., *Medicina Legal y Toxicologia,* Barcelona: Masson S/A, 1998, pág. 424).

A morte pode ser também por inibição (reflexo laríngeo-pneumogástrico), síndrome conhecida por "estrangulamento branco de Claude Bernard-Lacassagne", em que, por vezes, pressões menos significativas do pescoço podem resultar parada cardíaca e em que não se encontram os sinais clássicos de asfixia.

Em tais ocorrências, o difícil é precisar o diagnóstico específico desta forma de estrangulamento, pois os sinais encontrados não são tão evidentes como os deixados pelo laço no estrangulamento e no enforcamento ou pelos dedos na esganadura (França, in *op. cit.,* pág. 123).

6. A discussão

Antes de qualquer coisa, deve-se destacar a boa qualidade do laudo de necropsia realizado pelos médicos-legistas do Instituto Técnico-Científico de Polícia do Estado do Rio Grande do Norte, não só pelos cuidadosos exames macroscópicos e subsidiários, senão também pelas considerações procedentes em sua discussão e conclusão.

Como se viu mais anteriormente, na esganadura a vítima não se entrega facilmente e por isso aliam-se, às pronunciadas lesões externas e internas do pescoço, outras lesões bem pronunciadas na face, na cabeça e nas mãos e antebraços, estas últimas conhecidas como "lesões de defesa".

Sendo assim, pelos achados necroscópicos descritos naquele relatório médico-legal, não há como se vislumbrar a possibilidade de a morte ter sido por esganadura, até porque, se houvesse, os peritos teriam assinalado esta forma específica de asfixia mecânica.

Considerando os relatos "a morte súbita por compressão e obstrução total das vias aéreas superiores, compressão dos grandes vasos do pescoço e compressão vagal com parada cardíaca reflexa", "a região cervical com partes moles e ósseas sem alterações", "a região cervical posterior sem alterações em partes moles ou ósseas, nem alterações em canal medular e medula óssea", "a subitaneidade e imediatismo da morte por asfixia mecânica", "os corte histológicos não evidenciaram alterações patológicas específicas" e finalmente "com relação à região cervical foram encontrados, ao exame macroscópico e microscópico, nenhuma anormalidade de ossos, partes moles e/ou pele" e "por isso mesmo, não tenha dado lugar à formação de lesões específicas", são afirmações muito seguras para não se cogitar de esganadura.

Por outro lado, levando-se em conta que na asfixia mecânica por estrangulamento antibraquial (golpe de gravata) a morte pode se dar por oclusão das vias aéreas ou da obstrução da circulação das carótidas, mas também pela inibição (reflexo laríngeo-pneumogástrico) — em que por vezes pressões menos significativas do pescoço podem resultar em parada cardíaca e em que não se encontram os sinais específicos de asfixia —, é mais fácil entender por que os peritos subscritores do laudo necroscópico não encontraram lesões no exame interno do pescoço e tenham afirmado: "região cervical com partes moles e ósseas sem alterações" e "compressão vagal com parada cardíaca reflexa".

E mais, ao se afirmar que "a possibilidade de compressão extrínseca tenha se distribuído de forma eqüitativa e difusa na região e que, por isso mesmo, não tenha dado lugar à formação de lesões específicas", aproxima-se mais da idéia de estrangulamento antibraquial, em face da possibilidade remota de deixar lesões manifestas externa e internamente no pescoço.

Na verdade, como se viu nas considerações sobre esganadura, ela vem sempre associada a outras lesões traumáticas, originárias de agressões, como ferimentos na região posterior da cabeça, equimoses em redor da boca, escoriações nas mãos e nos antebraços, todas elas decorrentes da tentativa de dominar e vencer a resistência da vítima.

7. A conclusão

Depois de cuidadosa análise dos autos deste Processo, desprovida de qualquer interesse que não seja o de contribuir na busca da verdade, em que figura como denunciado CAS, e tendo em vista o registro rigoroso e insuspeito das informações técnicas ali inseridas, restou-nos as seguintes convicções:

I – Levando em conta o que consta da peça pericial, podemos afirmar que nela não existe nenhum elemento capaz de justificar a morte de DB por esganadura, como muito bem o fizeram os médicos-legistas que subscreveram o laudo.

II – É possível, todavia, que a morte da pré-falada vítima tenha se dado por compressão vagal com parada cardíaca reflexa, devido a asfixia mecânica, devido a estrangulamento antibraquial (golpe de gravata), como também não se pode descartar a hipótese de sua causa ter sido acidental.

É o Parecer.

João Pessoa, 25 de novembro de 2002

Genival Veloso de França

4

MORTE POR REFLEXO ÓCULO-CARDÍACO

Parecer no qual se avalia uma morte durante cirurgia oftalmológica. Estudo dos deveres e obrigações do médico. A incidência perturbadora do fator fisiológico conhecido por "reflexo óculo-cardíaco". Teorias que justificam um distúrbio caracterizado por bradicardia, assistolia, ritmo nodal, bloqueio átrio-ventricular, por maiores que sejam os cuidados do cirurgião, mesmo por discreta manipulação oftálmica. O princípio do in dubio pro reo.

Parecer

1. As preliminares

Este Parecer foi solicitado pela Cooperativa dos Médicos Anestesiologistas do Estado do Pará (COOPANEST–PA), em favor da Doutora MRB, CRM–PA ..., residente na rua FG, 45, apto. 601, bairro Vila Nova, na cidade de Belém, Estado do Pará, pós-graduada e especialista em Anestesiologia por concurso pelo Centro de Ensino e Treinamento do Instituto Ofir, médica anestesiologista por concurso do Hospital de Pronto-Socorro Municipal e médica anestesiologista do Serviço de Hemodinâmica do INCOR–PA.

Subscreve o presente Parecer o Doutor Genival Veloso de França, médico e bacharel em Direito, Professor Titular de Medicina Legal nos cursos de Medicina e de Direito da Universidade Federal da Paraíba, ex-Professor Titular de Medicina Legal no Curso de Direito da Universidade Estadual da Paraíba – Campus de Campina Grande,

Professor Visitante da Universidade Estadual de Montes Claros, Professor Convidado nos cursos de graduação e pós-graduação do Instituto de Medicina Legal de Coimbra (Portugal), Membro Efetivo da Academia Internacional de Medicina Legal, Membro da Junta Diretiva da Sociedade Ibero-americana de Direito Médico, Membro Efetivo da Academia Brasileira de Ciências Médico-Sociais, Membro Efetivo da Academia Paraibana de Medicina, ex-presidente do Conselho Regional de Medicina do Estado da Paraíba, ex-secretário do Conselho Federal de Medicina, autor de várias obras, destacando-se *Medicina Legal*, 6ª edição, Rio de Janeiro: Editora Guanabara Koogan S/A, 2001; *Direito Médico*, 7ª edição, São Paulo: Fundo Editorial Byk, 2001; *Comentários ao Código de Ética Médica*, 3ª edição, Rio de Janeiro: Editora Guanabara Koogan S/A, 2001; *Pareceres I*, Rio de Janeiro: Editora Guanabara Koogan S/A, 1997; *Comentários ao Código de Processo Ético-Disciplinar dos Conselhos de Medicina do Brasil*, João Pessoa: Editora A União, 1997; *Flagrantes Médico-Legais I*, João Pessoa: Editora Universitária, 1981.

Este estudo, desapaixonado e isento de qualquer interesse que não seja o de restabelecer a verdade, é feito no momento em que a ora denunciada Dra. MRB responde a um Processo Ético-Profissional junto ao CREMEPA.

Assim, este Parecer tem o sentido de contribuir de maneira isenta e imparcial com esclarecimentos sobre seus deveres de conduta ética nos indesejados resultados que culminaram com a morte do menor RN, às 18:00 horas, do dia 7 de março de 2002, no Hospital de Pronto-Socorro Municipal, na cidade de Belém, após uma cirurgia para corrigir uma perfuração do globo ocular com laceração da córnea e hérnia de íris, para a qual a denunciada ministrou uma anestesia.

2. A denúncia

Este Processo teve origem através de denúncia formulada pelo Senhor MN, brasileiro, portador de cédula de identidade 51703XX SSP/PA, residente na rua da GN, 56, bairro de Águas Negras, Distrito de Icoaraci, na qualidade representante legal do menor RN, falecido em 7 de março de 2002, segundo seu entendimento, por suposto erro médico.

Informa que o referido menor sofreu um acidente um dia antes do falecimento, tendo sido levado ao Hospital de Pronto-Socorro Municipal com o olho perfurado por uma tesoura. Foi atendido de início pela Doutora EM, CRM–PA ..., a qual diagnosticou uma laceração de córnea, com perfuração do globo ocular, o que indicava uma cirurgia de urgência, porém a mesma só foi realizada no dia seguinte devido ao pequeno paciente ter se alimentado recentemente e a operação exigir anestesia geral.

No dia seguinte ao acidente, o menor R foi encaminhado às 15:00 horas à sala de cirurgia, onde se submeteu a uma anestesia geral com a finalidade de suturar a córnea e ressecar a íris. Logo após o término da cirurgia, a Doutora EM percebeu que os pés do menor recém-operado estavam amarelados, chamando a atenção da anestesista MRB, a qual identificou uma parada cardíaca, que não teve êxito com as manobras de reanimação. Neste mesmo dia, às 22:00 horas, o corpo do menor R foi levado ao Instituto Médico-Legal.

Finalizando, o denunciante pede a abertura de um Inquérito Administrativo junto ao Conselho Regional de Medicina do Estado do Pará, para apurar os verdadeiros fatos que ocasionaram a morte do menor R, esclarecendo a real causa de sua morte.

3. Os fatos

No dia 7 de março de 2002, por volta das 14:00 horas, a Doutora MRB foi solicitada pela Doutora EM para ministrar anestesia em um paciente com laceração de córnea, internado há 24 horas no Hospital do Pronto-Socorro Municipal de Belém. Uma hora depois, foi iniciado o procedimento anestésico com instalação venóclise com soro fisiológico 0,9% – 500 ml, trocando o escalpe nº 25 por jelco nº 24, com monitorização através de ECG e oximetria de pulso. A indução anestésica procedeu-se de forma tranqüila sob máscara de oxigênio a 100%. A indução foi feita com midazolam de 5 mg – 10 ml AD, nilperidol de 1 ml – 10 ml AD e propofol de 1 ml.

A cirurgia foi iniciada e concluída de forma fácil. Como se tratava de cirurgia de urgência, em face do desconforto e do risco de infecção e perda de visão do paciente, não foram pedidos os exames pré-operatórios comuns em casos de cirurgias eletivas.

No final da cirurgia, quando do último ponto de sutura, foi desligado o circuito anestésico, permanecendo o paciente entubado sob ventilação espontânea com oxigênio a 100% – 5 l/min. Foram ministrados medicamentos antagonistas às drogas utilizadas durante a indução. E assim, o paciente permaneceu com ventilação espontânea, entubado e monitorizado.

Quando foram retirados os campos cirúrgicos, a Doutora EM observou que os pés do paciente estavam empalidecidos. Neste instante, foi verificada a freqüência cardíaca, a qual evoluía para bradicardia, pensando-se inclusive em reflexo óculo-cardíaco, fato não tão raro em cirurgias oftálmicas. Imediatamente, iniciaram-se as manobras de ventilação e a medicação usada em parada cárdio-respiratória.

Foi chamado um cirurgião geral que estava numa sala ao lado a participar também das manobras de ressuscitação. Ainda houve uma certa melhora com o paciente entrando em ritmo sinusal, mas, infelizmente, evoluiu para a bradicardia e fibrilação atrial, seguidas de parada cardíaca.

Como o paciente já apresentava midríase paralítica e não respondia mais às manobras de reanimação, a equipe decidiu suspender tais tentativas e dar à família a notícia da morte do menor R. Também para que não permanecesse qualquer dúvida quanto aos procedimentos realizados e à *causa mortis,* foi sugerida necropsia com exames histopatológicos.

130 Pareceres IV

4. A sindicância

A Sindicância de número 80/2002, assinada pelo Conselheiro AFS, conclui que: por duas vezes, a cirurgiã avisou à anestesiologista que o paciente não estava em plano cirúrgico; que a cirurgiã também avisou depois de encerrada a cirurgia que os pés do paciente estavam "extremamente amarelados"; que, depois disso, é que foram tomadas as providências necessárias para reanimação; que na ficha de anestesia verificou-se o uso de drogas depressoras do centro respiratório em doses elevadas relativas ao paciente; que em nenhum momento foi citado pelo anestesista o alarme que deve ser soado dos monitores instalados no paciente (cardioscópio e oxímetro); que em nenhum momento foi referido que após o uso das drogas depressoras a respiração foi assistida mecanicamente. E, levando em conta tais considerações, afirma que "existem indícios de infração ao Código de Ética Médica, no que diz respeito ao artigo 29, nos itens *imperícia, imprudência* e *negligência* pela Doutora MRB".

5. Os depoimentos

5.1 – Esclarecimentos Prestados pela Dra. EM

Chamada a prestar esclarecimentos, a Doutora EM disse que o menor deu entrada no Hospital de Pronto-Socorro Municipal, no dia 6 de março de 2002, com perfuração do globo ocular direito; que, pelo fato de ele ter se alimentado e como a anestesia seria geral, a cirurgia foi marcada para o dia seguinte; que a anestesista do dia era a Dra. KB; que, depois de 10 minutos de iniciada a cirurgia, o paciente movimentou-se e a seu pedido a anestesista colocou o paciente em plano anestésico; que, após cinco a dez minutos, a criança voltou a movimentar-se, tendo a Doutora MRB a colocado em plano anestésico; que, após isso, ressecou a íris e suturou a córnea; que, ao injetar 0,5 de uma solução de corticóide/antibiótico na região subconjuntival, notou que esta região não sangrava como ocorre comumente, mas considerou tal fato irrelevante, imaginando que o menor seria portador de anemia; que, ao se dirigir ao local onde estava o prontuário do paciente, notou seus pés extremamente amarelados, tendo comentado com a anestesista, quando foi diagnosticada hipossistolia que evoluiu para parada cardíaca; que foram tentadas as manobras de reanimação sem que se tivesse o resultado desejado; que, de comum acordo, a equipe foi comunicar o fato aos responsáveis pelo menor.

5.2 – Esclarecimentos Prestados pela Doutora MRB

Quando solicitada a prestar esclarecimentos ao Conselheiro Sindicante, a Doutora MRB confirmou que, no dia 7 de março de 2002, foi solicitada pela Dra. EM para um procedimento em cirurgia de urgência; que foram feitos os procedimentos de rotina como venóclise, monitoração com ECG, oximetria de pulso e esfingomanometria antes da anestesia; que tinha chamado a atenção da enfermeira e da médica para a tonalidade das mãos e dos pés do paciente; que iniciou a anestesia, pois não havia encontrado sinais que contra-indicassem o ato anestésico-cirúrgico, o qual foi classificado com ASA1; que foi ministrada a anestesia geral, utilizando uma combinação venosa/inalatória com intubação oro-traqueal e respiração espontânea em circuito semi-aberto; que o pré-operatório transcorreu sem anormalidades, período em que o paciente permaneceu monitorizado com seus sinais vitais dentro dos padrões de normalidade, que ao término da cirurgia iniciou a superficialização da anestesia com o desligamento dos gases anestésicos, permanecendo o paciente intubado e recebendo oxigênio a 100%; que, logo após, o paciente evoluiu com bradicardia quando se suspeitou do reflexo óculo-cardíaco; que foi retirado o tampão oftálmico e foram administrados atropina e vasopressor, iniciando também as manobras de reanimação cardíaca; que, apesar de todos os esforços, o paciente evoluiu para parada cárdio-circulatória, mesmo tendo respondido antes com batimentos sinusais; que o Dr. Uldesmann em seu livro *Complicações Anestésicas*, na pág. 149, afirma que "os distúrbios do ritmo cardíaco acontecem, malgrado uma anestesia bem feita. As causas mais comuns são, entre outras, cirurgias oftálmicas" e que "nas cirurgias oftálmicas a maior preocupação é com o *reflexo óculo-cardíaco*"; que solicitou exame necroscópico para salvaguardar-se de fatos e questionamentos; e que a inconclusão do laudo do Instituto de Polícia Técnica e Científica corrobora com a isenção de culpa dos profissionais envolvidos.

6. A perícia

Instituto Médico-Legal – Centro de Perícias Científicas Renato Chaves
No Laudo de Exame de Corpo de Delito – Necropsia Médico-Legal, assinado pelos médicos-legistas EO e LL, está assinalado: Causa primária do óbito: *Inconclusivo*. Discussão: Macroscopicamente as alterações pulmonares descritas indicam uma insuficiência respiratória típica do estado agônico que dispensa o exame histopatológico da peça, cujo nexo causal foi inconclusivo, todavia complementa o exame histopatológico em apenso. Em resposta aos quesitos: 1º – Qual a causa da morte do examinado? – *Insuficiência respiratória de etiologia indefinida*; 2º – Qual o instrumento, meio ou meio que a produziu? – *Prejudicado*; 3º – Foi produzida por meio de veneno, fogo, explosivo, asfixia, tortura ou por meio insidioso ou cruel? – *Prejudicado*; 4º – Se a vítima é menor de 14 anos e/ou tinha outro motivo que diminuísse sua capacidade de defesa? – *Prejudicado*.

7. A doutrina

7.1 – Deveres de Conduta do Médico

Quando da avaliação da responsabilidade profissional em determinado ato médico, notadamente no campo administrativo, seja nos Conselhos de Medicina, seja na administração pública, é imperioso que se levem em conta os *deveres de conduta* do acusado ou dos acusados. Isso é imprescindível e incontornável.

Desta forma, para se caracterizar a responsabilidade médica não basta apenas a evidência de um dano, mas que exista também uma voluntariedade de conduta contrária às regras técnicas vigentes e adotadas pela prudência e pelos cuidados habituais; que haja um nexo indiscutível de causalidade; que exista uma previsibilidade de dano; e que o prejuízo pudesse ser evitado por outro médico em mesmas condições e circunstâncias.

As regras de conduta, argüidas quando de uma avaliação de responsabilidade médica, são relativas aos seguintes deveres:

a) *Deveres de informação.* Neste tipo de dever, estão todos os esclarecimentos que se consideram necessários e imprescindíveis para o correto desempenho quando da elaboração de um ato médico, principalmente se ele é mais complexo ou de risco-benefício discutível.

É fundamental que o paciente seja informado, por exemplo, sobre a escolha da anestesia, principalmente no que se refere aos seus riscos mais comuns, suas conseqüências e suas vantagens para aquele tipo de indicação. Mesmo que o paciente seja menor de idade ou incapaz, além dos responsáveis legais, moralmente ele tem o direito de ser informado e esclarecido. O dever de informar é imperioso como requisito prévio para o consentimento e a legitimidade do ato médico terapêutico ou propedêutico a ser utilizado. Isso atende ao *princípio da autonomia* ou *princípio da liberdade*, em que todo indivíduo tem por consagrado o direito de ser autor do seu destino e de escolher o caminho que lhe convém.

Além do mais, exige-se que o consentimento seja esclarecido, entendendo-se como tal o obtido de um indivíduo capaz de considerar razoavelmente uma conduta médica, em que fiquem evidentes suas vantagens e desvantagens, riscos e benefícios, sem a necessidade de se chegar aos detalhes das complicações mais raras e mais graves (*princípio da informação adequada*).

Sempre que houver mudanças significativas no procedimento médico e isso possa ser levado ao paciente, como, por exemplo, passar de um procedimento para outro, deve-se obter o novo consentimento, pois a permissão inicial tinha tempo e forma definidos (*princípio da temporalidade*). Admite-se também que mesmo após o consentimento o paciente ou seus responsáveis legais podem revogar a permissão outorgada (*princípio da revogabilidade*).

O paciente tem também o direito de recusar um tipo de conduta médica, desde que isso não lhe traga graves prejuízos nem esteja ele em perigo de vida. Praticar qualquer ato médico contra a vontade do paciente é uma violência e um grave desrespeito aos mais elementares princípios de civilidade. A recusa do paciente é uma contra-indicação absoluta de qualquer procedimento médico, a não ser que este seja o remédio heróico e salvador ante um perigo iminente de morte.

Deste modo, se o caso é de urgência e não se pode atender a recusa, as normas éticas e legais legitimam este ato, cuja necessidade era imperiosa e irrecusável (*princípio da beneficência*). Aqui quem vai legitimar o ato médico não é a sua permissão, mas a sua irrecusável e extremada necessidade.

Mesmo que a indicação de um ato médico seja uma decisão eminentemente ligada a uma lógica clínica e em favor do paciente, este, em algumas situações, pode optar por outra forma de atendimento, desde, é claro, que isso não lhe traga prejuízos. Se a indicação é específica e se trata de uma cirurgia eletiva, o profissional pode recusar a assistência. Na cirurgia de urgência, como já foi dito, a conduta correta é fazer a técnica mais bem indicada para salvar a vida do paciente.

b) *Deveres de atualização.* Para o pleno e ideal exercício da profissão médica, não se exige apenas uma habilitação legal. Há também de se requerer deste facultativo um aprimoramento sempre continuado, adquirido através de conhecimentos recentes da profissão, no que se refere às técnicas dos exames e dos meios modernos de tratamento, sejam nas publicações especializadas, nos congressos, cursos de especialização ou estágios em centros e serviços hospitalares de referência. Em suma, o que se quer saber é se naquele discutido ato profissional poder-se-ia admitir a imperícia. Se o profissional estaria credenciado minimamente para exercer suas atividades, ou se poderia ter evitado o dano, caso não lhe faltasse o que ordinariamente é conhecido em sua profissão e consagrado pela experiência médica. Este conjunto de regras, chamado de *lex artis,* deve ser aplicado a cada ato médico isoladamente, sem deixar de ser considerados a complexidade do caso, o recurso material disponível, a qualificação do médico, e o local e as condições de trabalho.

c) *Deveres de abstenção de abuso.* É necessário também saber se o profissional agiu com a cautela devida e, portanto, descaracterizada de precipitação, de inoportunismo ou de insensatez. Isso se explica porque a norma moral exige das pessoas o cumprimento de certos cuidados cuja finalidade é evitar danos aos bens protegidos. Exceder-se em medidas arriscadas e desnecessárias é uma forma de desvio de poder ou de abuso. No entanto, ninguém pode negar que a medicina de hoje seja uma sucessão de riscos e que esses riscos, muitas vezes, sejam necessários e inadiáveis, principalmente quando um passo mais ousado é o último e desesperado remédio. Isso atende às razões do *princípio do risco proveito.*

d) *Deveres de vigilância.* Na avaliação de um ato médico, quanto à sua integridade e licitude, deve ele estar isento de qualquer tipo de omissão que venha a ser caracterizada por inércia, passividade ou descaso. Portanto, este modelo de dever obriga o médico a ser diligente, agir com cuidado e atenção, procurando de toda forma evitar danos que venham a ser apontados como negligência ou incúria.

134 Pareceres IV

Desta forma, é mais que justo, diante de um caso de insucesso de um médico de vida profissional e ética irrepreensível, existir a devida compreensão e a elevada prudência quando se considerarem alguns resultados, pois eles podem ser próprios das condições e das circunstâncias que rodearam o *mau resultado*, sem imputar levianamente a isso uma quebra dos compromissos morais ou uma transgressão aos deveres de conduta. Não se pode consignar como culpa aquilo que não ultrapassa a prudência, a capacidade e a vigilância humana.

7.2 – O Mau Resultado

Hoje, recomenda-se, sempre em casos de resultados atípicos e indesejados, estabelecer a diferença entre *culpa médica, mal incontrolável* e *acidente inevitável*. No primeiro, existe responsabilidade do profissional em face do procedimento incorreto e inadequado que supõe inobservância de técnica ou de conduta. O segundo seria aquele decorrente de uma situação grave e de curso implacável, cujo resultado danoso deriva de sua própria evolução, e para quem as condições atuais da ciência e a capacidade do médico ainda não oferecem solução. E o acidente inevitável, quando existe um resultado lesivo, oriundo de um caso fortuito ou de força maior — um *infelicita fati*, incapaz de ser previsto ou evitado, não só pelo autor, mas por outro qualquer em seu lugar.

Deste modo, há de se ressaltar que nem todo *mau resultado* na assistência médica é sinônimo de erro profissional. No caso em discussão — em que foram observados os cuidados pré-operatórios e toda diligência possível, durante e após a cirurgia —, é difícil admitir-se culpa, ainda que se possa insinuar tratar-se de uma operação de médio porte.

Inclusive é necessário que se comece a desfazer o preconceito que existe em torno de alguns resultados atípicos e inesperados no exercício profissional médico. Não é justo concordar com a alegação de que todo resultado infeliz e indesejado seja obrigatoriamente de uma culpa médica. Com isso, não se quer afirmar que ela não possa existir, mas tão-somente que haja transparência no curso da apreciação, respeito ao princípio do contraditório e todas as condições para a ampla defesa.

No futuro, se não houver um trabalho bem articulado, os médicos irão trabalhar pressionados por uma sociedade de inclinação litigiosa, voltada para a compensação toda vez que os resultados não forem absolutamente os esperados. Daí em diante, os pacientes serão rejeitados, surgirá uma medicina esquiva e de custos altos, e o relacionamento do médico com o paciente irá se transformar numa verdadeira tragédia. E é por isso que as crescentes queixas contra maus resultados já começam a perturbar emocionalmente o médico, e todos já sabem que no mínimo haverá um aumento de custos financeiros para o profissional e para o doente. Ao lado disso, já se começa a observar, entre outros fatos, a aposentadoria precoce, o abandono da profissão, o exagero nos pedidos de exames mais sofisticados e a omissão em procedimentos de alto risco, contribuindo cada vez mais para a consolidação de uma "medicina defensiva".

7.3 – Princípio do *in Dubio pro Reo*

Quando da aplicação de uma norma incriminadora, a apreciação permitir duas interpretações possíveis — uma favorável e outra desfavorável ao acusado —, deve preferir-se a interpretação menos desfavorável. Este é um dos princípios gerais do direito, consagrado por todas as legislações dos estados democráticos.

Este princípio probatório tem por finalidade solucionar o problema da dúvida na apreciação dos casos punitivos. Esta dúvida não é interpretativa nem se refere à aferição do sentido de uma norma. É, antes de tudo, uma dúvida em relação à matéria de fato. Parte da premissa, portanto, de que o julgador não pode se abster de optar pela condenação ou pela absolvição, porque é da sua incontornável obrigação tomar uma ou outra destas decisões. Ficaria muito mal, para a concepção que se tem do ideal de justiça, que alguém fosse condenado na dúvida. Também, a dúvida do julgador não pode fazer com que uma ação permaneça sem julgamento.

A doutrina consagrou a posição de que o princípio *in dubio pro reo* deverá ser aplicado quando persistir uma dúvida insanável sobre um fato sujeito à produção de prova. Se o fato não for provado, tem de ser valorado em favor do argüido.

Desta forma, a aplicação do princípio *in dubio pro reo* surge em situações em que a prova não evidencie claramente os elementos da culpa ou da inocência. Com muito mais razão quando se esteja diante da possibilidade de limitação das liberdades fundamentais. Ao julgador, não se pede uma certeza, senão que ele encontre uma solução juridicamente correta para a lide. Não pode ele operar com conjecturas ou probabilidades. Mesmo que a versão dada pela acusação aos fatos seja aparentemente plausível, é dever que o julgador faça prevalecer a presunção de inocência que existe em favor do réu quando não se prova o fato ilícito imputado.

8. O fenômeno do reflexo óculo-cardíaco

Principalmente os que lidam com as atividades cirúrgicas do globo ocular e da anestesia neste particular sabem da incidência perturbadora do fator fisiológico conhecido por "*reflexo óculo-cardíaco*". Por maiores que sejam os cuidados do cirurgião, qualquer manobra, por mais delicada que pareça, pode ocasionar tal distúrbio, caracterizado por bradicardia, assistolia, ritmo nodal, bloqueio átrio-ventricular, às vezes acompanhado de hipotensão ou até de parada cardíaca. Essas reações podem ser motivadas até mesmo por discreta manipulação oftálmica. Isso é explicado pela via aferente estimulada através do ramo ciliar da divisão oftálmica do nervo trigêmeo e dos impulsos eferentes que voltam do tronco cerebral pelo vago até o coração, provocando aquelas arritmias.

Como as cirurgias oftálmicas estão concentradas nos dois extremos de idade — nos velhos e nas crianças — a questão já se torna, só por isso, mais preocupante: os velhos por problemas cárdio-circulatórios e a criança pelo tono vagal alto. Ainda mais se levarmos em conta que estes pacientes nem sempre colaboram em permanecer estáticos durante a cirurgia, tendo em vista também a necessidade de o paciente manter-se consciente para elaborar alguns movimentos a critério do operador.

Por isso, excluem-se cada vez mais destas cirurgias as práticas da anestesia local por ser mais um fator de trauma sobre o globo ocular. Todos sabem que os distúrbios do ritmo cardíaco são comuns nas anestesias, sejam elas loco-regionais ou gerais. Daí o cuidado da monitorização contínua do ECG, pois isso permite um diagnóstico precoce das arritmias mais graves. Infelizmente estes distúrbios do ritmo ocorrem mesmo quando das anestesias bem conduzidas.

9. A discussão

As considerações que passarão a ser feitas, todas concebidas na mais pura isenção e exclusivamente dentro de um raciocínio doutrinário de nossa ética codificada e aplicada à realidade dos fatos que envolveram o lamentável episódio com o menor RN, no dia 7 de março de 2002, não têm outro propósito senão contribuir para restabelecer a verdade nesta lamentável ocorrência.

9.1 – *Os antecedentes da denunciada.* A Doutora MRB goza da melhor estima e do maior conceito em todos os segmentos sociais desta cidade de Belém, conhecida como profissional competente em sua especialidade, inclusive com uma folha de serviços inestimável prestada na orientação e na formação especializada de jovens médicos que se dedicam à anestesiologia.

Jamais respondeu a qualquer Processo ou Sindicância no seu Conselho de Medicina, nem recebeu uma única punição, repreensão ou advertência por parte de dirigentes dos hospitais ou instituições onde tenha trabalhado durante toda a sua vida funcional.

Além disso, sempre se pautou pela mais criteriosa conduta moral, pelo trato mais irrepreensível, servindo de exemplo de cidadã proba e profissional modelar pela estima e admiração que conseguiu angariar durante todo esse tempo, o que ficou amplamente demonstrado nos depoimentos prestados nestes autos.

9.2 – *Os deveres de conduta da ora denunciada.* Toda análise feita nesta sindicância dá conta de que a indiciada não deixou de cumprir com os seus deveres de conduta ética que se exigia em circunstâncias como aquela antes mencionada.

O primeiro deles é o *dever de informação* e, no caso em tela, mesmo sendo o paciente menor de idade e seus pais pessoas simples, foram eles capazes de entender com facilidade a existência de acidente grave, os seus sintomas e a necessidade de um tratamento cirúrgico para o restabelecimento da visão do operado. Com certeza, os responsáveis pelo paciente sabiam da necessidade da cirurgia, com alguns riscos que sempre existem, mas também eram sabedores da imperiosa indicação para recuperar a visão do globo ocular ferido.

O segundo dever é o de *atualização*, pois se admite que, para se exercer uma atividade tão complexa e delicada como aquela, é necessário o estudo médico continuado, através da reciclagem permanente em centros especializados de referência, da presença permanente em Cursos, Congressos e Jornadas e da intimidade com as publicações mais recentes sobre avanços e descobertas de novos meios propedêuticos e terapêuticos surgidos em sua especialidade. A presença da indicada por tanto tempo naquele Hospital de Pronto-Socorro, sua pós-graduação médica em anestesiologia e seu título de especialista por concurso no Centro de Ensino e Treinamento do Instituto Ofir Loiola, além de inúmeras participações em Curso, Jornadas e Congressos de sua especialidade, são, por si mesmos, uma prova inconteste de sua habilidade e de sua qualificação.

O terceiro dever é o de *abstenção de abuso* e, sobre isso, ninguém pode alegar qualquer ato que ela tenha praticado com imoderação, audácia, exagero ou insensatez. Primeiro, não se provou a desnecessidade do ato operatório praticado, o qual tinha indicação certa, imperiosa e inadiável. Depois, porque toda seqüência de atos praticados na sala durante a cirurgia foi pautada pelo equilíbrio e prudência, por meio de uma abordagem que não se colide com nenhum procedimento recomendado em tais ocasiões. O fato da existência de tão lamentáveis ocorrências em anestesia nem sempre caracteriza culpa do especialista, pois os mais experimentados mestres da respeitável arte anestésica, em todos os tempos e em todos os climas, não se cansam de reconhecer a possibilidade desses acidentes. As estatísticas mais indulgentes, por sua vez, têm revelado que todos aqueles que se dedicam a esse penoso ofício de anestesiologista incorrem em tais eventualidades, sejam quais forem os meios utilizados de precaução. Dificilmente se aponta um desses especialistas que tenha escapado imune desses lamentáveis resultados, qualquer que seja a sua fama, qualquer que seja a sua experiência. E não se observa isso apenas nas grandes e tumultuadas intervenções, muitas delas entremeadas de graves incidentes e de vultosas hemorragias, ante o pânico medonho da morte iminente. Mas também nas pequenas e médias cirurgias, chamadas "cirurgias de ambulatório".

Por outro lado, dizer que a ora indiciada foi imprudente pelo fato de um resultado tão indesejado quanto atípico, é absurdo. Basta ler os depoimentos e a perícia para saber de maneira convincente que não se deixou de atender a qualquer requisito considerado imprescindível àquela anestesia, nem tenha sido esta a causa da morte do menor R.

O quarto e último dever de conduta do médico é o *de vigilância* e também sobre tal cuidado não se pode comprometer a acusada com qualquer atitude de comprovada omissão, descaso ou inércia. Ela não se omitiu em nenhuma providência nem se portou com desatenção quando teve de atuar. Por essa razão, é inadmissível conjeturar negligência profissional em sua participação no presente caso, insinuando-se procedimento relapso em sua atividade anestésica. Ao contrário, basta ver as providências tomadas antes, durante e após a cirurgia para se sentir seu empenho, sua preocupação e sua responsabilidade. Tanto é verdade que, além de atender pessoalmente ao paciente, cercou-se também da equipe e de outro colega cirurgião que estava numa sala ao lado para ajudar no pronto e efetivo restabelecimento do paciente.

9.3 – *A causa da parada cárdio-respiratória do paciente*. A única causa possível a ser apontada como determinante da parada cardíaca teria como hipótese o *reflexo óculo-cardíaco*, lamentavelmente não tão raro em cirurgias oftálmicas e indiferentes aos mais criteriosos cuidados que se tenham durante este tipo de intervenção. Basta ver a literatura especializada quando se reporta a tais acidentes. E esta seria, *prima facie*, a única razão para tão infortunado resultado. É bastante freqüente a incidência de disritmia cardíaca nas cirurgias oftalmológicas (*in* Imbelloni, LE e Maia, CP, *Reflexo óculo-cardíaco* em *cirurgia do olho*, Rev Bras Anest 32:02:105-106, 1982).

9.4 – *A suposta conduta desidiosa*. Ainda que a sindicância conclua pela existência de indícios de infração ao Código de Ética Médica, quem ler cuidadosamente este documento irá verificar que em *Comentários* seu relator tem o cuidado de interrogar se "o óbito poderia ter ocorrido em função de fatores extra-anestesia como, por exemplo, o reflexo óculo-cardíaco?, e responder que *sim*, embora menos provável em tais circunstâncias. E textualmente afirma: "É descrito na literatura, já citada e anexada a esta sindicância, que o ROC pode levar à parada cardíaca. Neste caso, *não haveria indícios de infração ao Código de Ética Médica*" (o grifo é nosso).

Por outro lado, se olharmos atentos para as conclusões do laudo de necropsia realizado no Instituto Renato Chaves, que dá como "*Inconclusivo*" o diagnóstico de causa primária do óbito do menor Ronildo, admite apenas uma "insuficiência respiratória de etiologia indefinida" e prejudica os demais quesitos. Parece-nos razões técnicas bastante suficientes para não ter havido abertura deste contencioso, pois é elementar e respeitado em todos os climas que o benefício da dúvida favorece o indiciado. Não se pode simplesmente, através de supostos indícios numa avaliação perfunctória, expor um profissional de vida imaculada a um processo demorado, apenas com o propósito de deixar o fato ser apreciado durante a instrução.

A verdade é que a denunciada, durante o tempo que atuou junto ao paciente no interior daquele centro cirúrgico, cumpriu suas tarefas, segundo depoimentos de médicos e enfermeiras. Se a própria sindicância admite "outra causa extra-anestesia, como, por exemplo, o ROC", então nada mais justo do que se aplicar o princípio do *in dubio pro reo*.

Os elementos coligidos não permitem um juízo de certeza de culpa, única forma para se ter uma decisão condenatória. No caso presente, nada comprova, ao menos indiciariamente, que teria sido a Doutora MRB responsável pela lamentável ocorrência. As informações prestadas pela acusada e demais componentes da equipe, o laudo de necropsia e prontuários do paciente não apontam para qualquer comprovação de culpa.

Dentro de tais parâmetros, seria inadmissível uma condenação alicerçada apenas em meras presunções. O processo ético-disciplinar não é outra coisa senão a procura da confirmação da culpa. A sanção nesta esfera deve ajustar-se a uma conduta transgressiva aos ditames da Ética Médica. Sempre relativa a um fato comprovado, porque fato não se presume.

9.5 – *A anestesia*. Não é demasiado dizer que a anestesia foi realizada atendendo às normas da técnica pertinente, apesar de um resultado tão indesejado e atípico. A verdade é que o exercício da medicina, nos tempos hodiernos, nada mais é do que uma sucessão de riscos. Um risco do qual não podemos abrir mão. Um *risco proveito*.

Os que militam nessa delicada especialidade sabem que, independente de todos os cuidados e procedimentos, de forma inesperada e inexplicável, podem surgir certos resultados que, além de estarem fora de uma margem de expectativa, não têm nenhuma justificativa, pois como já se disse "em medicina não há doenças, mas doentes". E cada um deles responde de maneira diferente, sendo em algumas vezes de modo muito estranho e bizarro.

9.6 – *A assistência pós-operatória*. Como se leu anteriormente, a cirurgia transcorreu sem nenhum incidente, período no qual o paciente permaneceu monitorizado, com seus sinais vitais dentro dos padrões de normalidade e hemodinamicamente estável. Somente após seu término, sem que se acrescentasse qualquer substância anestésica, o paciente começou a apresentar bradicardia. De imediato, foi retirado o tampão oftálmico e foram usadas drogas anticolinérgicas (atropina) e vasopressoras. Na iminência de uma parada cardíaca, a equipe iniciou manobras de reanimação, condutas estas recomendadas e imprescindíveis em ocorrências dessa ordem.

9.7 – *A palavra do técnico*. Os peritos do IML de Belém, no Laudo de Exame de Corpo de Delito – Necropsia Médico-Legal, além de assinalarem que a causa primária do óbito era *Inconclusiva*, sustentam que "as alterações pulmonares descritas indicam uma insuficiência respiratória típica do estado agônico que dispensa o exame histopatológico da peça, cujo nexo causal foi inconclusivo". E respondem aos quesitos da seguinte maneira: Ao 1º – Qual a causa da morte do examinado? – *Insuficiência respiratória de etiologia indefinida;* Ao 2º – Qual o instrumento, meio ou meio que a produziu? – *Prejudicado*; Ao 3º – Foi produzida por meio de veneno, fogo, explosivo, asfixia, tortura ou por meio insidioso ou cruel? – *Preju-*

dicado; Ao 4º – Se a vítima é menor de 14 anos e/ou tinha outro motivo que diminuísse sua capacidade de defesa? – *Prejudicado*.

O laudo pericial, por mais que se tenha diligenciado, inclusive com exames anatopatológicos, em momento algum configura a *causa mortis* por *imprudência, imperícia* ou *negligência* da denunciada, nem muito menos estabelece qualquer relação de nexo causal entre a morte e a anestesia.

10. O dispositivo capitulado

Vendo a questão de forma racional, com a explicação detalhada como está registrada em *Os fatos*, resta-nos examinar de maneira desapaixonada a questão quanto à tipificação das infrações éticas. E nestas, mesmo diante da lamentável ocorrência, a denunciada jamais desatendeu às condições previstas no artigo 29 do Código de Ética Médica, assim redigido:

> *É vedado ao médico:*

> *Artigo 29 – Praticar atos profissionais danosos ao paciente que possam ser caracterizados como imperícia, imprudência ou negligência.*

Tivemos a honra de presidir uma Comissão Nacional designada pela Diretoria do Conselho Federal de Medicina, para elaborar um anteprojeto ao Código de Ética Médica, o qual foi aprovado durante as sessões plenárias da I Conferência Nacional de Ética Médica, no Rio de Janeiro, no período de 24 a 28 de novembro de 1987, e posto em vigor após sua publicação na Resolução CFM nº 1.246/88 (D.O.U. de 20 de janeiro de 1988). Além disso, ainda publicamos demoradas e refletidas considerações sobre esse estatuto ético (in *Comentários ao Código de Ética Médica*, 4ª edição, Rio de Janeiro: Editora Guanabara Koogan S/A, 2002).

Ipso facto, esta experiência nos permite uma visão ampla e ajustada ao ideal que nos inspirou durante a elaboração do Código de Ética Médica nas longas e proveitosas discussões realizadas não apenas com os médicos e profissionais da saúde, mas com outros segmentos próximos a tais propostas.

É difícil justificar que a ora denunciada, durante a assistência ao menor R, tenha, de forma isolada ou em equipe, agido de forma irresponsável e por isso apontar em sua conduta indícios de *imperícia, imprudência* ou *negligência*. É tanto que o Conselheiro que subscreveu o Relatório de Sindicância nº 80/2002 teve o cuidado de afirmar que o óbito poderia ter ocorrido "em função de fatores extra-anestesia, como, por exemplo, o reflexo óculo-cardíaco", pois, segundo seu entendimento, "é descrito na literatura, já citada e anexada a esta sindicância, que o ROC pode levar à parada cardíaca". E arremata de forma enfática: "Neste caso não haveria indícios de infração do Código de Ética Médica."

Não se pode argüir, no caso em tela, *imperícia*, pois, como tal se entende, é a falta de aptidão profissional, o despreparo técnico e teórico e a insuficiência de conhecimentos no desempenho de uma tarefa. Sobre isso, não há nem como se cogitar. Basta ver o *curriculum vitae* da denunciada, profissional com muitos anos de experiência em serviços de excelência, aprovada em concurso público, pós-graduada em sua especialidade, com participação em Congressos, Jornadas e Simpósios em sua área de atividade. É, por isso, impossível considerá-la imperita.

Imprudência também não é legítimo que se lhe impute, pois em nenhum momento ficou demonstrado qualquer ato de intempestividade, precipitação, insensatez ou inconsideração. Ainda mais que a imprudência tem caráter comissivo, e disso não se pode cogitar. Tudo que se fez na pré-falada anestesia foi no sentido de atender à indiscutível necessidade de um ato médico legítimo, imperioso e incondicional, em virtude da grave lesão acidental do globo ocular do paciente. O fato da ocorrência de um resultado atípico e indesejado não é o mesmo que dizer de forma indiscriminada que houve abuso de poder ou ousadia durante a anestesia. Ao contrário, houve sempre moderação e equilíbrio. Basta ver o conteúdo de todos os depoimentos.

Negligência, especificamente, não se pode alegar nem teria qualquer procedência, pois não há registro de inércia, indolência ou passividade. Também não restou provado que a ora indiciada tenha deixado de assumir suas responsabilidades sobre os procedimentos médicos, levando em conta que foi dada toda a assistência devida, no pré-, trans- e pós-operatório, inclusive acompanhando passo a passo os cuidados posteriores, até seu desfecho lamentável.

Pelo que se vê, é forçar demais o raciocínio, querendo enquadrar a denunciada no dispositivo anteriormente citado, quando na realidade esse lamentável acontecimento, que culminou com a morte do paciente, não teve como responsável um único ato que pudesse ser caracterizado de ousadia, de inaptidão ou de desídia.

Parece-nos muito mais sensata a resposta dada pelo Conselheiro Sindicante à interrogação — "O óbito pode ter ocorrido em função de fatores extra-anestesia como, por exemplo, o ROC?". Resposta: "É descrito em literatura, já citada e anexada a esta sindicância, que o *ROC* pode levar à parada cardíaca. Neste caso não haveria indícios de infração ao Código de Ética Médica."

11. As conclusões

Depois de cuidadosa análise dos autos deste Processo Ético-Disciplinar onde figura como denunciada a médica anestesiologista MRB, junto ao CREMEPA, e onde se valorizou todo o acervo de perícias, relatórios, prontuários e depoimentos, restou evidente que:

142 Pareceres IV

11.1 – Inexiste qualquer subsídio conclusivo capaz de apontar ou fundamentar com precisão que a ora indiciada tenha agido com desatenção aos seus deveres de conduta profissional, onde se pudesse evidenciar o descaso, a inércia ou a precipitação.

11.2 – Está comprovado de todas as maneiras que não há em qualquer parte deste processo um único fundamento capaz de apontar de forma convincente que a médica anteriormente citada tenha se portado como imperita, negligente ou imprudente, pois, apesar do indesejado resultado, ela agiu em todos os instantes com diligência, habilidade e prudência.

11.3 – Não há em nenhuma parte do processo uma única alusão que indique de maneira cabal ter havido por parte da denunciada uma conduta ou uma falta de procedimento capaz de se caracterizar numa omissão de tratamento.

11.4 – Está também comprovado de diversas formas que existiu precisa indicação em todos os cuidados e procedimentos recomendados em situações como as aqui analisadas.

11.5 – O laudo de necropsia e os depoimentos técnicos em momento algum configuram responsabilidade da ora indiciada por *imperícia*, *imprudência* ou *negligência*, nem muito menos estabelecem qualquer relação de nexo causal entre o resultado e os procedimentos anestésicos usados no pré-, trans- e pós-operatório.

11.6 – Ficou também provado pela literatura especializada anexada que um resultado indesejado nesses tipos de operação nem sempre é decorrente da má prática do anestesista, mas por fatores intervenientes que estão acima do seu controle e dos seus cuidados, principalmente quando há evidências incontestáveis de que a anestesia realizou-se em tempo e forma habituais, tendo suas complicações surgido após o término da operação e sem nenhuma motivação por condutas inadequadas.

11.7 – Todo o acervo documental existente nestes autos fala da lisura como a anestesia foi realizada e da maneira como a equipe procedeu durante as tentativas de reanimação, e em momento algum foi configurada responsabilidade da denunciada por *imperícia*, *imprudência* ou *negligência*, nem muito menos estabelece qualquer previsibilidade de dano na indicação e na condução da técnica utilizada na anestesia do paciente em questão.

11.8 – Não há como se admitir, nas condições em que a anestesia foi efetivada, a existência de inobservância ao dispositivo do Código de Ética Médica dos Conselhos de Medicina do Brasil, no que diz respeito à falta de zelo e de capacidade profissional, à falta de aprimoramento continuado de seus conhecimentos e ao erro profissional, pois os denunciados cumpriram com todos os deveres éticos que se exigem no correto exercício de sua especialidade.

11.9 – Pelo fato da existência de um resultado indesejado, mesmo traduzido de forma lamentável pela morte do paciente, não se pode dizer que isso teve como responsável um erro médico, ainda mais quando se sabe que a cirurgia e a anestesia realizaram-se dentro dos parâmetros aceitos pelas entidades nacionais e estrangeiras que cuidam do assunto, como foi repetidamente provado nos autos.

11.10 – O Laudo de Exame de Corpo de Delito – Necropsia Médico-Legal, assinado pelos médicos-legistas EO e LL, assinalou como causa primária do óbito *Inconclusivo*, cujo nexo causal também foi inconclusivo e por isso falta a prova técnica para a sustentação da culpa da Doutora MRB neste indesejado resultado.

11.11 – Não há como admitir conduta desidiosa da médica anestesista ora denunciada, pois o que justificaria tal alegação seria a certeza da causa motivadora da parada cardíaca do menor R, levando em conta que a própria sindicância admite a possibilidade de "outra causa extra-anestesia, como, por exemplo, o reflexo óculo-cardíaco".

Em face do exposto, não há como comprovar que a Doutora MRB tenha deixado de agir com o máximo de zelo e o melhor de sua capacidade profissional; que tenha deixado de aprimorar continuamente seus conhecimentos ou de usar o melhor do progresso científico em benefício do paciente; e que tenha sido *imperita, negligente* ou *imprudente* quando da assistência ao menor RN na sua cirurgia de urgência para reparar uma lesão do globo ocular. Nem muito menos que tenha agido com incompetência, abuso ou descaso durante aquele tratamento, nem finalmente infringido qualquer postulado contido no Código de Ética Médica, principalmente no que diz respeito ao dispositivo apontado na Sindicância nº X/2002 do CREMEPA como responsável pelo indesejado e atípico resultado.

Tudo isso por um fato cristalino: Nenhuma sanção, por mais leve que seja, pode ser aplicada sem a completa certeza dos fatos. A pena disciplinar, mesmo sem os estigmas da pena criminal, quando atinge injustamente um profissional de vida digna e correta, macula a dignidade, a honra e a estima da pessoa. Atinge gravemente por inteiro, independente ainda do que isso possa representar em perda de bens ou interesses materiais.

É o Parecer, salvo melhor juízo.

João Pessoa/Belém, 7 de abril de 2003

Prof. Genival Veloso de França

5

ATENTADO VIOLENTO AO PUDOR

Apreciação sobre conduta e procedimentos nos exames de atentado violento ao pudor na modalidade coito anal: A qualidade da prova. Os deveres de conduta do perito. Metodologia e fundamentos da perícia. O valor do histórico e dos meios semiológicos de diagnóstico do coito anal. Importância da descrição. Técnicas de exames. A visão dos especialistas. Testes e exames complementares. A importância da descrição no laudo. As respostas aos quesitos oficiais. Conclusões.

Parecer

1. Das preliminares

Este Parecer atende uma solicitação da Doutora Rosângela Melo de Souza, inscrita na Ordem dos Advogados do Brasil no Estado do Paraná sob nº 21.229, com escritório profissional na avenida Paraná, 2.015, sala 2.002, na cidade de Campinas (SP), levando em conta sua indagação sobre a "Metodologia de conduta nos procedimentos de exames em delitos de atentado violento ao pudor, na modalidade coito anal".

Subscreve o presente Parecer o Dr. Genival Veloso de França, médico e bacharel em Direito, Professor Titular de Medicina Legal nos cursos de Medicina e de Direito da Universidade Federal da Paraíba, Professor Titular de Medicina Legal no Curso de Direito da Universidade Estadual da Paraíba – Campus de Campina Grande, Ex-Professor Convidado de Ética Médica nos cursos de pós-graduação em Medicina da Universidade Federal Fluminense, Professor Convidado nos cursos de graduação e pós-graduação do Instituto de Medicina Legal de Coimbra (Portugal), Professor Convidado no mestrado a distância em Medicina Forense da Universidade de Valência (Espanha), autor de várias obras, destacando-se *Medicina Legal*, 6ª edição, Rio de Janeiro: Editora Guanabara Koogan S/A, 2001; *Direito Médico*, 8ª edição, São Paulo: Fundo Editorial Byk, 2003; *Comentários ao Código de Ética Médica*, 4ª edição, Rio de Janeiro: Editora Guanabara Koogan S/A, 2002; *Pareceres I*, Rio de Janeiro: Editora Guanabara Koogan S/A, 1997; *Pareceres II*, Rio de Janeiro: Editora Guanabara Koogan S/A, 1999; *Pareceres III*, Rio de Janeiro: Editora Guanabara Koogan S/A, 2003; *Comentários ao Código de Processo Ético-Disciplinar dos Conselhos de Medicina do Brasil*, 2ª edição, João Pessoa: Editora A União, 2001 (em parceria com Genival Veloso de França Filho e Roberto Lauro Lana); *Noções de Jurisprudência Médica*, 3ª edição, João Pessoa: Editora Universitária, 1982; *Flagrantes Médico-Legais I*, João Pessoa: Editora Universitária, 1981; *Flagrantes Médico-Legais II*, Florianópolis: Associação Catarinense de Medicina, 1985; *Flagrantes Médico-Legais III*, João Pessoa: Editora Universitária, 1994*; Flagrantes Médico-Legais IV*, João Pessoa: Editora Universitária, 1997; *Flagrantes Médico-Legais V,* Recife: Editora da Universidade de Pernambuco, 2000; *Flagrantes Médico-Legais VI*, Recife: Editora da Universidade de Pernambuco, 2002.

2. Da introdução

Hodiernamente, como deve ser, a autoridade julgadora, para munir-se de subsídios de convicção, necessita também de informações especializadas. Ela pode até valer-se de sua cultura humanística e de seus conhecimentos jurídicos, mas, onde houver a indicação do saber técnico e científico, não deve ser dispensada a contribuição dos peritos. Não pode aquela autoridade subtrair a função dos especialistas, expondo seu viés impositivo. Mesmo que não seja ela prisioneira do laudo, está obrigada a se socorrer da boa perícia sempre que se exigirem conhecimentos diversos das ciências jurídicas. Só dessa maneira, cristaliza-se a filosofia judiciária liberal que se inclina na garantia do direito das partes, sublinhada na apreciação exaustiva da prova e no sistema do convencimento condicionado do juiz.

Este é o grande desafio aos novos magistrados: além dos indispensáveis conhecimentos de jurisconsulto, um impulso sedento e obstinado na apreciação quantitativa e qualitativa da prova. Só assim, o cidadão, mesmo o mais modesto de todos, não será lesado nos seus justos e elevados interesses, e não terá um julgador atormentado pela dúvida por carência de meios técnicos na apreciação dos fatos.

A perícia em Sexologia Criminal, em particular, tem um significado muito especial e grave pelos fatos e circunstâncias que ela encerra: tanto pela complexidade das estruturas estudadas como em face da delicadeza do momento. Por isso, toda prudência

146 Pareceres IV

é pouca quando dos procedimentos legispericiais e quando da afirmação da existência de práticas ditas sexuais.

Além disso, o laudo deve ser redigido numa linguagem clara, objetiva, inteligível e simples, sem a presunção das tipificações penais; mas de modo a permitir àqueles que venham analisá-lo condições de uma compreensão fácil sobre o fato que se quer apurar. Cabe, desta maneira, descrever minuciosa e pausadamente as lesões e as particularidades ali encontradas, ajudando a entender o quê de insondável e misterioso existe nelas, não só em relação à quantidade e à qualidade do dano, mas também como da forma ou da ação pela qual foram aquelas produzidas.

Deste modo, não se pode aceitar pura e simplesmente a nominação do achado, mas em que elementos e alterações fundamentaram-se o perito para fazer a afirmação ou a negação de um dano à integridade física ou psíquica do examinado. Só assim, o laudo alcançará seu verdadeiro destino: o de apontar com clareza à autoridade julgadora, no momento de valorizar a prova, as condições para o seu melhor entendimento. A missão da perícia é informar. *Visum et repertum* — visto e referido: eis a questão.

Para se terem as necessárias condições de exercer a atividade legispericial em casos de delitos sexuais, é preciso não apenas que o exame se verifique em local recatado — em respeito à dignidade e à privacidade de quem se examina —, mas ainda em ambiente com condições de higiene e de fácil e tranqüila visualização dos possíveis achados periciais, sendo recomendável que o exame seja feito em mesas especiais e, sempre que possível, com a presença de familiares adultos ou pessoa de confiança da vítima, ou de enfermeiras. A não ser que a presença delas possa inibir a vítima de contar os detalhes necessários à investigação dos fatos.

Resta evidente, portanto, que a função do perito na instrução criminal, em casos desta ordem, é descrever minuciosamente as lesões e as particularidades quando existentes, explorando principalmente todas as características que elas encerram e só depois responder com clareza aos quesitos formulados, pois desta forma estará ajudando a interpretar não só o aspecto quantitativo e qualitativo do dano, como do modo ou da ação pelo qual ele foi produzido.

Por outro lado, em face do rigor e do caráter hediondo como são tratadas algumas das infrações que resultam tais exames, exige-se que o indicado para esta perícia médico-legal seja alguém não apenas com habilitação legal e profissional em medicina, mas que tenha também a capacitação e a experiência necessárias no trato destas questões, pois para tanto não se exige apenas o título de médico, mas "estudos mais acurados, treino adequado, aquisição paulatina da técnica e da disciplina". E mais, como salientava o saudoso e sempre citado mestre Hélio Gomes:[1] "São-lhe indispensáveis educação médico-legal, conhecimento da legislação que rege a matéria, noção clara da maneira como deverá responder aos quesitos, prática na redação de laudo. Sem es-

---

[1] In *Medicina Legal*, 32ª edição, Rio de Janeiro: Freitas Bastos Editora, 1997.

ses conhecimentos puramente médico-legais, toda a sua sabedoria será improfícua ou perigosa. Vários e graves acontecimentos já se registraram entre nós em conseqüência do desrespeito a este comezinho princípio científico e lógico."

Diga-se também que, em exames deste jaez, não se devem usar expressões de sentido dúbio ou vago nem utilizar palavras inúteis e imprecisas, pois, se assim o fizer, o laudo além de não permitir uma decisão exata, só servirá para criar dúvidas e confusão em quem julga.

Desta forma, a credibilidade de uma perícia não deve residir apenas na honorabilidade dos seus autores. Não. Exige-se muito mais. O médico legista deve ser um profissional não apenas versado no currículo médico — o mais fundo possível, mas deve ter também a devida experiência no trato das coisas da lei e uma sensibilidade mais aguda para o que representa seu transcendente papel nas questões jurídico-sociais.

Um laudo mal elaborado, como literalmente afirmava o experiente Alves de Menezes,[2] confunde, humilha e compromete. Confunde o analista, humilha o prestígio de quem o realiza e compromete a verdade final e o interesse da comunidade. A função pericial, portanto, não exige apenas ciência. Exige também talento e imaginação — dois recursos da inteligência, capazes de criar um universo de interpretação mais vivo, contrastando com a vulgaridade das aparências primárias. Cria-se, assim, outro mundo de cores mais ativas e de novas formas, onde a análise mais apurada se eleva a outras significações.

3. Da qualidade da prova

Um dos compromissos em favor da prova é a qualidade do trabalho que se realiza. Na avaliação do dano pessoal, a primeira coisa que se exige em exames dessa ordem é a caracterização do dano corporal ou funcional, especificado pelas características e pelos padrões médico-legais a que se propõe a perícia.

Há motivos políticos e sociais que reclamam do perito médico-legal um modelo capaz de revelar o melhor papel que o seu trabalho venha a desempenhar no complexo projeto de seus deveres e obrigações, e que possa apontar com justiça e equilíbrio o caminho das justas e reclamadas exigências do bem comum.

Sendo o perito um profissional de conhecimentos e experiências a serviço da Justiça, ele passa a ser um agente do mais indiscutível valor nas decisões em favor das políticas jurídico-sociais, contribuindo assim com o interesse público e com a paz social.

Sua missão em favor do cumprimento da ordem legal é tão significativa que não se pode entendê-la jamais a serviço da injustiça, e sim ao lado da verdade, qualquer que seja a conseqüência de que disso possa advir. É claro que esta forma de atuar com independência e retidão não depende apenas do perito, mas de uma estrutura insti-

---

[2] In *Descrição de lesão violenta – um exercício de arte científica*, Revista do Instituto Médico-Legal do Estado da Guanabara, ano II, vol. I, 1970.

tucional e hierárquica capaz de assegurar-lhe os meios adequados para emitir seus pareceres e não sofrer ameaça a sua integridade e a sua honestidade pessoal.

A boa qualidade da prova também exige do perito uma certa disciplina metodológica em que se levem em consideração três requisitos básicos: a) utilização de técnicas médico-legais reconhecidas e aceitas como seguras e capazes de executar um bom trabalho; b) utilização dos meios subsidiários necessários e adequados para realizar cada caso, em que se tenha a contribuição irrecusável da tecnologia pertinente; c) utilização de um protocolo que inclua a objetividade de roteiros atualizados e tecnicamente garantidos pela prática legispericial corrente.

Só assim, e agora muito mais, a prova a ser produzida pode ser imparcial e verdadeira, pois o compromisso pericial, independente do tipo e da gravidade da ocorrência, do autor ou da vítima, será sempre em favor da verdade e da justiça.

4. Os deveres de conduta do perito

Quando da avaliação da qualidade profissional em determinado ato pericial, recomenda-se que se levem em conta os seus *deveres de conduta*. Isso porque, para se caracterizar o rendimento profissional nesta atividade, não basta apenas a evidência de um dano ou de um resultado atípico, mas que reste demonstrada a existência de procedimentos que atendam às regras técnicas vigentes adotadas pelas recomendações da *lex artis* médico-legal.

As regras de conduta, argüidas quando de uma avaliação da atividade legispericial, são relativas aos seguintes deveres:

a) *Deveres de informação.* Neste tipo de dever, estão todos os esclarecimentos que se consideram necessários e imprescindíveis para o correto desempenho quando da elaboração de uma perícia, principalmente se ela é mais complexa, de maior intimidade e de benefício discutível. O fundamento destes deveres de informação encontra-se justificado pela existência dos princípios da transparência e da vulnerabilidade do periciando e pelas razões que justificam a obtenção de um *consentimento livre e esclarecido,* qualquer que sejam os motivos que levem este indivíduo a submeter-se a uma perícia.

O dever de informar é imprescindível como requisito prévio para o consentimento e a legitimidade do ato pericial a ser utilizado. Isso atende ao *princípio da autonomia* ou *princípio da liberdade*, em que todo indivíduo tem por consagrado o direito de ser autor do seu destino e de escolher o caminho que lhe convém.

Mesmo que a indicação de uma perícia médico-legal seja uma decisão ligada a uma lógica em favor da sociedade, em algumas situações o examinado pode se recusar a prestar informações ou colaborar com o exame. Isso atende a um princípio de direito em que ninguém está obrigado a fazer provas contra si próprio.

b) *Deveres de atualização profissional.* Para o pleno e ideal exercício da atividade pericial, não se exige do facultativo apenas a posse de um diploma e o seu registro nos Conselhos de Medicina. Há também de se requerer deste perito um aprimoramento sempre continuado, adquirido através de conhecimentos recentes da profissão, no que se refere às técnicas dos exames e dos meios modernos de diagnóstico.

Em suma, o que se quer saber é se naquele discutido ato profissional poder-se-ia admitir a falta de aptidão prática ou teórica para o desempenho de uma tarefa pericial, ou se poder-se-ia ter evitado o engano, caso não lhe faltasse o que ordinariamente é conhecido em sua profissão e consagrado pela experiência médico-legal.

c) *Deveres de abstenção de abusos.* É necessário também saber se o perito agiu com a cautela devida e, portanto, descaracterizada de precipitação, de inoportunismo ou de insensatez. Isso se explica porque as normas éticas e legais exigem das pessoas o cumprimento de certos cuidados cuja finalidade é evitar danos aos bens protegidos.

Exceder-se em medidas arbitrárias e desnecessárias é uma forma de desvio de poder ou de abuso. O exemplo disso pode ser a obtenção da prova chamada proibida, seja ela *ilícita* (obtida com violação das normas materiais) e *ilegítima* (obtida contra as determinações processuais).

Pode-se também incluir entre as condutas abusivas aquelas que atentam contra a proteção da dignidade humana, da tutela da honra, da imagem e da vida privada, inclusive quando se expõe desnecessariamente o examinado a certos procedimentos, quando se invade sua privacidade e quando se avilta a imagem e a honra alheia. O mesmo se diga quando do uso de meios e práticas especulativas e experimentais sem o devido consentimento daquele e com os riscos considerados desnecessários.

d) *Deveres de vigilância, de cuidados e de atenção.* Na avaliação de um ato pericial, quanto a sua legitimidade e licitude, deve ele estar isento de qualquer tipo de omissão que venha a ser caracterizada por inércia, passividade ou descaso. Este modelo de dever obriga o facultativo a ser diligente, agir com cuidado e atenção, procurando de toda forma evitar danos e prejuízos que venham a ser apontados como negligência ou incúria.

Está claro que estes deveres são proporcionalmente mais exigidos quanto maior for o risco de prejuízo ao que se quer apurar. Numa análise mais fria, vamos observar que os casos apontados como falta dos deveres de conduta resultam quase sempre da falta do cumprimento deste dever.

Toda e qualquer ação que tenha como destino as pessoas e o seu modo de viver implica necessariamente o reconhecimento de certos valores. Qualquer que seja a maneira de abordar esta questão, vamos chegar a um entendimento de que o mais significativo desses valores é sempre o próprio ser humano, no conjunto de seus atributos

150 Pareceres IV

materiais, físicos e morais. Se não for assim, cada um de nós nada mais representa senão um simples objeto, sem identidade e sem nenhum destino.

Infelizmente, nem sempre é possível se obter aquilo que é exigido de quantos exerçam a atividade pericial. Por isso, existe um estado de sobressalto e de expectativa que angustia e constrange, fruto dos nossos tempos. E não sabemos, enfim, quais as soluções em curto prazo ou os rumos que devem ser tomados, na tentativa de manter a arte pericial no respeito e na credibilidade que sempre a distinguiram.

5. Da metodologia e dos fundamentos

A perícia para comprovação de coito anal deve ser realizada levando em conta os seguintes aspectos:

a) *Histórico*. Sempre que possível, os exames constantes do relatório médico-legal devem ser antecedidos por um histórico da vítima que justifique a perícia, atinente aos atos sexuais praticados, na sua própria linguagem, assim como informações sobre hora, local e as condições especialíssimas como foram levados a efeito, a despeito do número de relações, se foram no mesmo ou em dias sucessivos, a posição em que a vítima foi colocada, e mais o que tenha relação e interesse ao caso concreto, tudo isso sempre com a maior discrição possível, como recomenda Hermes Rodrigues de Alcântara.[3]

É claro que o histórico da vítima, ou — em casos de crianças muito pequenas — de seu acompanhante ou responsável, não deve comprovar objetivamente a ocorrência da alegada infração que se quer apurar, mas que esta seja consignada para se confrontar com os vestígios de configuração típica comprovados pela perícia.

b) *Exames subjetivo e objetivo*. No exame subjetivo, devem-se considerar, nas condições psíquicas da vítima, todos os sinais e sintomas que possam ser anotados quanto ao seu desenvolvimento mental incompleto ou retardado, ou mesmo a um transtorno mental, no sentido de permitir caracterizar agravantes ou tipificações penais.

No exame objetivo, há de se considerar uma parte *genérica* e outra *específica*:

1 – *Exame objetivo genérico*. Neste, leva-se em conta o aspecto geral da vítima, como peso, estatura, estado geral, lesões e alterações corporais sugestivas de violência física.

2 – *Exame objetivo específico*. Neste estudo, temos de considerar a hipótese questionada:

---

[3]In *Perícia Médica Judicial*, Rio de Janeiro: Editora Guanabara Koogan S/A, 1982.

No ato libidinoso diverso da conjunção carnal, modalidade coito anal. – A perícia nos dias atuais tem contribuído muito com a materialidade dos crimes de atentado violento ao pudor, comprovando o ato libidinoso, principalmente no coito anal, pelos vestígios deixados pelo ato sexual e pela agressão física ou psíquica produzida na vítima.

Para tanto, o perito deve ser experiente e cuidadoso, além de contar com instrumentos, materiais, produtos químicos (mesa ginecológica, foco de luz com 300 W, lâmpada de Wood, máquina fotográfica com lentes de aproximação, luvas, quites para coleta de secreção, soro fisiológico, lâminas e lamínulas para microscópio, tubos de ensaio, papel de filtro e envelopes para recolher material seco) e laboratórios à sua disposição.

Em primeiro lugar, o examinado ou a examinada deve ser colocado(a) em posição de "prece maometana" (genu-peitoral), e, nos casos normais, o ânus quase sempre se apresenta fechado e em forma de fenda ântero-posterior, em cujo derredor observa-se um certo número de pregas conhecidas como "pregas radiadas" e uma pele fina, rosada, úmida, lisa e sem implantações de pêlos, que forma a chamada "margem do ânus".

Assim, por exemplo, no caso em particular de coito anal, violento ou não, os elementos de convicção para caracterização deste tipo de delito de atentado violento ao pudor serão sempre através dos vestígios físicos indiscutíveis e evidentes deixados pelo ato sexual e pela constatação da presença de esperma.

Tratando-se de crime de resultado, portanto, capaz de deixar vestígios, o exame de corpo de delito é imprescindível, não suprindo nem mesmo a confissão do acusado ou o relato da vítima.

No exame físico de casos de *coito anal violento*, podem-se notar equimoses e sufusões (*rágades*) da margem do ânus, escoriações, hemorragias por roturas ou esgarçamento das paredes anorretais e perineais, congestão e edemas das regiões circunvizinhas, infecções secundárias, dilatação brusca do ânus, orifício doloroso ao toque retal, hemorragia e equimoses das margens do ânus, rotura triangular com base na margem do ânus e vértice no períneo ao nível da união dos quadrantes inferiores (*sinal de Wilson Johnston*), rotura de pregas anais, presença de "paralisia antálgica da dor" ou sinal da "dilatação anal reflexa", quando se observa o canal anal aberto nas primeiras 2 ou 4 horas da agressão e traumatismo da face interna dos genitais na proximidade do orifício anal. Quando este orifício é dilatado pelo coito ou por objeto, toma a forma arredondada e as pregas se mostram discretas. Mais raramente, incontinência fecal por um ou dois dias. O relaxamento do esfíncter tem sua tonicidade recuperada um ou dois dias depois, conforme alude Mac Iver.[4]

Estes sinais são tão mais freqüentes e graves quanto mais brutal fora o coito. Em crianças, estas lesões são quase sempre mais acentuadas em virtude da desproporção física entre o autor e a vítima.

---

[4] In *Manual de Medicina Legal*, 4ª edição, Santiago: Editorial Jurídica do Chile, 1974.

Ter em conta ainda que uma ou outra lesão isolada, como, por exemplo, uma fissura, um eritema ou uma escoriação, podem ser resultantes de pruridos ou de patologias locais, ou mesmo um relaxamento ou dilatação do esfíncter podem ser oriundos de tenesmos e puxos de diarréias crônicas ou agudas na chamada "dilatação forçada do ânus". Outro fato: não confundir rágades com fissuras anais, pois estas últimas podem preexistir na vítima. A fissura é sempre de causa desconhecida, crônica, localizada na linha média posterior e em geral única. A rágade é traumática, aguda, sem preferência de local e em geral múltiplas.

No exame físico de casos de *coito anal não violento*, principalmente nas situações de pederastia passiva e habitual, muitos daqueles sinais traumáticos recentes podem não ser visualizados pelo seu aspecto crônico e permissivo. Pode ser vista nestes casos uma pequena lesão cicatricial, de forma triangular, com base na margem do ânus e vértice no períneo ao nível da união dos quadrantes inferiores, conhecida como sinal de Alfredo Machado, depressão infundibiliforme (em forma de funil), relaxamento dos esfíncteres e apagamento das pregas radiadas, típicos dos casos de pederastia passiva. Essa depressão infundibiliforme carece de validez absoluta, conforme Kvitko[5], Cualla[6] e Fávero.[7]

Podem ainda ser observados sinais de traumatismos na nuca, no pescoço, no dorso e na face posterior das pernas e das coxas da vítima. Em geral, todo coito anal violento deixa marcas de luta, como afirma Simonin.[8]

No entanto, o sinal mais importante para este diagnóstico é a presença do esperma no canal retal, e sua comprovação se dá pela presença de seu elemento figurado — o *espermatozóide*, e pelos exames a seguir enumerados, segundo o relato de Gisbert Calabuig.[9] Por isso, em face de seu insuprível valor probante, o exame deve ser realizado o mais precocemente possível.

3 – *Exames complementares.* A confirmação da presença do esperma na cavidade retal é sem dúvida o ponto de destaque no diagnóstico de coito anal, principalmente quando se trata de prática consentida e em indivíduos submetidos constantemente a tais práticas.

Sendo assim, o diagnóstico de maior certeza é através da presença do elemento figurado do esperma — o *espermatozóide*. Todavia, pode-se identificar o esperma por meio de reações próprias através do reativo de Florence ou pelos métodos de Barbério e de Baecchi.

O sêmen pode ser detectado através da lâmpada de Wood, que emite luz ultravioleta, que é filtrada e libera apenas as radiações entre 330 nm e 400 nm, sensibilizando

---

[5]In *La violación — Peritación medicolegal en las prersuntas víctimas del delito*, Buenos Aires: Editorial Trillas, 1998.

[6]In *Medicina Legal*, 8ª edição, Bogotá: Editorial Temis, 1965.

[7]In *Medicina Legal*, 4ª edição, São Paulo: Livraria Martins Editora S/A, 1956.

[8]In *Medicina Legal Judicial*, Barcelona: Editorial JIMS, 1973.

[9]In *Medicina Legal y Toxicologia*, 5ª edição, Barcelona: Masson S/A, 1998, pág. 502.

certas substâncias que emitem fluorescência, entre elas o sêmen que pode ser detectado até 72 horas após a agressão.

Também se pode chegar ao diagnóstico do coito anal pela comprovação da fosfatase ácida e da glicoproteína P30 ou PSA que se mostram em forma de traços na secreção retal, mesmo quando os autores são vasectomizados.

Finalmente, colher material como sêmen, sangue e saliva para exame em DNA com o propósito de identificar e caracterizar a autoria.

6. Do valor da descrição

A descrição é a parte mais eloqüente do laudo. Por isso, é necessário que se exponham todas as particularidades que a lesão apresenta. Omitir suas características é uma forma de privar quem vai analisar o documento de uma idéia pessoal e tirar-lhe a oportunidade de se convencer do aspecto real e da natureza do achado. A verdadeira finalidade do laudo pericial é oferecer à autoridade julgadora elementos de convicção para aquilo que ela supõe ou de que desconfia, mas de que necessita se convencer. A essência da perícia é dar a imagem mais real possível do dano e do seu mecanismo de ação, do qual a lesão foi resultante.

Na verdade, toda lesão no domínio da prova e, portanto, da medicina legal, traz no seu conjunto um elenco imensurável de particularidades que necessitam de interpretação e ajuste para um deliberado fim. Tudo depende, é claro, de quem vai interpretá-la na riqueza de cada detalhe.

Isso porque só a imprescindível descrição pode nos colocar numa correlação lógica entre o detalhe encontrado e a verdade a que se quer chegar. A força desta fidelidade descritiva é que irá instruir a curiosidade do operador jurídico nas suas teses e nos seus anseios. E, sempre que possível, juntar à descrição, à maneira de reforço, os desenhos, gráficos e fotografias.

É neste fundo de quadro que se deslumbram, quando a descrição é bem feita, a verdadeira evidência do ato delituoso e o propósito anômalo do ofensor. É fundamental que o perito use com habilidade a riqueza dos detalhes.

A boa prova evita que a Justiça seja ameaçada pela dúvida e a sentença se transforme numa tragédia. Sem ela, não estariam garantidas a defesa das partes nem a isenção do julgador.

Um laudo omisso ou mal elaborado compromete a verdade final e o interesse da comunidade. Um detalhe omitido ou uma lesão mal descrita não faz outra coisa senão alimentar dúvidas e contradições, criando obstáculos para a exata compreensão da verdade a ser revelada.

Outra coisa: a lesão violenta, vista por um perito, não pode ter, por exemplo, o mesmo significado da análise de um cirurgião, o qual necessita somente de tratá-la, enquanto ao legista cabe compreendê-la e analisá-la, esmiuçando, comparando, com-

154 Pareceres IV

pondo e recompondo como quem arma as peças desencontradas de um quebra-cabeça. Só assim, ele é capaz de retirar todos os valores ali inseridos, naquilo que pode existir de insondável e misterioso. Depois disso, deve ser colocado esse pensamento numa linguagem que represente o retrato vivo do evento e das suas dolorosas conseqüências.

7. Das respostas aos quesitos oficiais

Um exame desta envergadura — de tantos detalhes e de tantas e possíveis implicações — não pode ser resolvido apenas com três ou quatro respostas simplistas, que somente afirmam ou negam num ou noutro quesito. Há de se valorizar cada particularidade.

Hoje não se pode mais aplaudir a idéia do "é porque é", nem muito menos a de se admitir que alguém venha simplesmente se escudar por trás de uma autoridade capaz de lhe dar condições de se fazer sempre acreditar e valer suas opiniões.

É necessário afirmar justificando, mencionar interpretando, descrever valorizando e relatar esmiuçando. Em exames médico-legais deste significado, em que se defrontam de um lado questão diagnóstica tão delicada e de outro o constrangimento de quem é acusado, não pode o perito limitar-se a dizer com extrema simplicidade "sim" ou "não" a este ou aquele quesito. É obrigação precípua do perito mencionar, no relatório, em que elementos anatômicos ou resultados laboratoriais se baseou para fazer tal ou qual afirmativa. Fora dessa conduta indeclinável, é subtrair do julgador os pressupostos do seu soberano convencimento. Dizer, por exemplo, que houve prática de ato libidinoso e consistiu em coito anal, sem dizer se havia lesões e quais suas características, se havia algum sangramento, reação inflamatória e algum edema, ou se estavam em fase de reepitelização ou cicatrizadas, sem comprovar a presença de sêmen em laboratório, não leva ninguém a nenhuma convicção. Dizer pura e simplesmente que houve coito anal, sem qualquer justificativa, também não concorre para a busca da verdade.

Uma particularidade bem descrita, técnica e artisticamente, tem o poder de transferir a lesão para o laudo ou de transportar o pensamento do analista para o instante em que se verificou a agressão. A boa qualidade da perícia, pelo conhecimento técnico que dá ao julgador, é condição estrutural de imensurável e inestimável importância.

8. Das conclusões

Levando em conta a delicadeza das circunstâncias em que se apura um caso de alegado ou suposto atentado violento ao pudor, quando um erro sempre traz na sua esteira resultados para os envolvidos, o perito deve ser muito prudente nas conclusões de suas avaliações, principalmente quando os sinais são duvidosos ou precários.

Está mais que provado ser a descrição a parte mais significativa e valorizada do laudo. Daí a necessidade de que se enunciem todas as particularidades que a lesão encerra. Deixar de registrar tais características é simplesmente uma maneira de despojar quem vai analisar o laudo de uma idéia pessoal e tirar-lhe a oportunidade de se convencer da verdadeira natureza do dano.

O primeiro e único objetivo do laudo pericial é dar à autoridade julgadora elementos precisos para sua convicção. E por isso a substância da perícia é oferecer a imagem mais real possível do dano e do seu mecanismo de ação, do qual foi ele resultante.

Todo corpo de delito carrega no seu conjunto uma lista sem fim de detalhes que necessitam de registro para uma determinada interpretação, e tudo depende de quem vai valorizá-los na medida exata de cada caso.

Não se pode considerar como elemento probante, de consistência técnica e científica, a simples resposta aos quesitos oficiais, sem uma descrição judiciosa das estruturas comprometidas capazes de justificar certas conclusões.

O perito tem obrigação de mencionar no relatório em que elementos estruturais ou funcionais ou em que resultados laboratoriais se baseou para fazer tal ou qual afirmativa.

Embora não se deixe de considerar todos os sinais recentes ou antigos componentes do quadro lesional, o diagnóstico de certeza do coito anal somente poderá ser feito se for encontrado sêmen na ampola retal, como dogmaticamente afirma Vanrell.[10]

Este é o Parecer.

João Pessoa, 27 de dezembro de 2003

Genival Veloso de França

---

[10]In *Sexologia Forense*, Montes Claros: Editora Unimontes, 2001, pág. 356.

6

RESPONSABILIDADE DE DIRETOR TÉCNICO HOSPITALAR

Parecer sobre resultado adverso durante uma "gastroplastia redutora", em Processo Ético-administrativo junto ao Conselho Regional de Medicina. A Sindicância e o indiciamento do Diretor Técnico do Hospital. O equívoco da Assessoria Jurídica do CRM em apontar culpados para integrar o processo. A ilegitimidade da assessoria jurídica em opinar sobre questão de mérito. O instituto da preclusão. Do cerceamento do direito de ampla defesa e do contraditório. Os deveres de conduta do médico. Os dispositivos capitulados.

Parecer

1. Os comemorativos

Este parecer atende a um pedido do médico FMS, CRM ... nº 12.848, brasileiro, divorciado, residente e domiciliado na rua Márcia da Conceição, 1.214, bairro Cabo Verde, na cidade de LM.

Subscreve o presente Parecer o Dr. Genival Veloso de França, médico e bacharel em Direito, Professor Titular de Medicina Legal nos cursos de Medicina e de Direito da Universidade Federal da Paraíba, ex-Professor Titular de Medicina Legal no Curso de Direito da Universidade Estadual da Paraíba – Campus de Campina Grande, ex-Professor de Medicina Legal da Escola Superior da Magistratura da Paraíba, Professor Visitante da Universidade Estadual de Montes Claros, Professor Convidado de Ética Médica nos cursos de pós-graduação em Medicina da Universidade Federal Fluminense, ex-Presidente do Conselho Regional de Medicina do Estado da Paraíba, ex-Secretário do Conselho Federal de Medicina, autor de várias obras, destacando-se *Medicina Legal*, 6ª edição, Rio de Janeiro: Editora Guanabara Koogan S/A, 2001; *Direito Médico*, 7ª edição, São Paulo: Fundo Editorial Byk, 2001; *Comentários ao Código de Ética Médica*, 4ª edição, Rio de Janeiro: Editora Guanabara Koogan S/A, 2002; *Comentários do Código de Processo Ético-Disciplinar dos Conselhos de Medicina do Brasil*, 2ª edição, João Pessoa: Editora A União, 2001 (em parceria com Genival Veloso de França e Roberto Lauro Lana).

Este estudo, isento de qualquer interesse que não seja o de restabelecer a verdade, é feito no momento em que o agora indiciado Dr. FMS responde a Processo Ético-Profissional junto ao Conselho Regional de Medicina do Estado do ... .

Assim, esta reflexão tem o sentido de ajudar de maneira isenta e imparcial com esclarecimentos sobre seus deveres de conduta ética nos indesejados resultados que culminaram com a morte da Sr.ª TVF, no dia 27 de maio de 2001, após "gastroplastia redutora" para corrigir uma obesidade mórbida, no Hospital Santa Luzia, naquela cidade.

2. O motivo

Este Processo iniciou-se *ex-officio*, por despacho do Senhor Presidente do Conselho Regional de Medicina do Estado do ..., Doutor JMD, após matérias publicadas no Jornal "Correio da Manhã", edição de 31 de maio de 2001, sob os títulos "CRM investiga morte de mulher após cirurgia" e "CRM investiga morte de mulher após cirurgia para emagrecer". Neste mesmo despacho, foi designado o Conselheiro Dr. JAP como Sindicante, para, num prazo de 30 (trinta) dias, oferecer relatório conclusivo pela existência ou não de indícios de infração ética.

Nestas matérias, o jornal afirmava que a Senhora TVF seria a primeira paciente tratada pela equipe médica do Programa de Cirurgia de Obesidade Mórbida implantado no Hospital Santa Luzia. Referia ainda que a cirurgia havia durado nove horas e que a paciente, após o ato operatório, havia sido colocada num centro de terapia intensiva, sob cuidados especiais, o que não evitou que viesse a falecer.

O Senhor Presidente do CRM ..., citado naquela reportagem, garantia que tais informações seriam checadas e que o Conselheiro Sindicante teria 30 dias "para apurar e verificar se há vestígios de infrações éticas por parte dos profissionais". E mais: "caso o resultado seja positivo, vai solicitar abertura de um processo ético junto ao Conselho Regional de Medicina, que irá decidir se abre ou não o processo, de acordo com a análise dos fatos."

158 Pareceres IV

3. A sindicância

Depois de indicado pela Presidência do Conselho Regional de Medicina do Estado do ..., o Conselheiro JAP, como sempre o faz de forma cuidadosa e justa, passou a apurar a denúncia contida na reportagem do periódico supracitado, começando por ouvir as pessoas que participaram dos preparativos para aquele fatídico ato cirúrgico, quando ficou evidente que "a equipe cirúrgica visitou o Hospital Santa Luzia, concluindo que a estrutura era boa, mas que ainda não estava em funcionamento, pois faltavam recursos humanos". Depois disso, a equipe cirúrgica decidiu que havia condições de realizar a primeira intervenção cirúrgica para obesidade mórbida nas dependências daquele Hospital.

A data da cirurgia foi marcada para o dia 25 de maio e a internação da paciente se deu um dia antes.

A cirurgia teve início por volta das 12 horas do dia aprazado, tendo como única dificuldade durante o transoperatório a pouca luminosidade, a qual "foi corrigida posteriormente, após ser fornecido ao cirurgião um foco frontal. Este fato não proporcionou nenhum risco para a paciente", relata o Conselheiro Sindicante.

No dia posterior à cirurgia, já no CTI, o plantonista notou que o quadro da paciente se agravava, sendo chamada a equipe operatória, a qual solicitou exames complementares. Numa segunda avaliação, foi decidida a transferência da paciente para o Hospital Universitário, tendo como justificativa um quadro de anúria e a necessidade de um serviço que pudesse dispor de procedimentos dialíticos.

A paciente chegou a este novo Hospital com um quadro de "insuficiência respiratória oligo-anúrica" e acidose metabólica severa.

A paciente teve parada cardíaca, sendo realizadas manobras de ressuscitação, mas, mesmo com os esforços, veio a falecer.

Nas suas conclusões, o Sindicante, depois de enunciar individualmente a participação de cada profissional, ao se referir ao Doutor FMS foi taxativo: "Sócio do Hospital Santa Luzia deixou a cargo da direção técnica as providências necessárias para a realização da cirurgia. Atuou propiciando agilização nas solicitações feitas pela equipe cirúrgica ou pelo Diretor Técnico, apesar de haver tido participação direta nos preparativos para a realização da cirurgia. Deixou ao Diretor Técnico todos os poderes para a sua eficácia, não cabendo imputar qualquer infração ao Código de Ética Médica."

Em sessão realizada no dia 7 de agosto de 2001, o Conselho Regional de Medicina do Estado do ..., apenas com a retirada de um outro médico do rol dos indiciados, o relatório do Conselheiro Sindicante foi aprovado por unanimidade.

4. A denúncia

Transcorria normalmente o processo quando o Conselheiro Instrutor, AMD, encaminhou ao Corregedor pedido de vistas ao Escritório de Advocacia que presta serviços como pessoa jurídica ao Conselho, certamente para uma leitura sobre algum vício processual que pudesse ser sanado, haja vista algumas preliminares levantadas no que diz respeito a prazos, impedimento do contraditório, falta de fornecimento de cópias dos autos, erro na citação, cerceamento de defesa, fatos esses alegados pelas partes durante a Instrução.

Nada disso ocorreu. No Parecer de fls. 1.184 ao CRM ..., a Assessoria Jurídica opinou no sentido de que o Doutor FMS e seu sócio no Hospital Santa Luzia sejam chamados a integrar o processo, "abrindo-se-lhes prazo para oferecimento das respectivas defesas prévias e prática de outros atos processuais pertinentes, se lhes convier".

E assim, diante de tal despacho, o Conselheiro Instrutor nas conclusões de seu relatório pede ao Plenário do Conselho que inclua o Doutor FMS como possível infrator do artigo 2° – por não ter agido com o máximo de zelo e o melhor de sua capacidade profissional na qualidade de médico do Hospital Santa Luzia, no tocante ao atendimento da paciente TVF; do artigo 17 – como médico, proprietário do Hospital Santa Luzia e como reconhecidamente um dos responsáveis pela tomada de decisão, não contribuiu para assegurar as condições mínimas para o desempenho ético-profissional naquele nosocômio, durante o atendimento de TVF; do artigo 29 – que como médico e um dos responsáveis pela tomada de decisão, foi negligente ao permitir que a cirurgia da paciente TVF ocorresse no Hospital Santa Luzia quando o CTI estava desativado, sem equipe preparada dentro de uma rotina necessária ao bom funcionamento do setor; e do artigo 58 – por ter deixado de assistir a paciente TVF no CTI, no pós-operatório imediato, quando não havia outro médico em condições de fazê-lo. Tudo isso foi ratificado em sessão ordinária do Pleno do Conselho Regional de Medicina do Estado do ..., em sessão de 26 de junho de 2003.

5. Os fatos

Após a denúncia, em defesa prévia, o Doutor FMS informa que deixou a cargo da direção técnica do Hospital Santa Luzia "as providências necessárias para a realização da cirurgia", atuando mais no sentido de providenciar e agilizar as solicitações da equipe cirúrgica.

Chama a atenção ainda para o relatório do Sindicante aprovado pela II Câmara do CRM ..., conforme ata de fls. Insiste afirmando que resta preclusa a inclusão de seu nome no presente processo, porque se trata de matéria já apreciada por ocasião da aprovação do relatório do Conselheiro Sindicante.

Alega cerceamento de defesa pela conclusão da fase instrutória do processo, quando foram ouvidas diversas testemunhas e quando os demais denunciados tiveram oportunidade de exercitar o direito de se defender, se integrado agora. Está claro que não teria as mesmas condições de reperguntas e chances dos demais.

Para provar sua inocência, requereu a realização de perícia ético-técnica por profissional de renome, com experiência na área ético-administrativa, para que forneça um parecer, analisando sua conduta neste infortunado caso.

E, por fim, se superado o pedido de nulidade, sejam tomados todos os depoimentos das testemunhas e denunciados, e refeitas as perícias e exames para que ele possa exercer de fato a ampla defesa e o contraditório.

6. O indiciamento

Uma das novidades deste novo Código de Processo Ético-Profissional é a possibilidade de o Instrutor inserir outros artigos não previstos na capitulação inicial, garantindo o contraditório e a ampla defesa ao indiciado que responde a processo na fase de instrução. Não fala, portanto, na inclusão de novos indiciados.

Mesmo assim, para legitimar esta decisão do Conselheiro Instrutor, "há de se destacar que as provas e as evidências trazidas aos autos e mencionadas no parágrafo 3º do artigo 11 devem constituir fatos novos, e não apenas formalmente novos" (in França, França Filho & Lana, *Comentários ao Código de Processo Ético-Profissional dos Conselhos de Medicina do Brasil,* 2ª edição, João Pessoa: Editora A União, 2001, pág. 48).

7. Em preliminar — A defesa processual

7.1 – *Da ilegitimidade da assessoria jurídica em opinar sobre questão de mérito.* A primeira coisa que chama a atenção neste processo é que ele transcorreu dentro de critérios habituais até que se o enviou para parecer do Escritório de Advocacia que presta assessoria ao Conselho e este, de forma inusitada, mandou que fosse o Doutor FMS chamado a integrar o processo, abrindo-lhe prazo para oferecimento da respectiva defesa prévia e prática de outros atos processuais pertinentes, usurpando assim o direito de quem tem legitimidade para tanto — os que foram eleitos por sua categoria e legitimados por Lei Federal que dispõe sobre os Conselhos de Medicina.

Não deixa de ser inusitada a manifestação da Assessoria Jurídica, enfaticamente, sobre questão de mérito referentemente à suposta culpabilidade do Doutor FMS.

Em despacho opinativo lançado aos autos (fls. 1.184), o douto representante do Escritório que presta serviços jurídicos ao Conselho Regional de Medicina do Estado do ... inovou e exacerbou-se nas suas atribuições e no que recomenda o Código de Processo Ético-Profissional no seu artigo 11, § 3º ("Durante a instrução, surgindo novos fatos ou evidências, o Instrutor poderá inserir outros artigos previstos na capitulação inicial, garantindo o contraditório e a ampla defesa, sendo remetida ao plenário para apreciação"), na medida em que opinou que o Doutor FMS e seu sócio no Hospital Santa Luzia fossem chamados a integrar o pólo passivo do processo disciplinar ao tempo em que sugeriu fosse facultado prazo para oferecimento das respectivas defesas prévias, além da prática de outros atos processuais que entendessem necessários.

Indiscutivelmente, a Assessoria Jurídica imiscuiu-se em setor de mérito, ambiente de competência estreita e restrita aos Conselheiros Efetivos do CRM ..., na conformidade do que preceitua o artigo 2º do diploma adjetivo em vigor ("*A competência para apreciar e julgar infrações éticas será atribuída ao Conselho Regional de Medicina onde o médico estiver inscrito, ao tempo do fato punível ou de sua ocorrência*").

É muito clara a exegese do artigo 29 do citado Código quando determina: "Após a apresentação das alegações finais e análise do parecer processual da Assessoria Jurídica, o Conselheiro Instrutor proferirá relatório circunstanciado que será encaminhado ao Presidente ou ao Corregedor do Conselho Regional de Medicina. Parágrafo único: Até a data de sessão de julgamento, o Conselheiro Corregedor, verificando a existência de vício ou irregularidade, poderá intervir nos autos e, por meio de despacho fundamentado, determinar a realização dos atos a serem executados."

Está claro que a intervenção da assessoria só poderá ocorrer sobre "vícios ou irregularidades" e não incluindo alguém cujo processo foi arquivado pela aprovação de relatório de sindicância no plenário do Conselho. Deste modo, cabe tão-só à Assessoria Jurídica opinar pelo saneamento do processo, exclusivamente, a questões formais, como prazos, observâncias do devido processo legal, nulidades, entre outros.

Se ao próprio Conselheiro Instrutor é vedado, quando da confecção do seu relatório circunstanciado, qualquer juízo de valor, opinião ou julgamento, com muita razão deve ser entendido tal óbice ao Escritório Jurídico credenciado, por flagrante incompetência e ilegalidade.

7.2 – *Da preclusão.* Por outro lado, há de se considerar outra razão jurídico-processual, inclusive sendo matéria de ordem pública, passiva de ser reconhecida de ofício: a *preclusão.*

Depreende-se dos autos a ata da sessão de julgamento realizada no dia 7 de agosto de 2001, pelo CRM ..., onde foi levada a efeito a Sindicância que subsidiou o presente procedimento disciplinar.

Ficou decidida, à unanimidade, com base no inteligente parecer do Conselheiro Sindicante, a exclusão do denunciado Doutor FMS, ao argumento de que como sócio do Hospital Santa Luzia deixou a cargo da direção técnica as providências necessárias para a realização da cirurgia, isentando o denunciado de qualquer responsabilidade.

Não é difícil entender que o procedimento em relação ao denunciado Doutor FMS simplesmente foi arquivado, inclusive com decisão transitada em julgado.

Aduz salientar que contra essa decisão nenhuma providência foi tomada, qualquer recurso foi manejado ao Conselho Federal ("*Artigo 50 – Caberá recurso no prazo de 30 dias: I – às Câmaras de Sindicância do Conselho Federal de Medicina, das decisões de arquivamento, proferida pelas Câmaras de Sindicância dos Conselhos Regio-*

162 Pareceres IV

nais".) com fins de restabelecer sua condição no pólo passivo da lide. Portanto, fez-se "coisa julgada", instituto garantido pela Constituição Federal (*artigo 5º, XXXVI*) e tratado como direito e garantia fundamental.

Mesmo diante da soberania e independência e autonomia das decisões dos Conselhos Regionais e Federal de Medicina, não implica raciocinar, no que pese todo respeito aos senhores Assessores Jurídicos do quadro ou contratados, que essas mesmas decisões venham a entrar em rota de colisão com os mais consagrados mandamentos constitucionais sob forma de subverterem-se todos os princípios, postulados e valores inerentes aos Estados Democráticos de Direito.

7.3 – Da inépcia da denúncia — Falta de justa causa. Evidentemente, o processo disciplinar na órbita desses Conselhos, além de ter o caráter meramente administrativo, regido, por assim dizer, pelos mesmos princípios administrativo-constitucionais, toma ainda, quando necessário, empréstimo aos procedimentos criminais, no tempo em que se toma por analogia o Código de Processo Penal para dirimir dúvidas, obscuridades e omissões.

O Código de Processo Ético-Profissional dos Conselhos de Medicina estipula no seu artigo 11, § 3º, que: "*durante a instrução, surgindo novos fatos ou evidências, o Instrutor poderá inserir outros artigos não previstos na capitulação inicial, garantindo o contraditório e a ampla defesa, sendo remetida ao plenário para apreciação.*"

Desgraçadamente, inovou-se mais uma vez no processo. Com o devido acato, houve interpretação equivocada ao artigo supracitado. O Código diz expressamente da possibilidade de o Instrutor inserir novos artigos, mas não em detrimento de quem já foi excluído do litígio. Refere-se, pois, o texto legal a quem se encontra efetivamente denunciado e com sua capitulação infracionária anteriormente definida.

Para que se legitimasse o retorno do denunciado ao processo, seria necessário que houvesse, à luz da melhor doutrina e jurisprudência, e com base na lei, o surgimento de fatos, evidências e provas novas, reais e concretas. E, quanto a isso, até o momento, não se apontou qualquer componente probatório superveniente que autorizasse tal raciocínio.

As provas documentais referentes a prontuários, exames, depoimentos, entretanto, já foram todas produzidas em sede de sindicância, apenas sido referendadas pela instrução processual. E foi justamente com base nesse acervo de provas que o denunciado, Dr. FMS, foi excluído de qualquer responsabilidade, tendo o procedimento quanto a sua pessoa sido arquivado.

E mais. Tendo em vista ter o arquivamento do procedimento operado em trânsito e julgado, sem recursos para o CFM, não caberia nova reapreciação por intermédio de Revisão do Processo, consoante artigo 52 do Código de Processo Ético-Profissional dos Conselhos de Medicina do Brasil, posto que tal remédio só se presta em processos com sentenças condenatórias definitivas.

7.4 – *Do cerceamento do direito de ampla defesa e do contraditório*. Um dos mandamentos constitucionais mais consagrados no curso processual é o princípio da ampla defesa e do contraditório, como consectário do devido processo legal. Sem o seu acato, o ato processual se torna arbitrário e imperfeito.

Desta forma, se o processo disciplinar não oportunizar em suas diversas fases o direito de ampla defesa, podem ser invalidados todos os seus atos. A defesa não é um favor: é um direito irrecusável e indisponível, particularmente no âmbito do direito público, porque cada um isoladamente ou em grupo tem o direito de buscar a verdade real. Isso cria condições para a aplicação da lei e a eficácia da ordem pública.

Quando se fala do processo disciplinar, do direito ao contraditório e da ampla defesa, como direitos indisponíveis, pressupõem-se: a) igualdade das partes em litígio; b) conhecimento claro da imputação; c) apresentação de alegações contrárias à acusação; d) acompanhamento do processo; e) faculdade de oferecer contraprova àquela em que se baseia a acusação; f) exercício, no prazo legal, da defesa escrita, com assistência técnica, tão logo concluída a instrução; e g) interposição de recursos à instância superior, contra decisão desfavorável.

Tão imperioso é este direito que, em recente decisão, o TFR da 4ª Região, no julgamento da AMS 90.04.11299-5-PR, assentou: *"Administrativo. Processo Administrativo. Conselho Regional de Medicina. Aplicação de penalidade a médico. Julgamento secreto. Nulidade. O julgamento disciplinar realizado a portas fechadas, excluídos do recinto os acusados e seus defensores, é nulo, por sua incompatibilidade radical com o regime democrático, no qual os agentes do poder atuam em público, para serem controlados pelo povo"* (Ac. Um. Da 3ª T. do TRF da 4ª Região – MAS 90.04.11299-5-PR – Rel. Juiz Sílvio Dobrowolski – j. 17.12.91 – Apte.: Conselho Regional de Medicina do Estado do Paraná; Apdos.: José Luiz Pinheiro Filho e outro; Remte.: Juízo Federal da 6ª Vara – PR – DJU II 15.04.92, p. 9.531 – ementa oficial).

Portanto, por ampla defesa deve-se entender o direito que tem o réu às condições que lhe possibilitem dispor de todos os meios e elementos do processo, cujo fim é esclarecer a verdade. Isso se traduz na sua presença na inquirição de testemunhas ou das outras partes. Não basta apenas que o indiciado tenha oportunidade de compulsar os autos na procura ansiosa de depoimentos.

Assim, a oportunidade de exercer a ampla defesa não se completa apenas com a peça escrita inclusa no processo, mas, isso sim, no acompanhamento ativo de todos seus desdobramentos e de toda sua tramitação.

Desta forma, houve cerceamento de direito de ampla defesa e do contraditório, pois, ao entrar no Processo na altura em que foi indiciado, o Doutor FMS ficou prejudicado na sua forma de se defender.

Com isso, certamente o indiciado vai entrar no processo sem ter tido a oportunidade de indagar, retrucar e ou negar algo que fosse dito em seu desfavor, ainda que não estivesse àquela altura na condição de réu. E, assim, com certeza, produziram-se

164 Pareceres IV

conseqüências desfavoráveis para ele, podendo até ser de forma definitiva e sem que ele tenha tido a oportunidade de apresentar as suas razões que julgasse convenientes à defesa dos seus interesses.

O direito de plena defesa não se resume apenas ao que existe no bojo do processo, mas às condições que favoreçam ou possibilitem meios para que a defesa seja ampla e justa dentro de regras estabelecidas. O simples oferecimento da oportunidade de acesso aos depoimentos contidos nos autos ou convocar novas testemunhas e produzir outras diligências, como está dito, não bastam, pois a quantidade e a qualidade de defesa devem ser satisfatórias. Além do mais, subverte o princípio isonômico das partes, de modo a propiciar maior amplitude de defesa a uns em detrimento de outros. Porque a possibilidade de responder a acusações, argumentos, interpretações de fatos não pode ser de forma limitada, como estabelece o inciso LV do artigo 5º da Constituição Federal de 1988 – *"com os meios e recursos a ela inerentes"* –, o que não é igual a simplesmente ler os autos de um processo. Tal prerrogativa, segundo a ordem constitucional, tem aplicabilidade não apenas nos processos judiciais, mas, igualmente, nos processos administrativos.

Até porque seria de pouca utilidade um tipo de procedimento isento da manifestação das partes, com direito apenas a algumas delas. Enfim, é mais que elementar: não pode haver decisões sem prévia audiência do acusado. Ampla defesa quer dizer defesa sem limites. Ninguém pode ser privado dos meios de defesa de seu interesse.

8. A doutrina

8.1 – *Deveres de conduta do médico.* Qualquer que seja o fato na avaliação da responsabilidade profissional em determinado ato médico, notadamente no campo administrativo, seja nos Conselhos de Medicina, seja na administração pública, o que se deve levar em conta é se o acusado cumpriu ou não cumpriu os *deveres de conduta.* Isso é imprescindível e incontornável.

Desta forma, para se caracterizar a culpabilidade médica não basta apenas a evidência de um dano, mas que exista uma voluntariedade de conduta contrária às regras aprovadas e adotadas pela prudência e pelos cuidados habituais; que exista um nexo indiscutível de causalidade; que exista uma previsibilidade de dano; e que o prejuízo pudesse ser evitado por outro médico em mesmas condições e circunstâncias.

As regras de conduta argüidas quando de uma avaliação da responsabilidade médica são relativas aos seguintes deveres:

a) *Deveres de informação.* Neste tipo de dever, estão todos os esclarecimentos que se considerem necessários e imprescindíveis para o correto desempenho quando da elaboração de um ato médico, principalmente se ele é mais complexo e de risco-benefício discutível.

Hoje as razões dos deveres de informação estão asseguradas pela incidência dos princípios da transparência e da vulnerabilidade do paciente, tendo no seu consentimento informado a devida e imprescindível correspondência. E mais: quanto mais delicada a intervenção, tanto mais imperiosa é a advertência do profissional sobre os riscos e benefícios.

É fundamental que o paciente seja informado, por exemplo, sobre a escolha da anestesia, principalmente no que se refere aos seus riscos mais comuns, suas conseqüências e suas vantagens para aquele tipo de indicação. Mesmo que o paciente seja menor de idade ou incapaz, além dos responsáveis legais, moralmente ele tem o direito de ser informado e esclarecido. O dever de informar é imperioso como requisito prévio para o consentimento e a legitimidade do ato médico terapêutico ou propedêutico a ser utilizado. Isso atende ao *princípio da autonomia* ou *princípio da liberdade*, em que todo indivíduo tem por consagrado o direito de ser autor do seu destino e de escolher o caminho que lhe convém.

Além do mais, exige-se que o consentimento seja esclarecido, entendendo-se como tal o obtido de um indivíduo capaz de considerar razoavelmente uma conduta médica, em que fiquem evidentes suas vantagens e desvantagens, riscos e benefícios, sem a necessidade de se chegar aos detalhes das condutas e dos procedimentos mais complicados (*princípio da informação adequada*).

Sempre que houver mudanças significativas no procedimento médico e isso possa ser levado ao paciente, como, por exemplo, passar de uma conduta terapêutica para outra, deve-se obter o novo consentimento, pois a permissão inicial tinha tempo e forma definidos (*princípio da temporalidade*). Admite-se também que, mesmo após o consentimento, o paciente e seus responsáveis legais podem revogar a permissão outorgada (*princípio da revogabilidade*).

O paciente tem também o direito de recusar um tipo de conduta médica, desde que isso não lhe traga graves prejuízos nem esteja ele em perigo de vida. Praticar qualquer ato médico contra a vontade do paciente é uma violência e um grave desrespeito aos mais elementares princípios de civilidade. A recusa do paciente é uma contra-indicação absoluta de qualquer procedimento médico, a não ser que este seja o remédio heróico e salvador ante um perigo iminente de morte.

Deste modo, se o caso é de urgência e não se pode atender a recusa, as normas éticas e legais legitimam este ato cuja necessidade era imperiosa e irrecusável (*princípio da beneficência*). Aqui quem vai legitimar o ato médico não é a sua permissão, mas a sua irrecusável e extremada necessidade.

Mesmo que a indicação de um ato médico seja uma decisão eminentemente ligada a uma lógica clínica e em favor do paciente, este, em algumas situações, pode optar por outra forma de atendimento, desde, é claro, que isso não lhe traga prejuízos. Se a indicação é específica e se trata de uma cirurgia eletiva, o profissional pode recusar a assistência. Na cirurgia de urgência, como já foi dito, a conduta correta é fazer a técnica mais bem indicada para salvar a vida do paciente.

b) *Deveres de atualização.* Para o pleno e ideal exercício da profissão médica, não se exige apenas uma habilitação legal, traduzida pela posse do diploma. Há também de se requerer deste facultativo um aprimoramento sempre continuado, adquirido através de conhecimentos recentes da profissão, no que se refere às técnicas dos exames e dos meios modernos de tratamento, sejam nas publicações especializadas, nos congressos, cursos de especialização ou estágios em centros e serviços hospitalares de referência. Em suma, o que se quer saber é se naquele discutido ato profissional poder-se-ia admitir a imperícia. Se o profissional estaria credenciado minimamente para exercer suas atividades, ou se poderia ter evitado o dano, caso não lhe faltasse o que ordinariamente é conhecido em sua profissão e consagrado pela experiência médica. Este conjunto de regras, chamado de *lex artis,* deve ser aplicado a cada ato médico isoladamente, sem deixar de ser considerados a complexidade do caso, o recurso material disponível, a qualificação do médico, e o local e as condições de trabalho.

c) *Deveres de abstenção de abuso.* É necessário também saber se o profissional agiu com a cautela devida e, portanto, descaracterizada de precipitação, de inoportunismo ou de insensatez. Isso se explica porque a norma moral exige das pessoas o cumprimento de certos cuidados cuja finalidade é evitar danos aos bens protegidos. Exceder-se em medidas arriscadas e desnecessárias é uma forma de desvio de poder ou de abuso. No entanto, ninguém pode negar que a medicina de hoje seja uma sucessão de riscos e que esses riscos, muitas vezes, são necessários e inadiáveis, principalmente quando um passo mais ousado é o último e desesperado remédio. Isso atende às razões do *princípio do risco proveito.*

Neste particular seriam práticas indevidas como a exibição de técnicas experimentais, a utilização de um tratamento dispendioso e desnecessário, a divulgação de informações que lhes foram sigilosamente repassadas pelo paciente ou pelos seus familiares, a inadequada exibição do paciente em aulas e conferências, entre outros.

d) *Deveres de vigilância.* Na avaliação de um ato médico, quanto à sua integridade e licitude, deve ele estar isento de qualquer tipo de omissão que venha a ser caracterizada por inércia, passividade ou descaso. Portanto, este modelo de dever obriga o médico a ser diligente, agir com cuidado e atenção, procurando de toda forma evitar danos que venham a ser apontados como negligência ou incúria.

Este cuidado de assistência e vigilância deve se manter em todas as fases da relação médico-paciente e, quanto maior for a situação de risco, maior deve ser esta atenção, a qual vai desde o momento, por exemplo, que precede o ato cirúrgico, até os que o sucedem. Esta vigilância não se limita apenas aos restritos cuidados sobre o paciente, mas a todas as condições que são importantes para o bom êxito do ato médico.

Por outro lado, é mais que justo, diante de um caso de insucesso de um médico de vida profissional e ética irrepreensíveis, existir a devida compreensão e a elevada prudência quando se considerarem alguns resultados, pois eles podem ser próprios das condições e das circunstâncias que rodearam o *mau resultado*, sem imputar levianamente a isso uma quebra dos compromissos morais ou uma transgressão aos deveres de conduta. Não se pode consignar como culpa aquilo que não ultrapassa a prudência, a capacidade e a vigilância humana.

8.2 – *O mau resultado*. Hoje, recomenda-se, sempre em casos de resultados atípicos e indesejados, estabelecer a diferença entre *culpa médica, mal incontrolável* e *acidente inevitável*. No primeiro, existe responsabilidade do profissional em face do procedimento incorreto e inadequado que supõe inobservância de técnica ou de conduta. O segundo seria aquele decorrente de uma situação grave e de curso implacável, cujo resultado danoso deriva de sua própria evolução, e para quem as condições atuais da ciência e a capacidade do médico ainda não oferecem solução. E o acidente inevitável, quando existe um resultado lesivo oriundo de um caso fortuito ou de força maior — um *infelicita fati*, incapaz de ser previsto ou evitado, não só pelo autor, mas por outro qualquer em seu lugar.

Deste modo, há de se ressaltar que nem todo *mau resultado* na assistência médica é sinônimo de erro profissional. No caso em discussão — em que o indiciado facilitou à equipe cirúrgica todas as condições para a execução do ato operatório —, é difícil admitir-se culpa, ainda mais se tratando de um procedimento de grande risco.

Inclusive é necessário que se comece a desfazer o preconceito que existe em torno de alguns resultados atípicos e inesperados no exercício profissional médico. Não é justo concordar com a alegação de que todo resultado infeliz e indesejado seja obrigatoriamente de uma culpa médica. Com isso, não se quer afirmar que ela não possa existir, mas tão-somente que haja transparência no curso da apreciação, respeito ao princípio do contraditório e todas as condições para a ampla defesa.

No futuro, se não houver um trabalho de conscientização, os médicos vão trabalhar pressionados por uma sociedade de inclinação litigiosa, voltada para a compensação toda vez que os resultados não forem absolutamente os esperados. Daí em diante, os pacientes serão rejeitados, surgirá uma medicina esquiva e de custos altos, e o relacionamento do médico com o paciente irá transformar-se numa verdadeira tragédia. E é por isso que as crescentes queixas contra maus resultados já começam a perturbar emocionalmente o médico, e todos já sabem que no mínimo haverá um aumento de custos financeiros para o profissional e para o doente. Ao lado disso, já se começa a observar, entre outros fatos, a aposentadoria precoce, o abandono da profissão, o exagero nos pedidos de exames mais sofisticados e a omissão em pro-

168 Pareceres IV

cedimentos de alto risco, contribuindo cada vez mais para a consolidação de uma "medicina defensiva".

9. Os dispositivos capitulados

Analisando o presente contencioso como está registrado em *A denúncia*, resta-nos examinar de maneira desapaixonada a questão quanto à recomendada tipificação das infrações éticas pelo plenário do Conselho Regional de Medicina do Estado do ... quando aprovou o relatório do Conselheiro Instrutor. Mesmo diante do lamentável resultado, vamos concluir que o ora denunciado jamais desatendeu às condições previstas nos artigos 2º, 17, 29 e 58 do Código de Ética Médica, assim redigidos:

> *Artigo 2º – O alvo de toda a atenção do médico é a saúde do ser humano, em benefício da qual deverá agir com o máximo de zelo e o melhor de sua capacidade profissional.*

> *Artigo 17 – O médico investido em função de direção tem o dever de assegurar as condições mínimas para o desempenho ético-profissional da Medicina. É vedado ao médico:*

> *Artigo 29 – Praticar atos profissionais danosos ao paciente que possam ser caracterizados como imperícia, imprudência ou negligência.*

> *Artigo 58 – Deixar de atender paciente que procure seus cuidados profissionais em caso de urgência, quando não haja outro médico ou serviço médico em condições de fazê-lo.*

Como tenho insistentemente declarado, mais pela honra do que pela vaidade, tive o privilégio de ajudar a construir, juntamente com tantos companheiros e na qualidade de Presidente de uma Comissão Nacional designada pelo Conselho Federal de Medicina, um anteprojeto ao Código de Ética Médica, o qual foi devidamente aprovado durante as sessões plenárias da I Conferência Nacional de Ética Médica, no Rio de Janeiro, no período de 24 a 28 de novembro de 1987, e posto em vigor após sua publicação na Resolução CFM nº 1.246/88 (D.O.U. de 20 de janeiro de 1988). Isso me deu a oportunidade de escrever alguns textos, dentre eles os *Comentários ao Código de Ética Médica*, já em 4ª edição, pela Editora Guanabara Koogan S/A, do Rio de Janeiro, em 2002.

Além do mais, esta rica experiência me permitiu uma visão ampliada e próxima do ideal que nos inspirou quando da elaboração deste Código de Ética Médica, durante as longas e proveitosas discussões realizadas não apenas com os médicos e profissionais da saúde, mas com outros segmentos próximos desta proposta.

9.1 – No que diz respeito ao artigo 2º deste diploma ético, está entendido que o grande projeto do médico como operador da área sanitária é no sentido de fazer do ato médico um instrumento em favor do bem-estar e da saúde do ser humano isoladamente ou em grupo. Sempre enxergar o indivíduo como ser humano e não apenas como um doente isolado do seu contexto social. Tal corolário faz parte dos chamados *Princípios Fundamentais* que servem de estrutura e fundamentação ao que se segue capitulado no corpo de normas, no sentido de conciliar sempre as exigências do bem comum com as condições que permitem a medicina atual.

O ora denunciado não fez parte da equipe cirúrgica e por isso não teve nenhuma atuação no diagnóstico, no tratamento e no pós-operatório, pois tais atividades eram da competência dos que participaram dos atos em favor da indigitada vítima. O que ele fez, como sócio-proprietário do Hospital onde se realizou a cirurgia, foi possibilitar condições e delegar a quem de direito as atribuições em favor de um bom resultado.

Assim, por mais que se seja exigente, não há como vislumbrar nos atos e deliberações do ora denunciado qualquer vestígio de "não ter agido com o máximo de zelo e o melhor de sua capacidade profissional no tocante ao atendimento da paciente TVF".

9.2 – O artigo 17 do Código de Ética Médica trata das obrigações daqueles que, tendo funções de direção em estabelecimentos de saúde e sendo médicos, são obrigados a "assegurar as condições mínimas para o desempenho ético-profissional da Medicina".

Não há em nenhum lugar destes autos uma única alusão ao fato de o Doutor FMS ter criado obstáculos ao exercício pleno da ética profissional, antes, durante ou após este lamentável episódio. Por isso, não se vê onde o ora denunciado tenha tomado ou deixado de tomar alguma decisão na qual ficasse caracterizado um incentivo ao descumprimento das normas emanadas do Código de Ética Médica.

9.3 – Também é difícil justificar que o agora denunciado, durante a assistência da Senhora TVF, tenha agido de forma irresponsável e por isso se possa apontar, em sua conduta de sócio-proprietário do Hospital Santa Luzia, qualquer gesto ou procedimento que indique *imperícia*, *imprudência* ou *negligência*. É tanto, que o Conselheiro que subscreveu o Parecer de Sindicância enfaticamente assegura que o Doutor FMS "atuou propiciando agilização nas solicitações feitas pela equipe cirúrgica ou pelo Diretor Técnico". E enfaticamente acrescenta: "deixou ao Diretor Técnico todos os poderes para a sua eficácia, não cabendo imputar qualquer infração ao Código de Ética Médica."

Não se pode argüir, no caso em tela, *imperícia* — pois, como tal se entende —, é a falta de aptidão profissional, o despreparo técnico e teórico e a insuficiência de conhecimentos no desempenho de uma tarefa. Sobre isso não há nem como se cogitar,

170 Pareceres IV

tendo em conta que o Doutor FMS não participou de nenhum procedimento médico na assistência à paciente durante sua estada naquele Hospital.

Imprudência também não é legítimo que lhe impute, pois em nenhum momento ficou demonstrado qualquer ato de intempestividade, precipitação, insensatez ou inconsideração. Tudo que ele fez antes, durante e após a cirurgia foi no sentido de atender à indiscutível necessidade de propiciar e agilizar condições para um ato médico complexo, porém legítimo e necessário, e que seria o primeiro a se realizar em nosso Estado. O fato da ocorrência de um resultado atípico e tão indesejado não é o mesmo que dizer de forma imperiosa que houve precipitação e ousadia. Ao contrário, houve sempre moderação e equilíbrio, a ponto de o acusado abrir para inspeção seu Hospital e dizer francamente o de que necessitava em termos de recursos humanos. Basta ver o conteúdo dos depoimentos, tanto os seus, como os dos demais. Ninguém nega isso.

Negligência, especificamente, não se pode alegar nem teria qualquer procedência, pois não há queixa ou registro de inércia, indolência ou passividade. Também não restou provado que o ora indiciado tenha deixado de assumir sua responsabilidade de sócio-proprietário do Hospital Santa Luzia, levando em conta que sempre diligenciou na obtenção dos meios que se disseram necessários, inclusive acompanhando, no que pôde, passo a passo, os cuidados anteriores e posteriores, até que o desenlace se tornou inexorável.

9.4 – O artigo 58 do Código de Ética Médica, tal qual está escrito, proíbe ao médico "deixar de atender paciente que procure seus cuidados profissionais em caso de urgência, quando não haja outro médico no serviço em condições de fazê-lo". Exalta, desta maneira, o presente dispositivo que o atendimento seja imediato e obrigatório nas urgências e emergências médicas, principalmente quando se tenha condições de realizar tal atendimento.

Atender uma pessoa em situações tão dramáticas é, de tal forma, impreterível que passou a ser não só um dever moral, mas, sobretudo, uma obrigação legal. De simples bem ético, transformou-se em um dever jurídico.

Está claro que um médico com a consciência profissional do Doutor FMS não deixaria de atender a um paciente, principalmente em seu próprio hospital, ainda mais se este paciente estivesse em dramática situação de iminência de morte. Seria até demasiada crueldade alguém agir assim.

Tanto é verdade que nos registros dos autos e pelo que se ouviu e leu dos familiares em depoimentos ou em entrevistas na mídia, não há nenhuma acusação de que o agora denunciado tenha deixado propositadamente de atender a Sra. TVF "no pós-operatório imediato, quando não havia outro médico em condições de fazê-lo".

Tão absurda é esta alegação, que nem mesmo a denunciante, Senhora TVF, diante de sua incontrolada dor, ousou apontar.

Por fim, é forçar demais o raciocínio querendo enquadrar o então denunciado nos dispositivos anteriormente citados, quando na realidade este lamentável acontecimento, que culminou com a morte da paciente, não teve como responsável um único ato que pudesse ser caracterizado como de sua responsabilidade, inaptidão ou desídia, nem que tivesse como causa a falta de sua assistência em caráter emergencial quando internada no CTI.

10. A discussão

10.1 – *Os antecedentes do denunciado*. O Doutor FMS sempre gozou da melhor estima e do maior conceito em todos os segmentos sociais desta cidade de João Pessoa, conhecido como profissional competente em suas especialidades, inclusive portador de uma folha de serviços inestimável prestada à comunidade local e com grande repercussão nas demais cidades do Estado, enquanto co-proprietário do Hospital Santa Luzia.

Jamais respondeu a qualquer Processo ou Sindicância no seu Conselho de Medicina, nem recebeu uma única punição, repreensão ou advertência por parte de dirigentes dos hospitais ou instituições onde tenha trabalhado durante toda a sua vida funcional.

Além disso, sempre se pautou pela mais criteriosa conduta moral, pelo trato mais irrepreensível, servindo de exemplo de cidadão probo e profissional responsável pela estima e admiração que conseguiu angariar durante todo esse tempo, o que vem amplamente sendo demonstrado pelo reconhecimento da alta qualidade dos serviços prestados em seu Hospital.

10.2 – *Os deveres de conduta do ora denunciado*. Toda análise feita nestes autos nos dá conta de que o indiciado não deixou de cumprir, em qualquer momento, com seus deveres de conduta ética que se podia exigir em circunstâncias tão dramáticas como aquelas antes mencionadas.

O primeiro deles é o *dever de informação* e, no caso em tela, não tinha como informar aos familiares e à paciente, pois não era seu médico assistente, permanecendo apenas na condição de um sócio-proprietário de hospital que iria conseguir os meios necessários e solicitados pela equipe cirúrgica, no sentido de propiciar condições e meios condizentes para que aquele complexo ato tivesse o melhor êxito possível. Com toda certeza, as devidas informações foram prestadas pelos médicos assistentes ao paciente e seus parentes, alguns deles médicos, dos riscos e complicações possíveis de surgirem.

O agora denunciado sempre se pautou, no exercício diário de suas atividades profissionais como médico, pelo reconhecimento de que os deveres de informação estão assegurados não apenas nas regras deontológicas e constitucionais, mas também nos princípios do respeito à dignidade humana, que tem no consentimento livre e esclare-

172 Pareceres IV

cido do paciente a devida e imprescindível consagração da relação médico-paciente. E muito mais se a intervenção é delicada e se os riscos e benefícios são discutíveis.

O segundo dever é o de *atualização*, pois se admite que, para exercer uma atividade tão complexa e delicada como as que envolvem os cuidados administrativos de uma unidade hospitalar antes, durante e após uma cirurgia como esta em discussão, seja necessário o aprimoramento continuado, através da reciclagem permanente em centros especializados de referência, da presença permanente em Cursos, Congressos e Jornadas e da intimidade com as publicações mais recentes sobre avanços e descobertas de novos meios na atividade gerencial de uma unidade médica de grande complexidade.

O terceiro dever é o de *abstenção de abuso*, e sobre isso ninguém pode alegar qualquer ato que o ora indiciado tenha praticado com imoderação, audácia, exagero ou insensatez. Primeiro não se provou a necessidade de nenhuma intervenção. Depois porque toda seqüência de atos praticados antes, na sala de cirurgia, e depois, no ato operatório, foi no sentido de angariar condições para a sua melhor execução.

O fato da existência de tão lamentável ocorrência em cirurgia de obesidade mórbida nem sempre caracteriza culpa do especialista, pois os mais experimentados mestres desta respeitável arte operatória, em todos os tempos e em todos os climas, não se cansam de reconhecer a possibilidade desses acidentes. As estatísticas mais indulgentes, por sua vez, têm revelado que todos aqueles que se dedicam a essa penosa especialidade incorrem em tais eventualidades, sejam quais forem as técnicas utilizadas, sejam quais forem os meios utilizados de precaução.

Dificilmente se aponta um desses especialistas que tenha escapado imune desses lamentáveis resultados, qualquer que seja a sua fama, qualquer que seja a sua experiência. Por uma razão muito clara: os pacientes que se socorrem desta cirurgia, embora de técnica menos complicada, são de altíssimo risco.

Assim, de sã consciência, dizer que o agora indiciado foi imprudente pelo fato de um resultado tão indesejado quanto atípico é absurdo. Basta ler os depoimentos para saber de maneira convincente que ele não deixou de atender a qualquer requisito considerado possível e ao seu alcance àquela cirurgia, nem usou de qualquer expediente que não fosse estritamente indispensável e necessário.

O quarto e último dever de conduta do médico é o de *vigilância*, e também sobre tal cuidado não se pode comprometer o acusado com qualquer atitude de comprovada omissão, descaso ou inércia. Ele não se omitiu em nenhuma providência nem se portou com desatenção quando teve de diligenciar. Por esta razão, é inadmissível conjeturar negligência profissional em sua participação como sócio-proprietário do Hospital Santa Luzia no presente caso, insinuando-se procedimento relapso em suas atividades no pós-operatório.

Ao contrário, basta ver as providências tomadas antes, durante e após a cirurgia para se registrar seu empenho, sua preocupação e sua responsabilidade.

10.3 – *A indicação da cirurgia.* Esta foi uma questão decidida pela equipe que operou a Senhora TVF. Com certeza, no presente caso, a paciente foi devidamente avaliada através dos exames complementares necessários e suficientes para possibilitar uma decisão consistente. Até porque esta não foi uma questão discutida neste processo.

10.4 – *A cirurgia.* Pelo que se lê dos autos, o ato operatório transcorreu sem nenhum incidente, livre de qualquer intercorrência. Dela também o Doutor FMS também não teve nenhuma participação, a não ser a de conseguir os meios e as condições para que a mesma se realizasse e tivesse êxito, o que, malgrado os esforços, não se efetivou.

10.5 – *A assistência pós-operatória e a transferência da paciente para outro Hospital.* Com certeza, esta é a questão crucial. Para esta fase do tratamento da Senhora TVF, a contribuição do ora indiciado seria conseguir os meios e as condições para sua recuperação. E isso foi feito, no que diz respeito ao material necessário para a realização da cirurgia e o equipamento do CTI em pleno funcionamento técnico, ficando, no entanto, com o diretor clínico e a equipe médica, as providências cabíveis e necessárias com relação às escalas do bloco cirúrgico e UTI, no sentido de que o procedimento operatório fosse coroado de êxito, pois com aquela operação estava se implantando um serviço pioneiro na Paraíba, com bastante benefício para a população deste Estado, como está dito ao longo do depoimento de fls. 1.260.

Está declarado pelo indiciado que, mesmo não sendo especialista em terapia intensiva, se procurado para ver paciente no CTI teria prontamente atendido e tomado todas as providências possíveis. Inclusive, que o intensivista contratado pelo Hospital chegou, naquele dia, no horário de praxe e permaneceu durante todo o desenrolar dos acontecimentos.

10.6 – *A sindicância.* O relatório de sindicância chama a atenção para o principal questionamento neste instante: se houve ou não transgressão aos dispositivos capitulados no Código de Ética Médica.

O Relator de Sindicância cita um a um os médicos envolvidos na assistência à Senhora TVF e atribui a responsabilidade de cada profissional neste triste episódio. Contudo, ao chegar a vez do Doutor FMS, ele é enfático e conclusivo ao afirmar: "atuou propiciando agilização nas solicitações feitas pela equipe cirúrgica ou pelo Diretor Técnico" e "não cabendo imputar qualquer infração ao Código de Ética Médica". Isso diz tudo.

Ainda: o mais importante nesta Sindicância, cujo voto do Relator foi aprovado por unanimidade da II Câmara do Conselho Regional de Medicina do Estado do ..., é a convicção de que neste caso o agora indiciado foi devidamente avaliado no que concerne à sua responsabilidade. E, com a preclusão do processo, não havia do que se falar em indiciamento.

174 Pareceres IV

11. As conclusões

Depois de cuidadosa e pausada análise de tantos volumes deste Processo Ético-Profissional, onde figura entre os denunciados o médico FMS, junto ao Egrégio Conselho Regional de Medicina do Estado do ..., e onde foi valorizado todo o seu acervo documental, ficou muito evidente que:

11.1 – Não há nenhuma dúvida de que houve preclusão do processo, pois o relatório da Sindicância que lastreou este contencioso disciplinar foi por unanimidade aprovado no sentido da exclusão do Doutor FMS, com o firme argumento de que o mesmo, como sócio do Hospital Santa Luzia, estava isento de qualquer responsabilidade pelo que ali ocorreu quando da cirurgia da Senhora TVF, pois sua contribuição seria tão-só no sentido de conseguir meios e condições para a realização de uma "gastroplastia para tratamento de uma obesidade mórbida".

11.2 – Pelo mesmo modo, é fácil entender que o citado procedimento administrativo foi arquivado, inclusive com decisão transitada em julgado, e que tal fato é garantido pela Constituição Federal e considerado como direito e como garantia fundamental de todo cidadão.

11.3 – Está provada a ilegitimidade da Assessoria Jurídica em opinar que o Doutor FMS e seu sócio no Hospital Santa Luzia fossem chamados a integrar o pólo passivo do processo disciplinar, pois isso é facultado exclusivamente aos que foram eleitos por sua categoria e legitimados por Lei Federal que dispõe sobre os Conselhos de Medicina, tendo, assim, usurpado um direito de quem tem legitimidade para tanto ao intrometer-se em questão de mérito num processo ético-administrativo que envolvia médicos.

11.4 – Está comprovada a inépcia da denúncia por falta de justa causa, pois não cabe ao Conselheiro Instrutor inserir quem está excluído do litígio, mas apenas sugerir dispositivos, quando motivado, àqueles que se encontram efetivamente denunciados e com capitulação infracionária anteriormente definida.

11.5 – Não há como o Doutor FMS legitimamente retornar à condição de denunciado ao processo sem o surgimento de fatos, evidências e provas novas, reais e concretas, até porque todas as provas documentais referentes a prontuários, exames, depoimentos, entretanto, já foram todas produzidas em sede de sindicância, sendo apenas referendadas durante a instrução processual.

11.6 – Pelo fato de ter sido o arquivamento do procedimento operado em trânsito e julgado, sem recursos para o Conselho Federal de Medicina, não cabe qualquer outra reapreciação — nem mesmo a Revisão do Processo — em face de tal remédio só se prestar em processos com sentenças condenatórias definitivas.

11.7 – Está mais que comprovado que houve cerceamento de defesa, tendo em conta o Doutor FMS ter entrado no Processo a esta altura, ficando prejudicado na sua forma de se defender, desde que se considere que direito de plena defesa não se resume apenas à leitura do que existe no processo, mas às condições que favoreçam ou possibilitem meios para que a defesa seja ampla e justa dentro de regras estabelecidas.

11.8 – Inexiste qualquer subsídio conclusivo capaz de apontar ou fundamentar com precisão que o Doutor FMS tenha agido com desatenção aos seus deveres de conduta profissional, em que se pudesse evidenciar o descaso, a inércia ou a precipitação.

11.9 – Está comprovado de todas as maneiras que não há em qualquer parte destes autos um único fundamento que possa provar de forma convincente que o denunciado tenha se portado como negligente ou imprudente, pois, apesar do indesejado resultado, ele agiu sempre no sentido de favorecer as melhores condições e os recursos solicitados para o êxito da cirurgia.

11.10 – Não há em nenhuma parte deste contencioso uma única alusão que indique de maneira cabal ter havido por parte do denunciado uma conduta ou a falta de um procedimento que disso viesse caracterizar-se numa omissão de medida propedêutica ou conduta terapêutica em favor da paciente em questão.

11.11 – Está também comprovado de diversas formas que não houve participação do indiciado em condutas e procedimentos médicos na assistência à paciente aqui citada, mas tão-só diligências, como um dos sócios-proprietários do Hospital onde se realizou a cirurgia, no sentido de facilitar e promover as condições para o necessário atendimento.

11.12 – O parecer do Conselheiro Sindicante, acompanhado pelo voto da II Câmara do Conselho Regional de Medicina do Estado do ..., em momento algum configurou responsabilidade do ora indiciado por negligência, nem muito menos estabeleceu qualquer relação de nexo causal entre o resultado e a sua conduta de co-proprietário do Hospital onde se verificou a cirurgia.

11.13 – Não há como se admitir — nas condições em que se portou o Doutor FMS como sócio-proprietário do Hospital Santa Luzia, sempre diligente na procura de meios para propiciar um bom resultado à primeira cirurgia de obesidade mórbida no

Estado do ..., — que ele tenha praticado, facilitado ou induzido alguém a inobservância dos dispositivos do Código de Ética Médica dos Conselhos de Medicina no que diz respeito à falta de zelo e de atenção profissional dos que ali trabalham.

11.14 – Não há como admitir conduta desidiosa do denunciado durante a assistência à Senhora TVF, tendo razão a II Câmara do Egrégio Conselho Regional de Medicina do Estado do ... que acolheu relatório do Conselheiro Sindicante, de inigualável lisura e correição, como se vê nos autos deste processo.

11.15 – Finalmente, é impossível comprovar que o Doutor FMS tenha deixado de agir com o máximo de zelo e o melhor de sua capacidade profissional; que tenha sido negligente quando da cirurgia da Senhora TVF no Hospital onde é sócio-proprietário, nem muito menos que tenha agido em desconsideração a ela e a seus familiares quanto às devidas e necessárias providências antes, durante e após aquela operação.

É o Parecer, salvo melhor juízo.

João Pessoa, 2 de dezembro de 2003

Genival Veloso de França

7

SEQÜELAS PÓS-PARTO

Parecer solicitado pelo Juiz Titular da Segunda Vara Cível da Comarca de Campina Grande (PB) sobre seqüelas pós-parto. Condutas seguidas durante a parturição. O estado atual do menor portador de "encefalopatia hipóxico-isquêmica". O resultado dos exames complementares. O nexo de causalidade e o dano corporal. A avaliação do uso do fórceps.

Parecer

1. Comemorativos

Este Parecer atende a uma solicitação do MD Juiz de Direito Doutor Ely Jorge Trindade, da Segunda Vara Cível da Comarca de Campina Grande (PB), para que na qualidade de perito nomeado examine o menor IRP e apresente laudo pericial no Processo nº 001.1999.003.825-7, em que figura como autor, representado por sua genitora, e como réu a CHG — Clínica e Hospital Geral.

Subscreve o presente laudo pericial o Dr. Genival Veloso de França, médico e bacharel em Direito, Professor Titular de Medicina Legal nos cursos de Medicina e de Direito da Universidade Federal da Paraíba, ex-Professor Titular de Medicina Legal no Curso de Direito da Universidade Estadual da Paraíba – Campus de Campina Grande, ex-Professor de Medicina Legal da Escola Superior da Magistratura da Paraíba, Professor Convidado do Curso de Mestrado a distância em Medicina Forense da Universidade de Valência (Espanha), ex-Presidente do Conselho Regional de Me-

178 Pareceres IV

dicina do Estado da Paraíba, ex-Secretário do Conselho Federal de Medicina, autor de várias obras, destacando-se *Medicina Legal*, 6ª edição, Rio de Janeiro: Editora Guanabara Koogan S/A, 2001; *Direito Médico*, 8ª edição, São Paulo: Fundo Editorial Byk, 2003; *Comentários ao Código de Ética Médica*, 4ª edição, Rio de Janeiro: Editora Guanabara Koogan S/A, 2002; *Comentários ao Código de Processo Ético-Disciplinar dos Conselhos de Medicina do Brasil,* 2ª edição, João Pessoa: Editora A União, 2001 (em parceria com Genival Veloso de França Filho e Roberto Lauro Lana).

2. Informações

Conta a Sra. MF, brasileira, solteira, residente na rua Projetada, nº 56, na cidade de B, genitora do promovente, que, por volta das 16:00 horas do dia 3 de outubro de 1995, em sua residência, começou a sentir dores abdominais, contrações uterinas e "perda de água", o que a fez se dirigir à cidade de Campina Grande e procurar a CHG, onde lá chegou às 18:00 horas do mesmo dia, ficando numa sala de observação.

Cerca das 22:00 horas, foi levada à sala de partos onde foi tentado o parto normal e depois o uso de fórceps, o que lhe causou muitas dores e perda de grande quantidade de sangue.

Depois de algumas tentativas e como o médico não conseguia puxar a criança, diz que foi levada à sala de operações, onde foi feita uma anestesia raquidiana e depois a operação para tirar a criança.

Informa ainda a Senhora MF que, logo após a cirurgia, teve oportunidade de ver seu filho "todo preto" e que havia muita confusão entre as pessoas que trabalhavam na sala.

Depois disso, só viu seu filho quatro dias depois na UTI neonatal.

Diz que teve alta no quinto dia depois de operada e que seu filho deixou o hospital no dia 16 de outubro de 1995, treze dias depois de nascido, em condições que não eram normais, e que foram agravando-se, a cada dia que passava, em face das sucessivas convulsões, o que a fez procurar um neurologista para avaliação das condições do seu filho.

3. Estado atual

Compareceu, no dia 11 de dezembro de 2003, ao Departamento Médico do Tribunal de Justiça da Paraíba, situado na praça João Pessoa, s/nº, o menor IR, acompanhado de seus pais, RPS e MF, por determinação judicial, para realização de perícia médica.

3.1 – *Queixas*. A genitora do menor IR informa que o mesmo tem espasmos freqüentes, não responde a nenhum estímulo e tem alguma dificuldade para respirar e para se alimentar, e, mesmo com o tratamento fisioterápico, não vê nenhuma melhora.

3.2 – *Exame objetivo*. O menor examinado apresenta redução do diâmetro cefálico, descoordenação motora generalizada, retardo neuropsicomotor, espasmos repetidos, nenhuma interação com o meio exterior, quadro este compatível de "paralisia cerebral por encefalopatia hipóxico-isquêmica em fase de seqüela".

4. Exames complementares

4.1 – Tomografia Computadorizada (fls. 17) – "Conclusão: Aspecto tomográfico compatível com encefalopatia hipóxico-isquêmica em fase de seqüela com atrofia cerebral" (ass. Dr. RNM – CRM/PB ..., em data de 7 de abril de 1998).

4.2 – Tomografia Computadorizada (fls. 19) – "Conclusão: Exame tomográfico computadorizado crânio-encefálico para controle evolutivo: Mostrou acentuada atrofia subcortical" (ass. Dr. CAT, datada de 20 de maio de 1996).

4.3 – Tomografia Computadorizada (fls. 22) – "Conclusão: Exame tomográfico computadorizado crânio-encefálico mostrou aspecto sugestivo de acentuada atrofia subcortical. Higroma laminar fronto-parietal bilateral. Áreas isquêmicas parietais" (ass. Doutor CAT, datada de 2 de fevereiro de 1996).

4.4 – Atestado Médico (fls. 20) assinado pelo Doutor WTA: "Menor: IRP. O referido paciente, atualmente com 2 anos e 9 meses, nasceu de parto laborioso com sinais de anóxia pós-natal, determinando encefalopatia anóxica, com microcefalia, atrofia encefálica, e com 05 meses de vida foi operado de higroma subdural bifrontal. Medicado com dois anticonvulsivantes, apresenta espasmos infantis e retardo neuropsicomotor em relação à idade cronológica."

4.5 – Laudo Médico (fls. 51) assinado pelo Doutor RAB, em 30 de outubro de 1995, no qual ele afirma que a Sra. MF foi submetida a um trabalho de parto exaustivo e prolongado e que tentou a utilização de fórceps sem sucesso.

5. Nexo de causalidade e dano corporal

A relação entre o dano e a agressão é um pressuposto de ordem técnica imprescindível e, por isso, não pode fugir da apreciação médico-pericial. Muitas vezes, a natureza do pleito não reside na qualificação ou na quantificação da lesão, mas essencialmente nas condições em que se deu a relação entre o dano e o evento lesivo.

O sentido etimológico da palavra *nexo* é o mesmo que se deve ter em legisperícia sobre o *nexo causal*. Ou seja, uma condição lógica de vínculo, de conexão, de liame ou de eminente coesão entre a ação e o resultado. Logo, não é uma situação de imperiosa certeza ou de um diagnóstico de absoluta precisão. Basta apenas que existam ligação e coerência.

180 Pareceres IV

Também não há necessidade que se tenha prova ou testemunho de que o evento alegado tenha existido. Enfim, se o estágio evolutivo da lesão está de acordo com a causa em questão, se este evento é idôneo para produzir tal dano e se não há outra causa aparente, em tese existe um nexo.

Entre as teorias da causalidade, a mais aceita é a da *causalidade adequada* (da *decorrência natural e razoável das coisas* ou *do resultado mais provável*). Esta teoria afasta as causas fortuitas e de força maior pelo seu caráter de anormalidade, atipia e imprevisibilidade. Há outras teorias: a *teoria da equivalência das condições* (condição *sine qua non*) e a *teoria da última condição* (verdadeira causa do efeito produzido).

Para se estabelecer o nexo de causalidade na avaliação do dano corporal, é necessário que: *a*) a lesão seja produzida por determinado traumatismo; portanto, que seja real e apropriada àquelas circunstâncias; *b*) a lesão tenha efetivamente uma etiologia traumática; *c*) o local do traumatismo tenha relação com a sede da lesão; *d*) haja relação de temporalidade (um prazo legal e um prazo clínico), ou seja, exista uma coerência entre a idade da lesão e a ocorrência dos fatos; *e*) exista uma lógica anatomoclínica de sinais e sintomas típicos; *f*) haja exclusão da preexistência de danos relativamente ao traumatismo; *g*) inexista uma causa estranha à ação traumática. Assim, ensina Simonin, citado por Oliveira Sá (in *Clínica Médico-Legal da Reparação do Dano Corporal em Direito Civil*, Coimbra: APADAC, 1992).

Deste modo, deve-se entender como *causa* a condição provável, idônea e motivadora do resultado (imputabilidade total). Diferente pois da *concausa*, que é uma condição preexistente, concomitante ou superveniente, para que ocorra a ação de um agente ou de uma forma de energia causadora de dano (imputabilidade parcial). Na concausalidade, há uma concorrência de causas, algumas delas presentes no traumatismo e outras que sobrevêm a este, quando o dano passa a ser parcialmente responsável pela ação traumática. Destarte, não se devem afastar da avaliação do nexo de causalidade o agravamento do estado mórbido anterior, os efeitos traumáticos potencializados por patologias anteriores e as perturbações ou patologias por superveniência.

Há ainda situações, embora raras, em que o trauma não tem nenhuma ação sobre o mal, pois este já se encontrava em um estágio muito avançado para ser agravado (inimputabilidade).

6. Discussão

6.1 – Ainda que não exista nenhuma anotação no que diz respeito à hora do internamento e das condutas e procedimentos no prontuário da Sra. MF na CHG — a não ser que às 23:40 horas foi encaminhada ao centro cirúrgico para a realização da cesariana e sua própria informação de que chegou ao Hospital por volta de 18:00 horas —, depreende-se que sua assistência ao parto naquele hospital durou um tempo em torno de 6 horas.

6.2 – Mesmo se tendo em conta que a parturição seja sempre uma situação de emergência, pode-se dizer que nas primeiras horas de internamento havia uma evolução do trabalho de parto dentro da normalidade e que a conduta médica não seria outra senão manter um acompanhamento expectante.

6.3 – Pelo que consta das anotações no prontuário, o período expulsivo prolongava-se (fls. 51), e em face do sofrimento fetal agudo foi usado o fórceps de alívio, sem sucesso, terminando pela opção de uma cesariana.

6.4 – A criança, aqui avaliada, nasceu com o índice de APGAR baixo, demonstrando ter existido sofrimento fetal, o que se traduziu ao nascer pela diminuição do tônus muscular, ausência de choro e pele cianótica, e, mesmo com os cuidados imediatos na sala de parto, isso não impediu que fosse encaminhada à UTI neonatal para um tratamento especializado.

6.5 – Não há dúvida de que a partir daí estavam instalados os sintomas provenientes de um grave sofrimento fetal, pois, já no dia 5 de outubro de 1995, dois dias após o nascimento, Inácio Renan apresentava-se com "crises convulsivas tônico-clônicas generalizadas, cianose, hipertonia, choro neurológico e gemente" (fls. 123), sinais mais que suficientes para provar a existência de uma séria agressão ao sistema nervoso central.

6.6 – Não há como se afastar a relação de causa e efeito entre a anóxia fetal e a atual encefalopatia hipóxico-isquêmica: Dra. WA (fls. 123) – "encefalopatia hipóxico-isquêmica"; Doutor RNM (fls. 17) – "Aspecto tomográfico compatível com encefalopatia isquêmica em fase de seqüela com atrofia cerebral"; Doutor WTA (fls. 20): "Menor: IRP. O referido paciente, atualmente com 2 anos e 9 meses, nasceu de parto laborioso com sinais de anóxia pós-natal, determinando encefalopatia anóxica, com microcefalia, atrofia encefálica, e com 05 meses de vida foi operado de higroma subdural bifrontal. Medicado com dois anticonvulsivantes, apresenta espasmos infantis e retardo neuropsicomotor em relação à idade cronológica"; Doutor RAB (fls. 51): "período expulsivo prolongado, fórceps sem sucesso, sofrimento fetal agudo."

6.7 – Está demonstrado nos documentos destes autos que, após o surgimento dos primeiros sinais de sofrimento fetal, a equipe que cuidava da Sra. MF procurou recurso de resultados mais imediatos, utilizando o fórceps de alívio, que tem suas indicações mais precisas nos casos de discinesias (parada das contrações expulsivas) e nos sofrimentos fetal e materno. E, como não obteve sucesso, a equipe optou pela cesariana, que tem as mesmas indicações, porém constituindo-se de um ato de maior complexidade.

182 Pareceres IV

6.8 – O uso do fórceps no presente caso, à luz dos documentos existentes nos autos deste processo, além de ter sua precisa indicação, não permite evidenciar qualquer lesão traumática por este instrumento capaz de ter desencadeado ou concorrido com seqüelas agora existentes no menor IRP.

7. Respostas aos quesitos do Promovido

1. Se o atendimento à paciente foi realizado por médicos especializados, cada um em sua área?

R. Não há, nos autos, documentos que qualifiquem os médicos citados neste processo.

2. No caso afirmativo, quais os nomes dos médicos e assistentes?

R. Os médicos e assistentes que participaram da assistência à Senhora MF e seu filho estão citados ao longo dos autos deste processo, cada um com sua específica atividade.

3. Se, posteriormente ao parto, a criança continuou a ter assistência médica permanente, recebeu tratamento regular e adequado, o mesmo ocorrendo em relação à medicação preceituada?

R. Sim.

4. Se o recém-nascido foi assistido por pediatras, e se, inclusive, teve atendimento em UTI NEONATAL?

R. Sim.

5. Se, pela documentação acostada aos autos, mormente o Prontuário, verifica-se que o parto foi realizado pelos meios indicados para o caso, cumprindo-se, rigorosamente, o adequado e imprescindível em casos semelhantes?

R. Se corretas as anotações no prontuário, sim.

6. Se, diante do quadro que se apresentava, a evolução para a cesariana ocorreu dentro dos padrões normais, recomendáveis pela ciência médica, dada a impossibilidade de um parto normal?

R. Sim.

7. Se a descompensação psicológica da paciente pode tornar impraticável o fórceps de alívio?

R. Em tese, sim.

8. Se é possível a sobrevivência da criança, na hipótese de fratura óssea na calota craniana e hemorragia intracraniana, sem o imediato tratamento cirúrgico?

R. É possível, dependendo das complicações da fratura.

9. Se os três Laudos de Tomografias Computadorizadas Cranianas, constantes dos autos (fls. 17, 19 e 22) comprovam a inexistência da suposta e alegada fratura de Calota Craniana?

R. Não.

8. Conclusões

8.1 – O examinado IRP é portador de encefalopatia anóxica oriunda de parto laborioso.

8.2 – Está bem estabelecido o nexo causal entre a anóxia fetal e suas seqüelas crânio-encefálicas.

8.3 – De acordo com a evolução e as condições atuais de tais seqüelas, pode-se afirmar com toda certeza que o menor em questão é portador de uma invalidez total e permanente, proveniente de seqüelas neurológicas severas e que necessita de cuidados especiais e de assistência de terceiros por toda a vida.

8.4 – Não há elementos suficientes para se afirmar que o uso do fórceps tenha contribuído para o surgimento ou agravamento das citadas seqüelas, até porque as lesões produzidas por este instrumento cirúrgico apresentam-se sob forma de paralisias transitórias e localizadas, principalmente na face, em virtude de trauma nos ramos do nervo trigêmeo.

8.5 – Outras lesões encefálicas encontradas no menor em questão, como lesão cística (higroma) e lesão laminar, são próprias da hipóxia cerebral.

8.6 – Tendo-se como idôneas as anotações nos diversos documentos do prontuário da Sra. MF, em que se caracterizou um período expulsivo demorado seguido de sofrimento fetal agudo, a equipe optou pelo que se recomenda utilizando o fórceps de alívio. E, como houve dificuldades na aplicação do fórceps, optou pela cesariana.

8.7 – Em face do exposto, não há como comprovar que os membros da equipe que atenderam a Senhora MF e seu filho tenham deixado de agir com o melhor de sua capacidade profissional; e que tenham sido *imperitos, negligentes* ou *imprudentes*. Nem muito menos que tenham agido com incompetência, abuso ou descaso durante aquele tratamento.

É o Parecer.

João Pessoa, 17 de dezembro de 2003

Genival Veloso de França
Perito

8

EXCLUSÃO DE PATERNIDADE PELOS SISTEMAS MNSs E HLA

Laudo pericial de vínculo genético: histórico do caso, análise dos achados imuno-hematológicos, valorização dos sistemas MNSs e HLA, as provas de certeza na exclusão da paternidade e da maternidade: o que dizem os autores. Discussão e conclusão.

Parecer

Este Parecer atende a uma solicitação da Doutora AAS, médica, CRM 3.279, com endereço na SQS 309, bloco H, apto. 103, em Brasília (DF), levando em conta a indagação sobre um laudo pericial de sua lavra, referente a uma perícia imuno-hematológica, em que exclui uma paternidade alegada pelos sistemas MNSs e HLA.

Subscreve o presente Parecer o Dr. Genival Veloso de França, médico e bacharel em Direito, Professor Titular de Medicina Legal nos cursos de Medicina e de Direito da Universidade Federal da Paraíba, ex-Professor Titular de Medicina Legal no Curso de Direito da Universidade Estadual da Paraíba – Campus de Campina Grande, Professor Convidado nos cursos de graduação e pós-graduação do Instituto de Medicina Legal de Coimbra (Portugal), Professor Convidado no mestrado a distância em Medicina Forense da Universidade de Valência (Espanha), Membro Efetivo da Academia Internacional de Medicina Legal, Membro Efetivo da Academia Brasileira de Ciências Médico-Sociais, Membro Titular da Academia Paraibana de Medicina, Membro da Junta Diretiva da Sociedade Ibero-americana de Direito Médico, Presidente de Honra da Sociedade Brasileira de Direito Médico, ex-Presidente do Conselho Regional de Medicina do Estado da Paraíba, ex-Secretário do Conselho Federal de Medicina, autor de várias obras, destacando-se *Medicina Legal*, 6ª edição, Rio de Janeiro: Editora Guanabara Koogan S/A, 2001; *Direito Médico*, 8ª edição, São Paulo: Fundo Editorial Byk, 2003; *Comentários ao Código de Ética Médica*, 4ª edição, Rio de Janeiro: Editora Guanabara Koogan S/A, 2002; *Pareceres I*, Rio de Janeiro: Editora Guanabara Koogan S/A, 1997; *Pareceres II*, Rio de Janeiro: Editora Guanabara Koogan S/A, 1999; *Pareceres III*, Rio de Janeiro: Editora Guanabara Koogan S/A, 2003; *Comentários ao Código de Processo Ético-Disciplinar dos Conselhos de Medicina do Brasil*, 2ª edição, Rio de Janeiro: Editora Lumen Juris, 2001 (em parceria com Genival Veloso de França Filho e Roberto Lauro Lana); *Noções de Jurisprudência Médica*, 3ª edição, João Pessoa: Editora Universitária, 1982; *Flagrantes Médico-Legais I*, João Pessoa: Editora Universitária, 1981; *Flagrantes Médico-Legais II*, Florianópolis: Associação Catarinense de Medicina, 1985; *Flagrantes Médico-Legais III*, João Pessoa: Editora Universitária, 1994; *Flagrantes Médico-Legais IV*, João Pessoa: Editora Universitária, 1997; *Flagrantes Médico-Legais V*, Recife: Editora da Universidade de Pernambuco, 2000; *Flagrantes Médico-Legais VI*, Recife: Editora da Universidade de Pernambuco, 2002; *Erro Médico — Um enfoque sobre sua origem e suas conseqüências*, 4ª edição, Rio de Janeiro: Editora Guanabara Koogan S/A, 2002 (em parceria com Júlio César Meirelles Gomes e José Geraldo de Freitas Drumond).

1. Histórico

A perícia iniciou-se no dia 16 de dezembro de 1985 no Laboratório da Dra. AAS, com a avaliação dos achados clínicos e depois as partes — JC (suposto pai), MPC (mãe) e CPC (filho) — foram encaminhadas ao Laboratório de Análises Médicas Ltda. para coleta de sangue e remessa em seguida para o Hemo-Soro Laboratório S.C. Ltda., do Dr. ABE — CRMSP ..., hematologista na cidade de São Paulo, para os devidos testes imuno-hematológicos.

No dia 2 de janeiro de 1986, o resultado dos testes solicitados chegou a suas mãos quando iniciou a elaboração de mapas genéticos e o confronto dos dados físicos e imuno-hematológicos.

2. Resultados dos testes imuno-hematológicos

Os resultados dos testes realizados pelo Doutor ABE, que fundamentaram suas conclusões, foram:

186 Pareceres IV

2.1– Sistema MNSs
Suposto pai:
 Soro anti-M: Positivo
 Soro anti-N: Positivo
 Soro anti-S: Positivo
 Soro anti-s: Negativo
Mãe do menor requerente:
 Soro anti-M: Positivo
 Soro anti-N: Positivo
 Soro anti-S: Negativo
 Soro anti-s: Positivo
Menor requerente:
 Soro anti-M: Positivo
 Soro anti-N: Negativo
 Soro anti-S: Negativo
 Soro anti-s: Positivo

2.2– Sistema de Antígenos HLA
 Suposto pai: A2, A11, B35
 Mãe do menor requerente: A2, A32, B5, B14
 Menor requerente: A2, A9, B12, B14

3. Discussão

Levando em consideração os achados imuno-hematológicos, em que o Doutor ABE confirma em resultado de exames apresentando os prováveis fenótipos e genótipos: Menor requerente: Fenótipo Ms e Genótipo Ms/Ms; Mãe: Fenótipo MNs e Genótipo Ms/Ns; Suposto pai: Fenótipo MNS e Genótipo MS/NS, a Doutora AAS passou a emitir seu laudo de perícia.

A exclusão, tendo em conta tal resultado, configurou-se, pois o exame do suposto pai não apresentava o antígeno "s" (*soro anti-s: Negativo*), o que indica não ter ele esta proteína do gene específico e, portanto, não poderia transmitir este gene ao menor requerente. Assim, o genótipo do suposto pai não poderá ser MS, NS, Ms e Ns e sim MS, NS. Ainda mais: a ausência do antígeno "s" afasta a hipótese de heterozigose.

Quando se verifica a desobediência a tais regras, pode-se afirmar com segurança que a paternidade ou a maternidade alegada está excluída.

No que diz respeito aos resultados emitidos pelo Doutor ABE em relação ao sistema de histocompatibilidade HLA, vê-se que o menor requerente apresenta quatro *loci*; sua mãe, também quatro *loci*; e o suposto pai, três *loci*.

O sistema HLA está definido por um elenco de genes co-dominantes, compostos como moléculas de glicoproteínas na superfície das células e representado por uma numerosa série de alelos, em quatro *loci* interligados, localizados no cromossomo 6 do cariótipo humano.

Quando o número de antígenos é menor do que quatro, diz-se que há duas possibilidades: 1ª – existiram dois alelos iguais (um proveniente do pai e outro, da mãe), sendo esta situação denominada homozigose; 2ª – existir um antígeno que não seja detectável pelos métodos utilizados.[1]

Nota-se ainda, quando se utilizaram os alelos HLA A e B, que o menor requerente apresenta o haplótipo A2 e B14 em comum com sua mãe, e o haplótipo A9 e B12 de seu pai biológico. Todavia, o suposto pai tem em comum apenas o alelo A2, o que não autoriza uma inclusão de uma paternidade.

Os alelos A2 e B14 encontrados na mãe foram transmitidos em bloco para o menor, não podendo ter sido transmitidos pelo suposto pai, uma vez que este não apresenta os outros dois alelos herdados em bloco (haplótipos) A9 e B12 do seu pai biológico e que não foram encontrados no pai alegado.

Ninguém pode negar a importância que representa o sistema HLA na exclusão de paternidade.[2] Tão significativo é o valor deste exame quando exclui a paternidade ou a maternidade que se despreza até o estudo da vinculação genética em DNA:

"Investigação de Paternidade. Exclusão pelo Exame HLA. Pedido de Exame de DNA. Indeferimento. Se a possibilidade de paternidade é excluída no sistema HLA, loci A e B, realizado pelo IMESC, de inegável competência, não se pode pretender o reconhecimento pedido na Inicial, com base em duvidosa prova testemunhal. Afastada a possibilidade da paternidade pelo Sistema HLA, inútil o exame DNA, que apenas teria maiores possibilidades dessa negativa, já acolhida pelo exame feito." (Ac. Unânime – 8 Câm. Cív. TJSP – AC 2054.065-1/8 – Rel. Des. Raphael Salvador – j. em 09.08.1995 – p. 34 – ementa oficial) – IOB 3/11330.

O nível de precisão e certeza é de tal magnitude que, na época em que se realizou a perícia aqui discutida, tinha a reconhecida acolhida pelos tribunais brasileiros:

"O avanço da técnica, a ponto de obter certeza científica, na matéria, principalmente com o progresso havido nas perícias dessa natureza, cumprindo destacar o êxito tecnológico representado pelo exame hematológico denominado HLA (Human Leucocyte Antigen), de alta precisão, de que resulta mínima margem de incerteza, justifica essa conclusão" (2 T. do STF – RE 105.535-9 – SP – D.O.U. de 30.08.1985 – Rel. Min. Djaci Falcão – RT 602/261)".

---

[1]Croci, D. *Manual de Medicina Legal*, 4ª ed., São Paulo: Editora Saraiva, 1998, pág. 622.
[2]Simas Filho, F. *A Prova na Investigação de Paternidade*, 8ª ed. São Paulo: Editora Juruá, 2002, pág. 177.

Quando se exclui uma paternidade ou uma maternidade baseadas na prova genética sanguínea, de qualidade técnica e de comprovada idoneidade, pode-se dizer que esta prova tem valor absoluto e é de "certeza".[3]

É afirmação unânime que o uso do sistema HLA ainda constitui um método de indiscutível valia e eficácia na pesquisa do vínculo genético da filiação pelos seus resultados de precisão e segurança:

INVESTIGAÇÃO DE PATERNIDADE – EXAME HLA – RECUSA – A negativa do Apelante em realizar o Exame HLA opera em seu desfavor em face da magnitude desta prova. (Ac. Unânime da 1ª T Cív. Do TJ/DFT – AC 26.982 – Rel. Des. Otávio Augusto – DJU de 26/03/93, p. 24.845 – ementa oficial.)

Mesmo com o advento do exame em DNA, o sistema HLA constitui-se num método de extrema valia pela numerosa série de alelos em quatro *loci* interligados, apresentando assim um amplo campo da histocompatibilidade humana. Era, assim, o mais polimorfo dos sistemas.

Ainda hoje, o sistema HLA, quando empregado no conjunto de tantos sistemas — como ABO, MNSs, RH, entre outros —, consolida a validade como fundamento para a exclusão de vínculo genético de filiação.

Por mais simples que seja um sistema que estuda o vínculo genético de filiação e por menor que seja sua probabilidade cumulativa de paternidade ou maternidade, se ele determina a exclusão, cumpre com eficácia sua finalidade. Toda prova hematológica que exclui uma paternidade adquire valor absoluto.

Assim, é importante dizer que, quando se obtém a exclusão, torna-se irrelevante o número de exames feitos segundo este ou aquele protocolo. Discute isso quando não se consegue excluir.

4. Conclusão

4.1 – Todas as conclusões que estão contidas no laudo da Dra. AAS foram feitas no ano de 1985, quando as provas utilizadas entre nós na investigação da paternidade e da maternidade valorizavam e contavam com os recursos dos sistemas ABO, Rr-Hr, MNSs, Kell-Cellano e HLA.

4.2 – Os exames imuno-hematológicos foram realizados no laboratório do hematologista Doutor ABE, na cidade de São Paulo, de respeitável e valiosa contribuição entre nós nas análises de exames neste tipo de investigação.

4.3 – A exclusão foi confirmada naquela análise e caracterizou-se pela ausência do antígeno "*s*" no sistema MNSs do suposto pai, e presente no menor requerente e

---

[3]Almeida Júnior, A; Costa Júnior, JB. *Lições de Medicina Legal*, 13ª ed., São Paulo: Cia. Editora Nacional, pág. 397.

na sua mãe, quando, desta forma, foi possível excluir a paternidade pelos sistemas MNSs e HLA.

4.4 – Em estudos desta ordem quando se conta com elementos idôneos e de consistência técnica e científica para exclusão, diz-se com propriedade que este resultado tem valor absoluto.

4.5 – Os resultados recebidos pela Doutora AAS quanto ao sistema MNSs provenientes do Hemo-Soro Laboratório, depois de várias combinações de mãe e filho, e os fenótipos do suposto pai, permitiram a exclusão da paternidade.

4.6 – Do mesmo modo, outro resultado recebido do exame no sistema HLA, baseado nos haplótipos existentes no menor e oriundos de seus verdadeiros pais, permitiu-lhe excluir a paternidade alegada em virtude de inexistir neste o haplótipo A9 B12.

É o Parecer.

João Pessoa, 3 de abril de 2004

Genival Veloso de França

9

SEGREDO MÉDICO

Parecer solicitado por facultativo sobre segredo médico. Conceito, limites e especificidade do titular de sua obrigação. Elementos conceituais. Conceito de ato médico. A proteção do segredo médico e seu conteúdo social na defesa da reputação e do crédito das pessoas por interesse coletivo e por determinação constitucional. A importância do sigilo profissional na proteção da confidencialidade e da privacidade na relação médico-paciente. Os limites do sigilo por interesse social.

Parecer

Este Parecer atende a uma solicitação do Doutor ANR, médico, brasileiro, casado, residente na rua AL, 110, apto. 1201-A, Jardim Laguna, na cidade de João Pessoa, a respeito do "Conceito, limites e especificidade do titular da obrigação ao segredo médico".

Subscreve o presente Parecer o Dr. Genival Veloso de França, médico e bacharel em Direito, Professor Titular de Medicina Legal nos cursos de Medicina e de Direito da Universidade Federal da Paraíba, Professor Convidado nos cursos de graduação e pós-graduação do Instituto de Medicina Legal de Coimbra (Portugal), Professor Convidado no mestrado a distância em Medicina Forense da Universidade de Valência (Espanha), Membro Efetivo da Academia Internacional de Medicina Legal, Membro Efetivo da Academia Brasileira de Ciências Médico-Sociais, Membro Titular da Academia Paraibana de Medicina, Membro da Junta Diretiva da Sociedade Ibero-americana de Direito Médico, ex-Presidente do Conselho Regional de Medicina do Estado da Paraíba, ex-Secretário do Conselho Federal de Medicina, autor de várias obras, destacando-se *Medicina Legal*, 7ª edição, Rio de Janeiro: Editora Guanabara

Koogan S/A, 2004; *Direito Médico*, 8ª edição, São Paulo: Fundo Editorial Byk, 2003; *Comentários ao Código de Ética Médica*, 4ª edição, Rio de Janeiro: Editora Guanabara Koogan S/A, 2002; *Pareceres I*, Rio de Janeiro: Editora Guanabara Koogan S/A, 1997; *Pareceres II*, Rio de Janeiro: Editora Guanabara Koogan S/A, 1999; *Pareceres III*, Rio de Janeiro: Editora Guanabara Koogan S/A, 2003.

1. Segredo médico: conceito, objetivos e obrigação de específico titular

Da maneira como está colocado no *Juramento,* o segredo médico compreendia apenas certos fatos, tendo-se em vista sua natureza e suas normas, que se equiparavam a uma espécie de compromisso entre os mestres de Cós e os neófitos da família de Asclepíades, quando de forma dogmática assegura: *"o que, no exercício ou fora do exercício ou no comércio da vida, eu vir ou ouvir, que não seja necessário revelar, conservarei como segredo."* Por isso, traduzia uma obrigação moral e quase religiosa que não se repousava em bases jurídicas nem sobre uma noção de ordem pública.

Hoje, o silêncio exigido aos médicos tem a finalidade de impedir a publicidade sobre certos fatos conhecidos no exercício da profissão, cuja desnecessária revelação traria prejuízos aos interesses morais e econômicos dos pacientes ou de seus familiares. A privacidade de todo indivíduo é, pois, um ganho que consagra a defesa da liberdade e a segurança das relações íntimas, por princípio constitucional e por privilégio garantido na dura conquista da cidadania. A Declaração Universal dos Direitos Humanos assegura "o direito de cada pessoa ao respeito de sua vida privada".

A obrigação do sigilo nasceu por exigência das necessidades individuais e coletivas: em favor dos pacientes, dos familiares e da sociedade em geral. Todavia, ainda que o segredo pertença ao paciente, o dever de guarda da informação existe não pela exigência de quem conta uma confidência, mas pela condição de quem a ele é confiada e pela natureza dos deveres que são impostos a certas atividades profissionais. Em suma, a proteção do segredo médico é de interesse público.

Está claro que existe um ganho comum na tutela do sigilo. A discrição e a reserva de determinados fatos assimilados no exercício ou em face do exercício da medicina visam à proteção e à defesa da reputação e do crédito dos pacientes, e o Estado está diretamente empenhado em que eles encontrem soluções e guarida na inviolabilidade desse sigilo. Por isso, se diz que há nesta obrigação um interesse coletivo.

Tem sido matéria controvertida se o sigilo imposto refere-se somente aos fatos revelados pelos doentes confidencialmente, ou também aos outros fatos que, de uma ou outra maneira, cheguem ao conhecimento do médico quando do exercício profissional. A se louvar no *Juramento de Hipócrates,* que manda calar apenas "os segredos que lhe forem confiados", tem-se a idéia de que estaria o profissional obrigado a manter sigilo apenas daquilo que foi objeto da confidência do paciente.

Assim, sigilo médico é o silêncio que o profissional da medicina está obrigado a manter sobre fatos de que tomou conhecimento quando esteve na relação médico-paciente; portanto, no pleno exercício de sua profissão. E, por segredo médico, o fato para o qual se exige o sigilo quando durante suas atividades profissionais pelo exercício de um ato médico.

Por ato médico, deve-se entender a assistência profissional a um paciente quando se utilizam estratégias e recursos para prevenir a doença, recuperar e manter a saúde do ser humano ou da coletividade, inseridos nas normas técnicas (*lex artis*) dos conhecimentos adquiridos nos cursos regulares de medicina e aceitos pelos órgãos competentes, estando quem o executa, supervisiona ou solicita profissional e legalmente habilitado.

Este ato médico em favor de um certo paciente está delimitado por um núcleo conceitual que inclui a propedêutica e a terapêutica médicas como atividades estritamente privativas do médico.

Deste modo, o ato médico seria o conjunto de práticas e de ensinamentos exercidos ou supervisionados de forma exclusiva pelos que estão legalmente habilitados para o exercício da profissão médica e aceitos e recomendados pelas instituições responsáveis pela fiscalização da medicina, pelas instituições médicas científicas e pelos aparelhos formadores desta profissão em favor do ser humano de forma isolada ou coletiva.

No que diz respeito ao segredo profissional, se o médico não está no efetivo exercício de um ato médico pode até vir a responder por aquilo a que qualquer cidadão responderia quando diante de um relato descabido e inverídico, mas nunca como infrator por quebra do sigilo médico.

Basta ver a redação do artigo 102 do Código de Ética Médica: "É vedado ao médico: Revelar fato de que tenha conhecimento em virtude do exercício de sua profissão, salvo por justa causa, dever legal ou autorização expressa do paciente."

Desta forma, fica bem evidente que deve prevalecer não só a qualidade da informação prestada, mas acima de tudo que o médico esteja não apenas qualificado para o exercício de sua profissão, senão também que esteja no específico exercício da medicina. Em tal avaliação, o que se leva em conta é a quebra de uma confiança na relação contratual do médico com o paciente, e a forma como isso se traduz e repercute como infringência aos dispositivos daquele diploma ético.

Se analisarmos ainda a redação do artigo 154 do Código Penal vamos ver que o entendimento não pode ser diferente: "Revelar a alguém, sem justa causa, segredo de que tenha ciência, em razão de função, ministério, ofício ou profissão, e cuja revelação possa produzir dano a outrem: Pena de detenção de 3 meses a um ano ou multa." Mais uma vez, se vê o cuidado do legislador de especificar de maneira clara que a infração se verifica sempre que a revelação do fato se dê "em razão de função, ministério, ofício ou profissão". Ou seja, se alguém revela um fato verdadeiro que sabe na exclusiva condição de cidadão, igual aos demais, sem que esta revelação seja em razão de sua profissão ou ofício, pelo que nos acode não se pode falar de quebra de segredo profissional.

2. Os limites do sigilo

Mesmo com o cuidado devido na proteção do segredo médico, a verdade é que, nos dias que correm, em face dos notáveis progressos verificados no campo médico e das mudanças de costumes, há uma nova disposição no relacionamento médico-paciente. A clássica concepção de sigilo profissional absoluto vem sendo contestada diante dos irrecusáveis interesses de ordem pública.

O sigilo médico não pode hoje ser defendido em termos absolutos como sugeria Francisco de Castro: "Esse segredo ou há de ser formal e absoluto, ou, se não o for, não passará de um embuste grosseiro, de uma arlequinada indecorosa, de uma farsa infamante de um homem de bem." Nem muito menos no conceito de confissão, que o direito canônico consagrou e prescreveu com o máximo rigor nas palavras de Santo Agostinho: "O que sei por confissão, sei-o menos do que aquilo que nunca soube."

Assim, o médico de hoje não pode deixar de aceitar o fato de que, nas sociedades modernas e organizadas, a ciência médica se converte, queira ou não, num autêntico serviço público, com suas conveniências e inconveniências, pois a vida e a saúde das pessoas são tuteladas como um bem comum.

A própria evolução da medicina, nos impressionantes avanços do momento, impõe um repensar que, pouco a pouco, vai substituindo uma deontologia clássica e universal por um sistema de normas adaptáveis à realidade em que se vive, mas que nem sempre todos os médicos aceitam. Chega-se a admitir que, hoje em dia, o sigilo médico deve tolerar certas limitações, pois prevalece no espírito de quase todos o interesse da sociedade e da justiça sobre o interesse particular.

Quando alguns atos médicos são televisionados ao vivo e quando a imprensa noticia, diariamente, de forma sensacional e chocante, os célebres *boletins* sobre as condições de pessoas de certa projeção, o sigilo médico vai perdendo seus fundamentos mais radicais.

O conceito absoluto de segredo, com o caráter de inviolabilidade e sacralidade, surge nos tempos atuais contraditório em vários momentos do exercício profissional. Essa sacralização do segredo, essa assimilação da relação médico-paciente ao sacramento da confissão, essa elevação do silêncio do médico a uma virtude transcendente, esse fato de a violação do segredo ser tido ao nível de pecado são coisas que não podem ser admitidas nem mesmo pelos teólogos mais exigentes. O sigilo médico é de ordem natural e racional; a confissão é de natureza sacramental e transcendente.

Também não se podem defender as idéias abolicionistas do sigilo quando se o compara a uma farsa entre o doente e o médico, ou quando se censura a proteção de um interesse individual em prejuízo dos interesses coletivos. Essa estranha e inconcebível corrente não deve ter muitos adeptos.

O que deve prevalecer atualmente é o fato de ser o sigilo médico relativo, sendo sua revelação sempre fundamentada por razões éticas, legais e sociais, e que isso venha a ocorrer com certa cautela e em situações muito especiais do exercício da medicina, quando se diz que um interesse superior exigiu tal violação.

3. Exceções do segredo médico

No mundo inteiro as normas éticas e jurídicas consagram a inviolabilidade do segredo médico. O objetivo dessa proteção não é só estabelecer a confiança do paciente, cujas informações são fundamentais para assegurar um diagnóstico correto e uma terapêutica eficiente: é também por um imperativo de ordem pública e de equilíbrio social.

Todavia, há situações em que a revelação do segredo médico é tolerada: por justa causa, por dever legal e por autorização expressa do paciente.

Pode-se dizer que *justa causa* é o interesse de ordem moral ou social que autoriza o não cumprimento de uma regra, contanto que os motivos apresentados sejam relevantes para justificar tal violação. Fundamenta-se na existência do estado de necessidade. Confunde-se seu conceito com a noção do bem e do útil social, quando capazes de legitimar um ato coativo. Está voltada aos interesses individuais ou coletivos e defendida por reais preocupações, nobres em si mesmas, e condizentes com as prerrogativas oriundas das conquistas de uma sociedade organizada. Enfim, é o ato cuja ocorrência torna lícita uma transgressão.

O universo da *justa causa* é muito amplo e por isso nem sempre é fácil estabelecer seus limites. Está muitas vezes nos fatos mais triviais da convivência humana, na decisão de quem exerce uma atividade especial ou no conflito das proletárias tragédias do dia-a-dia. É claro que não pode existir uma abertura excessiva em seu conceito, senão ocorrerá a debilidade da ação coativa.

Por outro lado, entende-se por *dever legal* a quebra do sigilo por obediência ao que está regulado em lei, e o seu não cumprimento constitui crime. No que concerne ao segredo médico, pode-se dizer que poucas são as situações apontadas na norma, como, por exemplo, a notificação compulsória de doenças transmissíveis, tal qual está disciplinada na Lei nº 6.259, de 30 de outubro de 1975, e no Decreto nº 49.974-A, de 21 de janeiro de 1961.

Finalmente, diz-se que não há infração por quebra do sigilo médico quando isso se verifica a pedido do paciente maior e capaz, ou, caso contrário, de seus representantes legais. Ainda assim, recomendamos que essa ruptura do segredo seja precedida de explicações detalhadas, em linguagem acessível, sobre sua doença e sobre as conseqüências dessa revelação. Isso porque, em certas ocasiões, tal declaração pode trazer ao paciente prejuízo aos seus próprios interesses. Muitos aconselham até que esse pedido do paciente, quando da revelação do segredo, seja por escrito, por livre manifestação e mediante um consentimento esclarecido. De qualquer forma, nos atestados ou relatórios, deve constar sempre que a revelação das condições do paciente ou do seu diagnóstico foi a pedido dele ou de seus responsáveis legais.

4. Conclusões

Pelas considerações anteriores, restou evidente que o sigilo médico é o silêncio que o profissional da medicina está obrigado a manter sobre fatos de que tomou conhecimento tão-somente no exercício de suas atividades, e que não seja imperativo divulgar.

Ipso facto, é o silêncio que ele deve manter sobre aquilo de que teve ciência pelo motivo de manter uma relação profissional com o paciente durante suas atividades de médico. Se por ventura ele não está no exercício de suas atividades médicas, pode até vir a responder por aquilo que qualquer cidadão responderia por determinada impropriedade, mas nunca como infrator por quebra do sigilo médico.

Se o médico revela um fato verdadeiro, no intuito de contribuir com uma verdade que se quer apurar, e sem que esta revelação seja em razão de sua profissão ou ofício, mas na condição de cidadão, igual aos demais, não há o que se falar de quebra de segredo profissional.

É o Parecer.

João Pessoa, 31 de agosto de 2004

Genival Veloso de França

10

RESPONSABILIDADE MÉDICA EM CIRURGIA

Parecer solicitado por médico que responde a processo Ético-administrativo junto a Conselho Regional de Medicina. A denúncia sobre erro médico. A sindicância e os indícios de culpa apontados. As contra-razões do denunciado. A doutrina sobre culpa médica. Os deveres de conduta do médico. Os antecedentes do denunciado. A indicação da cirurgia. A responsabilidade do chefe de equipe.

Parecer

1. As preliminares

Este Parecer atende a um pedido do médico ECA, CRM ... nº 3.7XX, brasileiro, atualmente residindo na rua NG, nº 280, Vila Mariana, em São Paulo (SP), formado em 1990 pela Faculdade de Medicina da Universidade Federal do Rio Grande do Norte, com Residência Médica em Cirurgia Geral e Cirurgia do Aparelho Digestivo na Faculdade de Medicina da Universidade de São Paulo de 1993 a 1994 e de 1995 a 1996 respectivamente, portador dos Títulos de Especialista em Cirurgia Geral pelo Colégio Brasileiro de Cirurgia e em Cirurgia do Aparelho Digestivo pelo Colégio Brasileiro de Cirurgia Digestiva, Mestre em Cirurgia e Doutorando em Cirurgia do Aparelho Digestivo pela USP – São Paulo.

Subscreve o presente Parecer o Dr. Genival Veloso de França, médico e bacharel em Direito, Professor Titular de Medicina Legal nos cursos de Medicina e de Direito da Universidade Federal da Paraíba, ex-Professor Titular de Medicina Legal no Curso de Direito da Universidade Estadual da Paraíba – Campus de Campina Grande, Professor de Medicina Legal da Escola Superior da Magistratura da Paraíba, Professor Visitante da Universidade Estadual de Montes Claros, Professor Convidado de Ética Médica nos cursos de pós-graduação em Medicina da Universidade Federal Fluminense, Professor Convidado nos cursos de graduação e pós-graduação do Instituto de Medicina Legal de Coimbra (Portugal), Membro Efetivo da Academia Internacional de Medicina Legal, Membro da Junta Diretiva da Sociedade Ibero-americana de Direito Médico, Membro Efetivo da Academia Brasileira de Ciências Médico-Sociais, Membro Efetivo da Academia Paraibana de Medicina, ex-Presidente do Conselho Regional de Medicina do Estado da Paraíba, ex-Secretário do Conselho Federal de Medicina, autor de várias obras, destacando-se *Medicina Legal*, 7ª edição, Rio de Janeiro: Editora Guanabara Koogan S/A, 2004; *Direito Médico*, 8ª edição, São Paulo: Fundo Editorial Byk, 2003; *Comentários ao Código de Ética Médica*, 4ª edição, Rio de Janeiro: Editora Guanabara Koogan S/A, 2002; *Pareceres I*, Rio de Janeiro: Editora Guanabara Koogan S/A, 1997; *Pareceres II*, Rio de Janeiro: Editora Guanabara Koogan S/A, 1999.

Este estudo, desapaixonado e isento de qualquer interesse que não seja o de restabelecer a verdade, é feito no momento em que o ora indiciado Doutor ECA responde a Processo Ético-Profissional junto ao Conselho Regional de Medicina do Estado de ....

Assim, esta reflexão tem o sentido de contribuir de maneira isenta e imparcial com esclarecimentos sobre seus deveres de conduta ética no indesejado resultado de FML, após cirurgia de urgência no Hospital do Trauma, em N, no dia 29 de setembro de 2001.

2. A denúncia

Este Processo teve origem por uma queixa prestada pelo Senhor MAL, residente na avenida Projetada, 268, em P, Estado do ..., no dia 1º de março de 2002, ao Presidente do Conselho Regional de Medicina do Estado de ..., no sentido de averiguar e esclarecer a existência ou não de negligência, omissão ou imperícia nos procedimentos médicos dispensados ao seu filho FML que foi assistido no Hospital do Trauma durante o período de 27 a 29 de setembro de 2001, dos quais, segundo o denunciante, "culminou com graves danos ao paciente".

Diz ainda que, no dia 27 de setembro de 2001, seu filho FML, de 18 anos, esteve no consultório do Doutor ECA, acompanhado por ele denunciante e sua esposa, pois desde o dia anterior queixava-se de "dores abdominais, enjôo e ânsia de vômito". Após os devidos exames, o médico que o examinou afirmou tratar-se de "infecção intestinal" e que a possibilidade de apendicite "estava descartada em face dos testes feitos no abdome e nas flexões da perna, mas que iria solicitar um hemograma cujo resultado deveria ser lhe passado por telefone assim que tivesse o resultado".

Em seguida o médico assistente prescreveu a medicação e como o paciente estava em jejum dirigiu-se ao Laboratório CENTRO, de N, para coleta de material. No dia seguinte, recebeu o resultado do hemograma que indicava 20.800 leucócitos por mm³, o qual foi comunicado ao Doutor ECA.

Como o quadro do paciente não melhorava, novamente fez contato com o referido médico assistente, quando foi acertado levá-lo ao consultório para uma nova avaliação dois dias depois. Todavia, decidiu levar FML ao Hospital do Trauma, sendo ali atendido por volta das 17:00 horas pela Doutora MFP, médica de plantão, que de pronto diagnosticou "apendicite supurada" e indicou imediata cirurgia.

Logo em seguida, foi solicitada a presença do cirurgião ECA, e, segundo as palavras do denunciante, o paciente foi encaminhado ao centro cirúrgico às 21:00 horas. Às 23:10, foi comunicado pelo cirurgião e por outro médico de nome FFL que seu filho teria sofrido uma parada cardiorrespiratória, que estava em coma e que havia sido transferido para a UTI. Neste instante, foi também informado de que o apêndice estava supurado há mais de quatro dias e que lamentava que aquela situação tivesse chegado a tal ponto.

Por fim, solicita do CRM ... que apure: se o procedimento do Doutor ECA foi correto; se é normal o médico receber um resultado de um hemograma e não solicitar nenhum exame do tipo de exame como raios X ou endoscopia; se o início da cirurgia 4 horas após o diagnóstico de apendicite concorreu para o agravamento do quadro; se havia um intervalo de 4 horas para o início da cirurgia, por que não houve uma avaliação por parte do anestesista; se existe critério para quantificar o volume de anestesia a ser aplicado a um paciente, visto não ter havido qualquer pré-exame ou consulta à família por parte do anestesista; se é possível determinar a causa da parada cardiorrespiratória; se é possível determinar por que o processo de reanimação levou 20 minutos; se o anestesista ainda estava na sala de cirurgia quando do término da cirurgia e se a equipe ainda estava completa; se o Doutor FFL estava presente no início da cirurgia; e se é possível dizer em que se baseou o Doutor FFL para afirmar que "este apêndice já estava supurado há mais de quatro dias".

3. Os fatos

No dia 29 de setembro de 2001, em torno das 19:00 horas, o Doutor ECA foi solicitado a comparecer ao Hospital do Trauma a pedido da plantonista Doutora MFP, no sentido de atender ao paciente de nome FML que se achava em observação no Pronto-Socorro daquele hospital.

Após a anamnese e o exame físico do paciente e com a apresentação de um leucograma que apontava um resultado de 20.800 leucócitos por mm³, foi diagnosticada clinicamente uma "peritonite difusa por provável apendicite aguda perfurada" e prontamente indicado o tratamento cirúrgico. Foi informado ao genitor de FML que se tratava de um tratamento demorado e que naquelas condições em que se encontrava o paciente a operação trazia riscos.

Ainda no setor de urgência, o paciente recebeu hidratação venosa e antibióticos, ao mesmo tempo em que se aguardava a desinfecção do aparelho de laparoscopia e a presença do Doutor FFL (auxiliar), do Doutor RCO (anestesista) e do Senhor GL (instrumentador).

Levando-se em conta o caráter de gravidade do caso e da urgência da intervenção cirúrgica para sanar um foco infeccioso, foram dispensados alguns exames de rotina comuns em casos de cirurgias ditas eletivas.

O paciente foi admitido no centro cirúrgico às 21:15 horas (fls. 41 e 43) e o ato operatório iniciou-se às 21:45 horas por acesso laparoscópico, quando foi observada grande quantidade de pus em toda a cavidade abdominal, o que impedia a continuidade por este procedimento. Sendo assim, foi procedida logo em seguida uma laparotomia mediana, que confirmou a presença de apendicite perfurada com peritonite difusa, o que indicava a prática de apendicectomia e lavagem da cavidade com solução salina. Após os devidos cuidados, foi realizada a sutura da aponeurose, fase final da cirurgia que permitiu a dispensa do cirurgião auxiliar que se retirou da sala.

No final da sutura da pele, o Doutor ECA foi alertado pelo anestesista de que o paciente apresentava uma parada cardíaca e, como ele estava sob ventilação mecânica, iniciaram-se de imediato os procedimentos de ressuscitação cardíaca com o uso de desfibrilador e de medicamentos utilizados especificamente para este fim.

Ao mesmo tempo em que o Doutor RM procedia aos meios para ressuscitação cardíaca, o Doutor ECA solicitou a presença do cardiologista de plantão da UTI, Doutor EH, que prontamente compareceu ao centro cirúrgico para ajudar no que fosse possível para que o paciente voltasse ao seu ritmo cardíaco normal.

Em seguida, o paciente foi transferido para a UTI, onde iniciou tratamento intensivo e foi solicitada a presença de médico neurologista para fazer uma avaliação e acompanhar o caso.

O paciente permaneceu por cerca de 20 dias na UTI com a resolução do seu quadro infeccioso, mas com as seqüelas neurológicas conseqüentes à encefalopatia anóxica.

4. A sindicância

A fim de emitir Parecer de Sindicância, o Presidente do Conselho Regional de Medicina do Estado do ... designou a Conselheira AMR para no prazo de 30 dias apresentar relatório circunstanciado sobre os fatos contidos na denúncia formulada pelo Senhor MAL contra o médico que primeiro atendeu seu filho FML.

200 Pareceres IV

Em expediente datado de 23 de julho de 2002, a Conselheira Sindicante, após se deter nos diversos questionamentos apresentados pelo denunciante, principalmente no que concerne à conduta do médico denunciado, que não é o Doutor ECA, concluiu sua sindicância com duas propostas, a saber: 1 – que é favorável à abertura de processo ético-disciplinar contra o médico denunciado para apuração de possível infração ao artigo 29 do Código de Ética Médica na sua conduta clínica ao paciente FML; 2 – que, por considerar o acidente ocorrido no final do ato cirúrgico como sendo um infortúnio e um fato escusável (mau resultado, independente de culpa), a sindicante não consegue identificar erro médico naquele momento e, sendo assim, pede arquivamento da denúncia no que diz respeito às condutas médicas ocorridas no Hospital do Trauma e que culminaram com os danos neurológicos graves ao supracitado paciente (fls. 67).

Todavia, na reunião plenária extraordinária de 20 de agosto de 2002, após leitura e discussão do Relatório de Sindicância, houve concordância por unanimidade com a primeira conclusão da sindicante, qual seja, a abertura de processo contra o médico denunciado por possível infração ao artigo 29 do CEM. No entanto, por maioria, o plenário não foi favorável à segunda conclusão e decidiu pela abertura de processo contra a equipe cirúrgica que cuidou do paciente FML, na qual constava o Doutor ECA, por infração ao artigo 29 do Código de Ética dos Conselhos de Medicina do Brasil.

5. As contra-razões do denunciado

Citado por carta precatória de nº 149.20/02, do Conselho Regional de Medicina do Estado de ... para apresentar defesa prévia no prazo de 30 dias, o Doutor ECA, após solicitar cópias destes autos, apresentou suas contra-razões, informando que, ao receber um chamado da telefonista do Hospital do Trauma para atender a um paciente que se encontrava no dia 29 de setembro de 2001 no Pronto-Socorro daquele nosocômio, imediatamente se deslocou para lá, atendendo assim ao pedido da médica plantonista.

Enfatiza que ficou patente nas anotações do prontuário do paciente em questão ter dado o diagnóstico de um quadro compatível de peritonite difusa através da anamnese, do exame clínico e de um leucograma, e que prontamente foi indicado o tratamento operatório, pois, provavelmente, se tratava de uma apendicite aguda perfurada.

Diz ainda que a sua parte foi feita, no momento certo e dentro dos padrões recomendados pela prática médica, bastando ver que o paciente curou-se após a cirurgia do grave foco infeccioso que demandava imediata intervenção. Quanto ao déficit neurológico conseqüente à encefalopatia anóxica depois de parada cardiorrespiratória, não vê relação com sua participação neste indesejado resultado, ou melhor, não são seqüelas do ato cirúrgico praticado.

Informa que o tratamento por ele instituído foi no sentido de debelar um grave quadro de infecção peritonial, cujos índices de seqüelas e de letalidade são muito altos, mas que não incluem a encefalopatia anóxica. Basta ver que tudo corria bem até o momento em que se fazia a síntese da pele.

É taxativo quando afirma que improcede a imputação de imperito, pois, desde o diagnóstico, a indicação cirúrgica e os procedimentos operatórios, todos, foram corretos e eficientes para debelar a patologia em questão, comprovado que foi pela involução do quadro infeccioso. Não se considera imprudente desde que em nenhum momento utilizou condutas audaciosas ou precipitadas quando buscou os meios para evitar uma morte que era inexorável. Também não se acha na condição de quem agiu de forma negligente, tendo em conta que chegou ao hospital no tempo mais rápido possível, que iniciou de imediato o uso de medicamentos e que rapidamente providenciou a ida do paciente para o centro cirúrgico, tempo que aguardava a desinfecção dos instrumentos e a chegada dos auxiliares.

Finalmente, alega que em momento algum se afastou do paciente, que pessoalmente comunicou o ocorrido à família, que diariamente esteve com o paciente durante o seu internamento e que, mesmo após sua saída para outra cidade, manteve contato com os familiares em busca de notícias sobre FML.

6. A doutrina

6.1 – *Deveres de conduta do médico.* Quando da avaliação da responsabilidade profissional em determinado ato médico, notadamente no campo administrativo, seja nos Conselhos de Medicina, seja na administração pública, é imperioso que se leve em conta se os *deveres de conduta* do acusado ou dos acusados foram cumpridos. Isso é imprescindível e incontornável.

Desta forma, para se caracterizar a responsabilidade médica, não basta apenas a presença de um dano, mas que exista uma evidente conduta contrária às regras técnicas vigentes e adotadas pela prudência e pelos cuidados habituais; que exista um nexo indiscutível de causalidade; que exista uma previsibilidade de dano; e que o prejuízo pudesse ser evitado por outro médico em mesmas condições e circunstâncias.

As regras de conduta, argüidas quando de uma avaliação de responsabilidade médica, são relativas aos seguintes deveres:

a) *Deveres de informação.* Neste tipo de dever, estão todos os esclarecimentos que se consideram necessários e imprescindíveis para o correto desempenho quando da elaboração de um ato médico, principalmente se ele é mais complexo e de risco-benefício discutível.

Hoje as razões dos deveres de informação estão asseguradas pela incidência dos princípios da transparência e da vulnerabilidade do paciente, tendo no seu consentimento informado a devida e imprescindível correspondência. E mais: quanto mais delicada a intervenção, tanto mais imperiosa é a advertência do profissional sobre os riscos e benefícios.

É fundamental que o paciente seja informado, por exemplo, sobre a escolha da anestesia, principalmente no que se refere aos seus riscos mais comuns, suas conseqüências e suas vantagens para aquele tipo de indicação. Mesmo que o paciente seja menor de idade ou incapaz, além dos responsáveis legais moralmente ele tem o direito de ser informado e esclarecido. O dever de informar é imperioso como requisito prévio para o consentimento e a legitimidade do ato médico terapêutico ou propedêutico a ser utilizado. Isso atende ao *princípio da autonomia* ou *princípio da liberdade*, em que todo indivíduo tem por consagrado o direito de ser autor do seu destino e de escolher o caminho que lhe convém.

Além do mais, exige-se que o consentimento seja esclarecido, entendendo-se como tal o obtido de um indivíduo capaz de considerar razoavelmente uma conduta médica, onde fiquem evidentes suas vantagens e desvantagens, riscos e benefícios, sem a necessidade de se chegar aos detalhes das condutas e dos procedimentos mais complicados (*princípio da informação adequada*).

Sempre que houver mudanças significativas no procedimento médico e isso possa ser levado ao paciente, como, por exemplo, passar de uma conduta terapêutica para outra, deve-se obter o novo consentimento, pois a permissão inicial tinha tempo e forma definidos (*princípio da temporalidade*). Admite-se também que, mesmo após o consentimento, o paciente e seus responsáveis legais podem revogar a permissão outorgada (*princípio da revogabilidade*). Tudo isso, é claro, quando se tratar de um ato eletivo, pois na urgência ou na emergência nem sempre se tem oportunidade de assim proceder.

Deste modo, se o caso é de urgência e não se pode atender à recusa, as normas éticas e legais legitimam este ato cuja necessidade era imperiosa e irrecusável (*princípio da beneficência*). Aqui quem vai legitimar o ato médico não é a sua permissão, mas a sua irrecusável e imperiosa necessidade.

Mesmo que a indicação de um ato médico seja uma decisão eminentemente ligada a uma lógica clínica e em favor do paciente, este, em algumas situações, pode optar por outra forma de atendimento, desde, é claro, que isso não lhe traga prejuízos. Se a indicação é específica e se trata de uma cirurgia eletiva, o profissional pode recusar a assistência. Na cirurgia de urgência, como já foi dito, a conduta correta é fazer a técnica mais bem indicada para salvar a vida do paciente.

b) *Deveres de atualização.* Para o pleno e ideal exercício da profissão médica, não se exige apenas uma habilitação legal, traduzida pela posse do diploma. Há também de se requerer deste facultativo um aprimoramento sempre continuado, adquirido através de conhecimentos recentes da profissão, no que se refere às técnicas dos exames e dos meios modernos de tratamento, sejam nas publicações especializadas, nos congressos, cursos de especialização ou estágios em centros e serviços hospitalares de referência. Em suma, o que se quer saber é se naquele discutido ato profissional poder-se-ia admitir a imperícia. Se o profissional estaria credenciado minimamente para exercer suas atividades, ou se poderia ter evitado o dano, caso não lhe faltasse o que ordinariamente é conhecido em sua profissão e consagrado pela experiência médica. Este conjunto de regras, chamado de *lex artis,* deve ser aplicado a cada ato médico isoladamente, sem deixar de ser considerados a complexidade do caso, o recurso material disponível, a qualificação do médico, e o local e as condições de trabalho.

c) *Deveres de abstenção de abuso.* É necessário também saber se o profissional agiu com a cautela devida e, portanto, descaracterizada de precipitação, de inoportunismo ou de insensatez. Isso se explica porque a norma moral exige das pessoas o cumprimento de certos cuidados cuja finalidade é evitar danos aos bens protegidos. Exceder-se em medidas arriscadas e desnecessárias é uma forma de desvio de poder ou de abuso. No entanto, ninguém pode negar que a medicina de hoje seja uma sucessão de riscos e que esses riscos, muitas vezes, são necessários e inadiáveis, principalmente quando um passo mais ousado é o último e desesperado remédio. Isso atende às razões do *princípio do risco proveito.*

Neste particular, seriam práticas indevidas como a exibição de técnicas experimentais, a utilização de um tratamento dispendioso e desnecessário, a divulgação de informações que lhes foram sigilosamente repassadas pelo paciente ou pelos seus familiares, a inadequada exibição do paciente em aulas e conferências, entre outros.

d) *Deveres de vigilância.* Na avaliação de um ato médico, quanto à sua integridade e licitude, deve ele estar isento de qualquer tipo de omissão que venha a ser caracterizada por inércia, passividade ou descaso. Portanto, este modelo de dever obriga o médico a ser diligente, agir com cuidado e atenção, procurando de toda forma evitar danos que venham a ser apontados como negligência ou incúria.

Este cuidado de assistência e vigilância deve se manter em todas as fases da relação médico-paciente e, quanto maior for a situação de risco, maior deve ser esta atenção, a qual vai desde o momento, por exemplo, que precede o ato cirúrgico, até os que o sucedem, e esta vigilância não se limita apenas aos restritos cuidados sobre o paciente, mas a todas as condições que são importantes para o bom êxito do ato médico.

Por outro lado, é mais que justo, diante de um caso de insucesso de um médico de vidas profissional e ética irrepreensíveis, existir a devida compreensão e a elevada prudência quando se considerarem alguns resultados, pois eles podem ser próprios das condições e das circunstâncias que rodearam o *mau resultado*, sem imputar levianamente a isso uma quebra dos compromissos morais ou uma transgressão aos deveres de conduta. Não se pode consignar como culpa aquilo que não ultrapassa a prudência, a capacidade e a vigilância humana.

6.2 – *O mau resultado*. Hoje, recomenda-se, sempre em casos de resultados atípicos e indesejados, estabelecer a diferença entre *culpa médica, mal incontrolável e acidente inevitável*. Na primeira, existe responsabilidade do profissional em face do procedimento incorreto e inadequado que supõe inobservância de técnica ou de conduta. O segundo seria aquele decorrente de uma situação grave e de curso inexorável, cujo resultado danoso deriva de sua própria evolução e para quem as condições atuais da ciência e a capacidade do médico ainda não oferecem solução. E o acidente inevitável, quando existe um resultado lesivo, oriundo de um caso fortuito ou de força maior — um *infelicita fati*, incapaz de ser previsto ou evitado, não só pelo autor, mas por outro qualquer em seu lugar.

Deste modo, há de se ressaltar que nem todo *mau resultado* na assistência médica é sinônimo de erro profissional. No caso em discussão — em que foram observados os cuidados pré-operatórios e toda diligência possível, durante e após a cirurgia —, é difícil admitir-se culpa, ainda que se possa insinuar tratar-se de uma operação de médio porte, sem no entanto considerar o caráter inadiável e grave do mal.

Inclusive, é necessário que se comece a desfazer o preconceito que existe em torno de alguns resultados atípicos e inesperados no exercício profissional médico. Não é justo concordar com a alegação de que todo resultado infeliz e indesejado seja obrigatoriamente de uma culpa médica. Com isso, não se quer afirmar que ela não possa existir, mas tão-somente que haja transparência no curso da apreciação, respeito ao princípio do contraditório e todas as condições para a ampla defesa.

No futuro, se não houver um trabalho bem articulado, os médicos irão trabalhar pressionados por uma sociedade de inclinação litigiosa, voltada para a compensação toda vez que os resultados não forem absolutamente os esperados. Daí em diante, os pacientes serão rejeitados, surgirá uma medicina esquiva e de custos altos, e o relacionamento do médico com o paciente irá se transformar numa verdadeira tragédia. E é por isso que as crescentes queixas contra maus resultados já começam a perturbar emocionalmente o médico, e todos já sabem que no mínimo haverá um aumento de custos financeiros para o profissional e para o doente. Ao lado disso, já se começa a observar, entre outros fatos, a aposentadoria precoce, o abandono da profissão, o exagero nos pedidos de exames mais sofisticados e a omissão em procedimentos de alto risco, contribuindo cada vez mais para a consolidação de uma "medicina defensiva".

7. A discussão

As considerações que passarão a ser feitas, todas concebidas na mais pura isenção e exclusivamente dentro de um raciocínio doutrinário de nossa ética codificada e aplicada à realidade dos fatos que envolveram o lamentável episódio que culminou com o atípico e inesperado resultado de FML, no Hospital do Trauma em N, no dia 27 de setembro de 2001, não têm outro propósito senão contribuir para restabelecer a verdade nesta indesejada ocorrência.

Um fato que chama a atenção é que, tendo a Conselheira Sindicante AMR criteriosamente excluído no seu relatório qualquer responsabilidade dos membros da equipe cirúrgica que atuou no discutido caso, o plenário simplesmente, mesmo sem sua unanimidade, decidiu que todos eles respondessem ético-administrativamente por possível infração ao artigo 29 do Código de Ética Médica, sem, no entanto, especificar a responsabilidade de cada profissional de forma individualizada, mas genericamente de toda a equipe. Isso, para a defesa, torna a tarefa muito difícil, pois não se sabe o tipo de responsabilidade de cada um, nem muito menos se agiu por imperícia, negligência ou imprudência, o que certamente iria nortear os fundamentos de suas contra-razões.

Outro fato também estranho é o de na citação (fls. 85) dos membros da equipe que participou da cirurgia não constarem os fatos considerados como prováveis infrações ao Código de Ética Médica e sua capitulação caracterizada de forma clara e, neste caso em particular, devendo ficar evidente se a possível transgressão ética se deveu a imperícia, negligência ou imprudência, e só assim se poderia estabelecer de forma devida o princípio do contraditório, firmando-se a igualdade entre as partes. O acusado tem o legítimo direito de saber que está e por que está sendo processado. Fora disso, é cerceamento do direito de defesa, direito este amparado por princípio constitucional, como diz o artigo 5º, LV, da Constituição Federal (ver em França, França Filho & Lana, *Comentários do Código de Processo Ético-Profissional dos Conselhos de Medicina do Brasil*, 2ª edição, João Pessoa: Edição do CRMPB, 2001, pág. 49).

Pelo visto, mesmo havendo citação nominal dos membros da equipe, não se imputa que tipo de responsabilidade teve cada um, nem mesmo quando se emitiu a Ata da Sessão Plenária que decidiu abrir o processo (fls. 75). Apenas manda-se abrir o devido processo por haver indícios de infração ao artigo 29 do Código de Ética Médica, sem especificar a responsabilidade individual de cada um dos três médicos que participaram do ato cirúrgico.

Deste modo, não há outra saída senão avaliar isoladamente e em conjunto as atividades do Doutor ECA, mesmo sabendo-se que cada um dos seus componentes da equipe cirúrgica participou em ações diversas.

7.1 – Os antecedentes do denunciado. O Doutor ECA goza da melhor estima e do maior conceito em todos os segmentos sociais desta cidade de N., conhecido como

206 Pareceres IV

profissional competente em sua especialidade, inclusive com folha de serviços inestimáveis prestados à comunidade local e com grande repercussão nos demais Estados
do Nordeste.

Jamais respondeu a qualquer Processo ou Sindicância no seu Conselho de Medicina, nem recebeu qualquer punição, repreensão ou advertência por parte de dirigentes
dos hospitais ou instituições onde tenha trabalhado durante toda a sua vida funcional
ou onde tenha feito suas pós-graduações.

Além disso, sempre se pautou pela mais criteriosa conduta moral, pelo trato mais
irrepreensível, servindo de exemplo de cidadão probo e profissional responsável pela
estima e admiração que conseguiu angariar durante todo esse tempo, o que vem amplamente sendo demonstrado pelo reconhecimento da alta qualidade dos serviços
prestados.

7.2 – *Os deveres de conduta do ora denunciado.* Toda análise feita nestes autos nos
dá conta de que o indiciado jamais deixou de cumprir, em qualquer momento, com
os seus deveres de conduta ética que se exigia em circunstâncias como aquelas antes
aqui mencionadas.

O primeiro deles é o *dever de informação* e, no caso em tela, sendo o paciente
e seus familiares pessoas instruídas, eram eles capazes de entender com facilidade
a existência de um mal, os seus sintomas e a necessidade de uma prática cirúrgica
imediata que se apresentava como a única opção de tratamento. O Senhor MAL ao
permitir a entrada do filho no centro cirúrgico foi informado pelo Doutor ECA tratar-
se de um procedimento demorado, de um certo grau de complexidade e de riscos, por
se tratar de um caso grave que exigia imediato e irrecusável tratamento operatório.

O agora denunciado sempre se pautou pelo reconhecimento de que os deveres de
informação estão assegurados não apenas nas regras deontológicas e constitucionais,
mas também nos princípios do respeito à dignidade humana, que tem no consentimento informado do paciente ou dos familiares a devida e imprescindível consagração da relação médico-paciente. E muito mais se a intervenção é delicada e se os
riscos existem.

O segundo dever é o de *atualização*, pois se admite que, para exercer uma atividade
tão complexa e delicada como as que envolvem os atos praticados antes, durante e
após a cirurgia em discussão, seja necessário o estudo médico continuado, através da
reciclagem permanente em centros especializados de referência, da presença permanente em Cursos, Congressos e Jornadas e da intimidade com as publicações mais
recentes sobre avanços e descobertas de novos meios propedêuticos e terapêuticos
surgidos em suas especialidades.

A presença do indiciado como colaborador do grupo de cirurgia de transplante de
fígado da Faculdade de Medicina da Universidade de São Paulo e como Professor
Assistente Contratado da Faculdade de Medicina da Universidade do Oeste Paulista

já é uma prova inconteste de suas habilidades e de sua qualificação. Para tanto, é exigida, de cada membro daquela equipe e daquela instituição de ensino, uma formação profissional pós-graduada em serviços médicos de referência nacional.

O terceiro dever é o de *abstenção de abuso* e sobre isso ninguém pode alegar qualquer ato que o ora indiciado tenha praticado com imoderação, audácia, exagero ou insensatez. Primeiro, não se provou a desnecessidade do ato operatório praticado, o qual tinha indicação certa e improrrogável, referendada pela Conselheira Sindicante que em exaustivo relatório não encontrou qualquer ato de precipitação nem "consegue identificar erro naquele momento" (fls. 67). Depois porque toda a seqüência de atos praticados antes, durante e após a cirurgia foi pautada pelo equilíbrio e prudência, por meio de condutas que não se colidem com nenhum procedimento recomendado em tais ocasiões.

O fato da existência de tão lamentável ocorrência em cirurgia de máxima urgência e de alto risco nem sempre caracteriza culpa do especialista, pois os mais experimentados mestres desta respeitável arte operatória, em todos os tempos e em todos os climas, não se cansam de reconhecer a possibilidade desses acidentes. As estatísticas mais indulgentes, por sua vez, têm revelado que todos aqueles que se dedicam a esse penoso ofício de cirurgião incorrem em tais eventualidades, sejam quais forem as técnicas utilizadas, sejam quais forem os meios utilizados de precaução.

Dificilmente se aponta um desses especialistas que tenha escapado imune desses lamentáveis resultados, qualquer que seja a sua fama, qualquer que seja a sua experiência. E não se observa isso apenas nas grandes e tumultuadas intervenções, muitas delas entremeadas de graves incidentes e delicadas situações, ante o pânico medonho da morte iminente. Mas, lamentavelmente, até nas pequenas e médias intervenções, chamadas de "procedimentos invasivos de ambulatório".

Por outro lado, dizer que o agora indiciado foi imprudente pelo fato de um resultado tão indesejado quanto atípico é absurdo. Basta ler os prontuários e papeletas para saber de maneira convincente que não se deixou de atender a qualquer requisito considerado imprescindível àquela cirurgia nem se usou de qualquer expediente que não fosse estritamente indispensável e necessário.

Neste particular, diga-se o mesmo quanto à inexistência de práticas indevidas e arriscadas como a exibição de técnicas experimentais, à utilização de um tratamento dispendioso e inadequado, à prática de riscos inconvenientes e desnecessários, entre outros.

O quarto e último dever de conduta do médico é o *de vigilância* e também sobre tal cuidado não se pode comprometer o acusado com qualquer atitude de comprovada omissão, descaso ou inércia. Ele não se omitiu em nenhuma providência nem se portou com desatenção quando teve de atuar. Por esta razão, é inadmissível conjeturar negligência profissional em sua participação no presente caso, insinuando-se procedimento relapso em suas atividades no pré-, no trans- e no pós-operatório.

208 Pareceres IV

Ao contrário, basta ver as providências tomadas antes, durante e após a cirurgia para se registrar seu empenho, sua preocupação e sua responsabilidade. Tanto é verdade que, além de atender pessoalmente ao paciente, cercou-se também de outros profissionais para ajudar no efetivo controle e no desejado restabelecimento do paciente.

Assim, todos os cuidados de assistência e vigilância foram mantidos nas diversas fases da assistência ao paciente, desde os momentos que precederam o ato cirúrgico, até os que o sucederam, e esta vigilância não ficou restrita apenas aos procedimentos cirúrgicos, mas a todas as providências que se fizeram necessárias ao bom êxito do ato médico e da esperada recuperação do assistido.

7.3 – *A indicação da cirurgia*. Analisando-se com a devida atenção o registro da anamnese, o exame físico e o resultado do leucograma — tão evidentes nestes autos — vê-se por quais razões a Conselheira Sindicante diante o Plenário do Conselho Regional de Medicina do Estado do ... pediu o arquivamento da denúncia por não encontrar nenhum elemento que contrariasse a indicação da cirurgia ou que identificasse um erro médico. No presente caso, podemos observar que o paciente foi devidamente avaliado através do exame complementar e dos exames físicos procedidos.

Foi somente após criteriosa avaliação do paciente que a equipe encontrou na indicação da cirurgia a única opção de tratamento da peritonite difusa, a qual veio revelar-se como oriunda de uma apendicite aguda perfurada, tendo em vista os exames realizados.

7.4 – *A cirurgia*. A cirurgia transcorria sem nenhum incidente, tendo de início o paciente sido submetido a uma laparoscopia, quando se observou grande quantidade de pus na cavidade abdominal. Em face de tal achado, depois de um inventário desta cavidade e sem a possibilidade de aspirar este material com o instrumental laparoscópico, procedeu-se a uma laparatomia mediana — ato este que se iniciou sem qualquer alteração hemodinâmica do paciente — a qual confirmou apendicite perfurada com peritonite difusa. Durante a operação, também não se verificou nenhuma modificação de pressão e freqüência cardíaca (fls. 41-verso).

De forma inesperada, quando já se fazia a síntese da pele, o Doutor ECA foi avisado pelo anestesista de que o paciente teve parada cardiorrespiratória, o que de imediato exigiu os procedimentos de ressuscitação, que foi conseguida agora com a ajuda do médico plantonista da UTI. Nesta unidade de tratamento intensivo, o paciente permaneceu por cerca de vinte dias.

O tempo de espera para o início da cirurgia, segundo relato do indiciado, deveu-se exclusivamente ao preparo do paciente para a cirurgia, ao fato da necessidade de desinfecção do material necessário para o procedimento cirúrgico e à necessidade de reunir a equipe.

7.5 – *A assistência pós-operatória na UTI.* Durante o internamento na UTI, o paciente teve toda a assistência diária do Doutor ECA, até a melhora clínica e a resolução do quadro infeccioso, enquanto o tratamento neurológico era conduzido por um especialista. E assim, a peritonite foi devidamente tratada sem seqüelas de abscessos ou de infecção da ferida operatória.

A bem da verdade, é necessário que se diga ter o Doutor ECA continuado visitando e assistindo o paciente, e ter se colocado à disposição da família, mesmo quando teve de se transferir para São Paulo para continuar sua pós-graduação em cirurgia digestiva.

7.6 – *A sindicância.* O relatório de sindicância chama a atenção para o principal questionamento no presente caso: se houve no caso em tela erro médico por imperícia, negligência ou imprudência.

O Relator de Sindicância no Conselho Regional de Medicina do Estado do ... diz de maneira clara e objetiva que "o acidente ocorrido no final do ato cirúrgico tratou-se de um 'infortúnio e um fato escusável' (mau resultado, independente de culpa)" e por isso "não consegue identificar erro médico naquele momento". E informa ainda: "Assim sendo, opta pelo arquivamento da denúncia no que diz respeito às condutas médicas ocorridas no Hospital do Trauma e que culminaram com os danos neurológicos graves ao paciente FML."

O mais importante nesta Sindicância, embora a maioria do plenário não tenha aprovado, foi o fato de a Conselheira AMR ter feito uma investigação profunda, correta e imparcial, levando em consideração todos os itens da denúncia de forma exaustiva e cuidadosa de cada médico acusado, as condições do Hospital onde se verificou a cirurgia, os documentos anexados pelo denunciante, os termos de declaração dos denunciados, os documentos anexados por ela própria, a cronologia minuciosa dos fatos, as duas entrevistas com o denunciante, a tentativa de conciliação das partes, a declaração da médica de plantão no Pronto-Socorro do citado hospital, do técnico de enfermagem GL, instrumentador da cirurgia, e do médico patologista CFR. E depois desta análise tão rigorosa, conclui em seu relatório de sindicância que não encontrou culpa nos médicos que participaram da equipe cirúrgica que atendeu ao paciente Fábio. É lamentável que todo esse trabalho tenha sido empanado pelo voto de quem possivelmente pela primeira vez tinha conhecimento deste processo.

7.7 – *A causa da parada cardiorrespiratória do paciente.* É evidente que a parada cardiocirculatória no final da cirurgia de FML é o alvo de toda a discussão, pois, se ela não tivesse ocorrido, certamente não existiria este processo, como está de forma clara afirmado nas conclusões do Relatório de Sindicância da Conselheira AMR (fls. 66).

Sabe-se que uma apendicite aguda tem como complicação mais freqüente a peritonite difusa e esta pode evoluir para a *sepse*, com suas graves conseqüências.

210 Pareceres IV

A Doutora MFP, plantonista do Hospital do Trauma, afirma em fls. 365 que o paciente "era um doente grave com quadro de abdome agudo, em estado septicêmico e que ao examiná-lo comunicou ao pai que era um caso cirúrgico".

O próprio Doutor ECA, em fls. 414 de sua defesa prévia, acredita que "algum distúrbio metabólico subclínico conseqüente ao quadro de septicemia em que o paciente se encontrava pode ter sido o responsável pela PCR".

Em declarações prestadas pelo patologista CFR, em 23 de maio de 2002, ele diz que confirma o diagnóstico anatomopatológico de apendicite abscedada com serosite aguda no material examinado e que o apêndice apresentava áreas de abscedação, necrose da parede de vasos da serosa e intensa serosite aguda. E mais: "acredita que a infecção deveria estar presente há pelo menos 72 horas" (fls. 74).

O anestesista RSM, em sua defesa prévia, às fls. 100 diz que o paciente apresentava-se com *sepse* e iniciando processo de choque séptico; apresentava também íleo paralítico (fls. 100 e 322).

O médico auxiliar da cirurgia em tela, FFL, informa que "observaram-se todos os sintomas de que a apendicite evoluiu até a *sepse*, culminando com a parada cardíaca".

Na admissão do paciente, assinada pelo Doutor LFA e datada de 30 de setembro de 2001, lê-se: *Sepse* severa com hipotensão secundária e peritonite por apendicite supurada (quadro iniciado há quatro dias). Intercorrências: PCDR "parada cardiorrespiratória" durante síntese por fibrilação ventricular revertida após duas desfibrilações (fls. 558).

Por outro lado, os pareceristas que subscreveram o documento de fls. 555 a 562 afirmam em suas conclusões que acham "pouco provável que o paciente se encontrasse em septicemia". Terminam dizendo que "na medicina, como no amor, nem nunca, nem sempre". E interrogam: "Bradicardia de causa indeterminada?"

Mesmo que a opinião da maioria dos que analisaram as causas possíveis da parada cardíaca do paciente FML seja a de origem septicêmica, é justo dizer que esta é apenas uma hipótese.

Desta forma, sem a causa certa que motivou a parada cardíaca, é muito difícil se atribuírem responsabilidades. E, como dissemos antes, sem a existência desta infeliz ocorrência não haveria instauração de processo ético-profissional.

7.8 – A responsabilidade do chefe de equipe. Hoje, tão complexo tornou-se o ato profissional em saúde que é impossível, principalmente nos procedimentos mais difíceis, exercê-lo isoladamente.

Antes, certamente pela diferença de qualificação e formação entre os que atuavam num centro cirúrgico, dizia-se existir a chamada "responsabilidade do superior hierárquico", ficando desta forma na conta do cirurgião-chefe tudo que viesse a ocorrer de dano aos pacientes assistidos nas salas de operação.

Na medida em que cada atividade profissional ali incluída foi se aprimorando e se convertendo em profissão definida, caracterizada pela independência e delimitação de função, criou-se a noção de "responsabilidade individual", em que cada um destes profissionais é responsável pelo que faz, porque cada um tem obrigações e deveres específicos. *Ipso facto*, a responsabilidade do anestesista é a dele próprio, como também é a do instrumentador ou da enfermeira circulante, porque eles têm a qualificação exigida e as tarefas exclusivas.

Desta forma, chegamos a uma época em que seria injusto deixar para o cirurgião a responsabilidade por tudo que venha a ocorrer numa sala de cirurgia. Hoje, isso não é mais admitido. Os componentes deste grupo são pessoas de plena capacidade, e, se uma delas for a responsável por danos de própria culpa, é claro que responderá por si. Todavia, se a tarefa é de todos, haverá a divisão desta responsabilidade. Assim, por exemplo, quando atuam dois ou mais cirurgiões numa mesma cirurgia, todos são igualmente responsáveis por danos causados por culpa apurada, numa chamada "responsabilidade compartilhada" (in França, GV — *Direito Médico*, 8ª edição, São Paulo: Fundo Editorial Byk, 2003, pág. 221).

8. O dispositivo capitulado

Vendo o presente caso de forma racional, com a explicação detalhada como está registrada em *Os fatos*, resta-nos examinar de maneira desapaixonada a questão quanto à recomendada tipificação das infrações éticas pelo plenário do Conselho Regional de Medicina do Estado do ... . Mesmo diante da lamentável ocorrência, o denunciado jamais desatendeu às condições previstas no artigo 29:

> *É vedado ao médico:*
> *Artigo 29 – Praticar atos profissionais danosos ao paciente que possam ser caracterizados como imperícia, imprudência ou negligência.*

Com muita honra, presidimos uma Comissão Nacional designada pelo Conselho Federal de Medicina para elaborar um anteprojeto ao Código de Ética Médica, o qual foi devidamente aprovado durante as sessões plenárias da I Conferência Nacional de Ética Médica, no Rio de Janeiro, no período de 24 a 28 de novembro de 1987, e posto em vigor após sua publicação na Resolução CFM nº 1.246/88 (D.O.U. de 20 de janeiro de 1988). Além disso, ainda publicamos demoradas e refletidas considerações sobre este estatuto ético (in *Comentários ao Código de Ética Médica*, 4ª edição, Rio de Janeiro: Editora Guanabara Koogan S/A, 2002).

Desta forma, esta experiência nos permite uma visão ampla e ajustada ao ideal que nos inspirou durante a elaboração do Código de Ética Médica nas longas e proveitosas discussões realizadas não apenas com os médicos e profissionais da saúde, mas com outros segmentos próximos a tais propostas.

É difícil justificar que o ora denunciado, durante a assistência de FML, tenha, de forma isolada ou em equipe, agido de forma irresponsável, e por isso apontar em sua

212 Pareceres IV

conduta indícios de *imperícia*, *imprudência* ou *negligência*. É tanto que a Conselheira que subscreveu o Relatório de Sindicância enfaticamente assegura que "não consegue identificar erro médico naquele momento".

Por outro lado, a citação feita nem mesmo apontou infringência ao artigo 29 do Código de Ética, nem especificou o tipo de culpa: *imperícia*, *negligência* ou *imprudência*, por mais esforço que os doutrinadores chamem a atenção para tais fatos. Não houve tal cuidado, embora isso seja imprescindível para que o denunciado traçasse sua linha de defesa baseada no rumo da especificação de uma das três formas de culpa. Se não, há cerceamento da liberdade, fere-se mortalmente a regra do contraditório, agride-se um ditame constitucional e deixa-se de atender ao mais elementar dos princípios democráticos: o direito à ampla defesa.

Não se pode argüir, no caso em tela, *imperícia*, pois, como tal se entende, é a falta de aptidão profissional, o despreparo técnico e teórico e a insuficiência de conhecimentos no desempenho de uma tarefa. Sobre isso, não há nem como se cogitar. Basta ver a qualificação e o tipo de serviços oferecidos pelo Doutor ECA, com anos de experiência em serviços de excelência, reconhecido pelo sucesso profissional, com trabalhos publicados e com participação em Cursos, Congressos, Jornadas e Simpósios em sua área de atividade. É, por isso, impossível considerá-lo imperito.

Imprudência também não é legítimo que se lhe impute, pois em nenhum momento ficou demonstrado qualquer ato de intempestividade, precipitação, insensatez ou inconsideração. Ainda mais que a imprudência tem caráter comissivo, e disso seria injusto cogitar. Tudo que se fez na pré-falada cirurgia foi no sentido de atender à indiscutível necessidade de um ato médico legítimo, bastando ver que o foco de infecção foi debelado. O fato da ocorrência de um outro resultado atípico e indesejado não é o mesmo que dizer de forma imperiosa que houve abuso de poder ou ousadia antes e durante a operação. Ao contrário, houve sempre moderação e equilíbrio. E isso na realidade foi feito, basta ver o conteúdo dos depoimentos.

Negligência, especificamente, não se pode alegar nem teria qualquer procedência, pois não há registro de inércia, indolência ou passividade. Também não ficou provado que o ora indiciado tenha deixado de assumir sua responsabilidade sobre os procedimentos médicos, levando em conta que ele deu toda a assistência devida, no pré-, trans- e pós-operatório, inclusive acompanhando passo a passo os cuidados posteriores, até quando o paciente curou-se da cirurgia abdominal.

A verdade é que se exige muito dos médicos, ainda sabendo que sua ciência é limitada e que sua obrigação é de meios. O compromisso é na utilização de todos os recursos disponíveis para se ter um bom resultado, sem no entanto a imperiosa imposição de obtê-lo sempre. Na obrigação de meios, portanto, o resultado que se promete na assistência médica não é a cura integral do paciente, mas a forma mais adequada para esse fim, desde que ele tenha empregado o melhor de sua capacidade e o que lhe é disponível. O médico teria, portanto, de provar que agiu prudente e diligentemente. E isso aconteceu na assistência de FML.

Por fim, é forcejar demais o raciocínio, querendo enquadrar o Doutor ECA no dispositivo anteriormente citado, quando na realidade este lamentável acontecimento, que culminou com a encefalopatia anóxica do paciente, não teve como responsável um único ato seu que pudesse ser caracterizado de ousadia, de inaptidão ou de desídia, nem que ele precedesse da falta de consideração a ele e seus familiares, naquilo que é de elementar na relação médico–paciente–familiares quanto à informação sobre diagnóstico, prognóstico, riscos e objetivos do tratamento.

9. As conclusões

Depois de cuidadosa análise dos autos deste Processo Ético-Disciplinar em que figuram como denunciados o médico ECA e outros, em Processo Ético-Disciplinar junto ao Egrégio Conselho Regional de Medicina do Estado do ..., e onde se valorizou todo o acervo documental, ficou muito evidente que:

9.1 – Inexiste qualquer subsídio conclusivo capaz de apontar ou fundamentar com precisão que o indiciado tenha agido com desatenção aos seus deveres de conduta profissional, onde se pudesse evidenciar o descaso, a inércia ou a precipitação.

9.2 – Está comprovado de todas as maneiras que não há em qualquer parte destes autos um único fundamento que possa provar de forma convincente que o médico anteriormente citado tenha se portado como imperito, negligente ou imprudente, pois, apesar do indesejado resultado, ele agiu em todos os instantes com diligência, habilidade e prudência.

9.3 – Não há em nenhuma parte do contencioso uma única alusão que indique de maneira cabal ter havido por parte do denunciado uma conduta ou a falta de um procedimento que isso viesse caracterizar numa omissão propedêutica ou terapêutica em favor do paciente em questão.

9.4 – Está também comprovado de diversas formas que existiu precisa indicação em todos os cuidados e procedimentos recomendados em situações como a aqui analisada, como meio de promover melhoria na sua sobrevida e na capacidade funcional, o que os medicamentos não podiam mais oferecer.

9.5 – Ficou demonstrado de forma inequívoca que, após os devidos exames, a abordagem cirúrgica à cavidade abdominal era a única opção terapêutica para a cura

214 Pareceres IV

de uma apendicite aguda abscedada, com necrose de parede e intensa serosite, como ficou plenamente comprovada em exame anatomopatológico (fls. 74).

9.6 – Não há qualquer evidência de que tenha faltado a necessária informação sobre diagnóstico, prognóstico, riscos e objetivos do tratamento, nem sequer vislumbre de desrespeito ao livre direito da família de escolher o cirurgião de sua confiança.

9.7 – O parecer da Conselheira Sindicante, mesmo não acompanhado pelo voto do Plenário do Conselho Regional de Medicina do Estado do ..., é rico em detalhes e critérios em sua análise, e em momento algum configurou ali responsabilidade da equipe que atuou na cirurgia em discussão, nem muito menos estabelece qualquer relação de nexo causal entre a seqüela neurológica e os procedimentos médicos usados no pré-, trans- e pós-operatório.

9.8 – Ficou também provado, pelas citações de obras especializadas no bojo dos autos, que um resultado indesejado nesses tipos de operação nem sempre é decorrente da má prática dos médicos envolvidos, mas por fatores intervenientes que estão acima do seu controle e dos seus cuidados, principalmente quando há evidências incontestáveis de que o ato operatório realizou-se em tempo e forma habituais, tendo suas complicações surgido quando se procedia à síntese da pele e sem nenhuma motivação de condutas inadequadas ou de omissão de cuidados.

9.9 – Todos os depoimentos falam em favor da necessidade da operação diante dos sintomas que apresentavam o paciente, da lisura e da maneira como a equipe procedeu durante e após a cirurgia, além de não se encontrar em momento algum configurada a responsabilidade do denunciado por imperícia, imprudência ou negligência.

9.10 – Não há como se admitir, nas condições em que a cirurgia foi efetivada, a existência de inobservância ao dispositivo do Código de Ética Médica dos Conselhos de Medicina do Brasil, no que diz respeito à falta de zelo e de capacidade profissional, à falta de aprimoramento continuado de seus conhecimentos e ao erro profissional, pois o denunciado cumpriu com todos os deveres éticos que se exigem no correto exercício de sua especialidade.

9.11 – Também não há como responsabilizar o tempo de espera de desinfecção do instrumental e da chegada dos outros membros da equipe como responsável pelo infausto resultado.

9.12 – É evidente que existe um resultado indesejado, traduzido pela grave seqüela do paciente, mas não se pode dizer com isso que ela foi oriunda de um erro médico, ainda mais quando se sabe que o ato operatório realizou-se dentro dos parâmetros aceitos pelas entidades nacionais e estrangeiras que cuidam do assunto, como foi repetidamente provado nos autos.

9.13 – Não há como admitir conduta desidiosa da equipe que tratou de FML, pois a razão que motivou a plenário do Conselho Regional de Medicina do Estado do ..., mesmo em desconsideração ao Relatório de Sindicância da Conselheira AMR — de inigualável lisura e correição — não está nos fatos apurados na sindicância nem na instrução, mas apenas na simples palavra do denunciante.

9.14 – Pelo fato de o Doutor ECA ter indicado e conduzido a cirurgia, não é o bastante para lhe imputar qualquer forma de culpa pelas seqüelas encefálicas de que o paciente é portador, principalmente quando não existe nestes autos qualquer elemento probante de consistência técnica e científica que estabeleça o nexo entre o ato cirúrgico debelador do foco infeccioso e aquele resultado tão indesejado.

9.15 – Ainda que o laudo de corpo de delito em fls. 654 conclua afirmando que as lesões corporais sofridas pelo paciente tenham relação com o atendimento médico dispensado e, pelas evidências apresentadas, a imprudência questionada de quem chefiou a equipe, em nenhum momento da discussão deste relatório há qualquer justificativa de forma convincente e baseada em dados médico-legais capaz de comprovar tal hipótese. Tanto é que nesta mesma conclusão está dito que no inquérito deverá ser mais bem averiguado.

Em face do exposto, não há como comprovar que o Doutor ECA tenha deixado de agir com o máximo de zelo e o melhor de sua capacidade profissional; que tenha deixado de aprimorar continuamente seus conhecimentos ou de usar o melhor do progresso científico em benefício do paciente; e que tenha sido *imperito, negligente* ou *imprudente* quando da assistência de FML em sua cirurgia de apendicite perfurada com peritonite difusa. Nem muito menos que tenha agido em desconsideração a ele e a seus familiares quanto às devidas e necessárias informações sobre diagnóstico, prognóstico, riscos e objetivos do tratamento, nem sobre cerceamento ao livre direito de decidir sobre o local de tratamento. Nem finalmente infringido qualquer postulado contido no Código de Ética Médica, principalmente no que diz respeito ao dispositivo apontado pelo plenário do CRM ..., ainda que em desacordo às corretas conclusões a que chegou a Conselheira Sindicante AMR.

É o Parecer, salvo melhor juízo.

João Pessoa, 31 de agosto de 2004

Genival Veloso de França

11

AVALIAÇÃO DE DANO CORPORAL

Parecer na qualidade de assistente técnico em ação indenizatória sobre incapacidade e dano estético. Conceito de incapacidade temporária e incapacidade definitiva. Conceito de deformidade permanente e aleijão.

Parecer

1. Comemorativos

Este Parecer atende a uma solicitação do Doutor PAF, réu no Processo nº 2002.01.1.035867-9, que lhe move MAR, para que, na qualidade de assistente técnico do requerido, apresente relatório sobre a perícia realizada na citada autora.

Subscreve o presente Parecer Técnico o Dr. Genival Veloso de França, médico e bacharel em Direito, Professor Titular de Medicina Legal nos cursos de Medicina e de Direito da Universidade Federal da Paraíba, ex-Professor Titular de Medicina Legal no Curso de Direito da Universidade Estadual da Paraíba – Campus de Campina Grande, ex-Professor de Medicina Legal da Escola Superior da Magistratura da Paraíba, Professor Convidado do Curso Superior de Medicina Legal do Instituto de Medicina Legal de Coimbra (Portugal), ex-Presidente do Conselho Regional de Medicina do Estado da Paraíba, ex-Secretário do Conselho Federal de Medicina, autor de várias obras, destacando-se *Medicina Legal*, 6ª edição, Rio de Janeiro: Editora Guanabara Koogan S/A, 2001; *Direito Médico*, 8ª edição, São Paulo: Fundo Editorial Byk, 2003;

Comentários ao Código de Ética Médica, 4ª edição, Rio de Janeiro: Editora Guanabara Koogan S/A, 2002; *Comentários ao Código de Processo Ético-Disciplinar dos Conselhos de Medicina do Brasil*, 2ª edição, João Pessoa: Editora A União, 2001 (em parceria com Genival Veloso de França Filho e Roberto Lauro Lana).

2. Exame físico

Relata o perito do juiz que a autora, quando examinada, não apresentava nada no exame físico geral, todavia apresentava hipotrofia muscular da mão direita, impedindo uma eficiente flexão e extensão dos dedos restantes, além de restrição dos movimentos de abdução devido à retração, o que dificulta o movimento de garra.

3. Resposta aos quesitos apresentados pelo juízo

Em resposta ao quesito **A**, o perito afirma que houve seqüelas físicas onde foi retirado retalho para enxerto e onde ocorreu a amputação do 5º dedo, perda de substância na palma da mão, retração cicatricial nas pregas interdigitais dos dedos restantes, que necessitará de correção cirúrgica; ao quesito **B**, diz que as seqüelas e a perda do dedo caracterizam deformidades e aleijões na autora; ao quesito **C**, que essas seqüelas lhe causam incapacidade para o trabalho no âmbito de sua profissão; ao quesito **D**, que a incapacidade é temporária e necessita de correção cirúrgica da mão, treinamento para usar a mão com o *deficit* do dedo perdido e tratamento fisioterápico; e, ao quesito **E**, responde dizendo que a sua invalidez é apenas parcial.

4. Respostas aos quesitos do requerido

Em resposta ao quesito **1**, o perito do juiz afirma que houve dano físico e que há relação de causa e efeito entre o acidente de carro e as lesões sofridas; ao quesito **2**, afirma que resultou incapacidade parcial, temporária, não genérica e apenas para o seu trabalho; ao quesito **3**, afirma que não há incapacidade permanente para o seu trabalho; e ao quesito **4**, informa que há deformidade e prejuízo estético, além de um quadro atual de depressão psíquica.

5. Discussão

O assistente técnico que subscreve este parecer concorda plenamente com o perito do juiz naquilo que se refere à incapacidade parcial, temporária e específica, aceita a relação de causalidade e admite até a existência de um prejuízo estético de grau moderado.

218 Pareceres IV

Todavia não aceita a confirmação da existência de uma incapacidade para o trabalho no âmbito de sua profissão, nem de uma deformidade ou de um aleijão como foi dito na resposta ao quesito **B** apresentado pelo juízo.

Não apresenta uma incapacidade permanente para o seu trabalho, porque a perda funcional, tendo em conta que a amputação do 5° dedo nos destros ($18\% \times 60\% = 10,8\%$) e a retração cicatricial da palma da mão não alcançam os limites de uma invalidez no seu específico trabalho. Mas apenas uma incapacidade em grau mínimo.

Por outro lado, para que um dano estético contribua para a incapacidade para o trabalho, mesmo o específico, o ofendido deve ficar privado da possibilidade física ou psíquica de exercer a sua atividade lucrativa, ou que o defeito cause diminuição do valor do seu trabalho, de forma permanente.

Sob a ótica do dano moral, entendemos que a deformidade seja uma alteração estética grave, capaz de reduzir mais ou menos acentuadamente a estética individual, como está em uma de nossas obras.[1] Ou como dizia Hungria: "deformidade é a desfiguração notável."[2] E os seus elementos mais essenciais são: a face, a qualidade, a quantidade das deformações e a sua permanência, tendo como exemplo o vazamento de um olho.

No entanto, preferimos para as questões civis a denominação *dano estético* no caso de existir uma alteração da conformação estética humana, cuja modificação lhe acarreta o "enfeamento", traduzindo mal-estar e desgosto. No âmbito penal, caracteriza-se esta lesão como gravíssima.

Por prejuízo *estético*, uma alteração morfológica ou funcional que possa chamar a atenção, mas sem causar maior vexame ou repulsa. Aquele que apenas prejudica a boa aparência.

Como *aleijão*, uma grave irregularidade, uma monstruosidade caracterizada pela ausência ou pela deformação de uma peça anatômica de significado valor estético, quase sempre acompanhada de uma perturbação funcional. Seria a essência daquele que é aleijado ou a qualidade que é notada em movimento, e raramente em repouso, como afirma Penna.[3]

Pelo visto, não se pode aceitar no caso em tela a configuração de aleijão, pois, como tal se entende, é uma coisa horripilante, repulsiva, que sempre causa asco, repugnância ou humilhação.

6. Conclusões

Levando-se em conta o relato do perito do juiz de que a autora apresentava ao exame amputação do dedo mínimo e hipotrofia muscular da mão direita, com redução

---

[1]França, GV. *Medicina Legal*, 6ª ed., Rio de Janeiro: Editora Guanabara Koogan S/A, 2001, pág. 143.

[2]In *Comentários ao Código Penal*, vol. 5, São Paulo: Forense, 1955.

[3]In *Deformidade permanente — Avaliação penal e civil,* Leme: Editora de Direito, 1998.

da flexão e extensão dos dedos restantes, consideramos existir uma incapacidade em grau mínimo, que não lhe privam ocupações para o trabalho genérico ou específico. É tanto que, ao responder ao quesito **E** apresentado pelo juízo, disse que sua invalidez era parcial.

Considerando que a autora apresenta cicatrizes nos locais dos enxertos, perda do 5º dedo da mão direita e cicatrizes retráteis nas pregas interdigitais, concordamos em existir tão-só um dano estético qualificado como "moderado" (numa escala de 1 a 7, seria de 3), sem contanto se aproximar do que se configura como deformidade, e muito menos como aleijão.

João Pessoa, 18 de março de 2004

Genival Veloso de França
Assistente Técnico do Requerido

12

ATESTADO MÉDICO

Parecer sobre o conceito, as finalidades e os limites do Atestado Médico. Seu conteúdo e veracidade: atestados idôneo, gracioso, imprudente e falso. A falsidade material e a falsidade ideológica. A qualidade da informação médica e sua contribuição com a ordem pública e o equilíbrio social. Laudo médico: conceito, suas partes constitutivas e suas finalidades. O caráter insubstituível do laudo como instrumento probante. A descrição como a parte mais significativa do laudo. O laudo e a exigência da avaliação do nexo de causalidade. O alcance e os limites do atestado em relação ao laudo médico. O que dizem os autores a respeito. Resoluções e Pareceres do Conselho Federal de Medicina sobre a matéria. Conclusões.

Parecer

Este Parecer atende a uma solicitação do Escritório PAT Advogados, com sede localizada na rua Boa Vista, 1.654, 16º andar, São Paulo (SP), levando em conta sua indagação sobre "Conceito, Finalidades e Limites do Atestado Médico".

Subscreve o presente Parecer o Dr. Genival Veloso de França, médico e bacharel em Direito, Professor Titular de Medicina Legal nos cursos de Medicina e de Direito da Universidade Federal da Paraíba, ex-Professor Titular de Medicina Legal no Curso de Direito da Universidade Estadual da Paraíba – Campus de Campina Grande, Professor Convidado nos cursos de graduação e pós-graduação do Instituto de Medicina Legal de Coimbra (Portugal), Professor Convidado no mestrado a distância em Medicina Forense da Universidade de Valência (Espanha), Membro Efetivo da Academia Internacional de Medicina Legal, Membro Efetivo da Academia Brasileira de Ciências Médico-Sociais, Membro Titular da Academia Paraibana de Medicina,

Membro da Junta Diretiva da Sociedade Ibero-americana de Direito Médico, Presidente de Honra da Sociedade Brasileira de Direito Médico, ex-Presidente do Conselho Regional de Medicina do Estado da Paraíba, ex-Secretário do Conselho Federal de Medicina, autor de várias obras, destacando-se *Medicina Legal*, 6ª edição, Rio de Janeiro: Editora Guanabara Koogan S/A, 2001; *Direito Médico*, 8ª edição, São Paulo: Fundo Editorial Byk, 2003; *Comentários ao Código de Ética Médica*, 4ª edição, Rio de Janeiro: Editora Guanabara Koogan S/A, 2002; *Pareceres I*, Rio de Janeiro: Editora Guanabara Koogan S/A, 1997; *Pareceres II*, Rio de Janeiro: Editora Guanabara Koogan S/A, 1999; *Pareceres III*, Rio de Janeiro: Editora Guanabara Koogan S/A, 2003; *Comentários ao Código de Processo Ético-Disciplinar dos Conselhos de Medicina do Brasil*, 2ª edição, Rio de Janeiro: Editora Lumen Juris, 2003 (em parceria com Genival Veloso de França Filho e Roberto Lauro Lana).

1. Atestado médico: conceito e objetivos

Entende-se por atestado ou certificado o documento que tem por objetivo firmar a veracidade de um fato ou a existência de determinado estado, ocorrência ou obrigação. É um instrumento destinado a reproduzir, com idoneidade, uma específica manifestação do pensamento.

O atestado ou certificado médico, por sua vez, é uma declaração pura e simples, por escrito, de um fato médico e suas possíveis conseqüências. Tem a finalidade de resumir, de forma objetiva e singela, o que resultou do exame feito em um paciente, sua doença ou sua sanidade, e as conseqüências mais imediatas. É, assim, um documento particular, elaborado sem compromisso prévio e independente de compromisso legal, fornecido por qualquer médico que esteja no exercício regular de sua profissão. Desta forma, tem unicamente o propósito de sugerir um estado de sanidade ou de doença, anterior ou atual, para fins de licença, dispensa ou justificativa de faltas ao serviço, entre outros.

Tão singelo e desprovido de formalidades é o atestado médico que se admite, estando o médico inscrito regularmente no Conselho Regional de Medicina competente, possuir condições para atestar, independentemente de especialidade, desde que se sinta capacitado para tanto. Assim se manifesta o Parecer-Consulta CFM nº 28/87.

É elaborado de forma simples, em papel timbrado, podendo servir até o usado em receituário ou, para quem exerce a profissão em entidades públicas ou privadas, em formulários da respectiva instituição, como recomenda Arbenz.[1] Surge, na maioria dos casos, a pedido do paciente ou de seus responsáveis legais.

Não tem o atestado uma forma definida, porém deve conter as seguintes partes constitutivas: cabeçalho — onde deve constar a qualificação do médico; qualificação

---

[1]In *Compêndio de Medicina Legal*, Rio de Janeiro: Livraria Atheneu, 1983.

do interessado — que é na maioria das vezes o paciente; referência à solicitação do interessado; finalidade a que se destina; o fato médico quando solicitado pelo paciente ou seus familiares; suas conseqüências, como tempo de repouso ou de afastamento do trabalho; e local, data e assinatura com o respectivo carimbo profissional, onde contenham nome do médico, CGC e número de inscrição no Conselho Regional de Medicina da jurisdição sede de sua atividade.

Quando por justa causa, dever legal ou a pedido do paciente ou de seus legítimos representantes, o médico pode fornecer o atestado com o respectivo diagnóstico, e, se for a pedido, esta concordância deverá estar expressa no documento, como aponta a Resolução nº 1.484/97 do Conselho Federal de Medicina.

A utilidade e a segurança do atestado estão necessariamente vinculadas à certeza de sua veracidade. Sua natureza institucional e seu conteúdo de fé pública são os pressupostos de verdade e exatidão que lhe são inerentes, daí a preocupação e o interesse que o atestado desperta. Isso está bem demonstrado pelas permanentes publicações em obras especializadas. E também não é sem razão que Sérgio Ibiapina Ferreira Costa[2] afirma de maneira dogmática: "uma declaração duvidosa tem, no campo das relações sociais, o mesmo valor de uma declaração falsa, exatamente por não imprimir um conteúdo de certeza ao seu próprio objeto."

Por outro lado, se a questão é vista pelo ângulo da realidade que se vive, observa-se que, infelizmente, o atestado falso não tem sido tão raro na prática médica, com a justificativa de ser fornecido sem nenhum interesse pecuniário ou por ser uma prática que se diz comum. Tal situação não deve ser somente debitada a quem atesta, mas ainda à conduta inidônea do imerecido solicitante.

O atestado médico quanto a sua procedência ou finalidade pode ser: *administrativo*, quando serve ao interesse do serviço ou do servidor público; *judiciário*, quando por solicitação da administração da justiça; e *oficioso*, quando dado no interesse das pessoas física ou jurídica de direito privado, como para justificar situações menos formais em ausência das aulas ou para dispensar alunos da prática da educação física.

Há um fato que sempre mereceu profundas controvérsias: a questão da declaração do diagnóstico nos atestados. Uns admitem que deve ser omitida a fim de responder aos imperativos sentenciosos que norteiam o sigilo médico; outros acham desnecessária a guarda do segredo, principalmente quando a autoridade administrativa exige o diagnóstico com a finalidade de estabelecer a relação entre os dias perdidos e a gravidade da doença, por exemplo. O certo é que, na medida do possível, deve-se evitar a declaração do diagnóstico no atestado, a não ser quando permite o Código de Ética Médica: por justa causa, dever legal ou a pedido do paciente ou de seus representantes legais.

---

[2]In *Atestado médico — considerações ético-jurídicas*, na obra *Desafios Éticos*, Brasília: Publicação do Conselho Federal de Medicina, 1993.

Quanto à necessidade de se colocar o CID (Código Internacional de Doenças e Causas de Morte) nos atestados médicos, resultante da Portaria nº 3.291, de 20 de fevereiro de 1984, do Ministério da Previdência Social, decidiu o Conselho Federal de Medicina, nos Pareceres Consulta nº 11/88, 25/88 e 32/90, que o médico só pode firmar atestado revelando o diagnóstico, na forma codificada ou não, nas hipóteses referidas no artigo 102 do Código de Ética Médica (por justa causa, dever legal ou permissão do paciente ou de seus responsáveis legais).

Deve-se entender ainda que o atestado é diferente de declaração. No atestado, quem o firma, por ter fé de ofício, prova, reprova ou comprova. Na declaração, exige-se apenas um relato de testemunho. Entendemos que, na área de saúde, apenas os profissionais responsáveis pela elaboração do diagnóstico são competentes para firmarem atestados. Os demais podem declarar o acompanhamento ou a coadjuvação do tratamento, o que não deixa, também, de constituir uma significativa contribuição como valor probante.

2. O atestado e a veracidade do seu conteúdo

Hermes Rodrigues de Alcântara[3] classifica o atestado médico, quanto ao seu conteúdo ou veracidade, em: *idôneo, gracioso, imprudente* e *falso*.

Mesmo não sendo exigida uma certa formalidade e um compromisso legal de quem o subscreve — por ser uma peça meramente informativa e não um elemento final para decidir vantagens e obrigações —, deve merecer o atestado todos os requisitos de comprovada validade, visto que ele exerce, dentro dos seus limites, uma função de certo interesse social. Fica o médico, portanto, no dever de dizer a verdade sob pena de infringir dispositivos éticos e legais, seja ao artigo 110 do Código de Ética Médica, seja por delito de *falsidade de atestado médico* por infração ao artigo 302 de nosso diploma penal.

Não deve ser recusado *"a priori"*, como vez por outra ocorre, pois deve ter presunção de lisura pelo respeito e credibilidade de quem firma o atestado. Isso não quer dizer, todavia, que o atestado seja um fato conclusivo ou consumado, ou que não tenha um limite de eficácia em certas eventualidades, principalmente para o que ele não se destina.

Em documentos particulares, escritos e assinados, ou apenas assinados, presumem-se verdadeiros em relação ao signatário. Quando houver referência de determinado fato ligado à ciência, o documento particular prova a declaração, mas não o fato declarado, competindo ao interessado em sua veracidade o ônus de provar o fato.[4]

---

[3]In *Deontologia e diceologia — normas éticas e legais para o exercício da medicina,* São Paulo: Organização Andrei Editora, 1979.
[4]Artigo 368, do Código de Processo Civil.

O *atestado gracioso*, também chamado de *complacente* ou *de favor*, vem sendo concedido por alguns profissionais menos responsáveis, desprovidos de certos compromissos e que buscam através deste condenável gesto uma forma sub-reptícia de obter vantagens, sem nenhum respeito ao Código de Ética Médica.

Muitos destes atestados graciosos são dados na intimidade dos consultórios ou das clínicas privadas, tendo como finalidade a esperteza de agradar o cliente e ampliar, pela simpatia, os horizontes da clientela.

Chega-se a ponto de se afirmar ser impossível existir um médico que, em algum momento de sua vida profissional, não tenha sido assediado por amigos, pacientes ou familiares, em busca de "atestados de doença", com o intuito de livrar-se de um ou outro embaraço com o empregador ou com o chefe de uma repartição pública. Questões mais triviais, como a ausência de um filho ao colégio ou um final de semana prolongado, motivam determinados indivíduos ao pedido de atestado médico reabilitador de suas faltas, juntando-se a tal solicitação a ingênua desculpa de que todo mundo age assim e que isso não prejudica ninguém.

Já o *atestado imprudente* é aquele que é dado de forma inconseqüente, insensata e intempestiva, quase sempre em favor de terceiros, tendo apenas o crédito da palavra de quem o solicita.

O *atestado falso* seria aquele dado quando se sabe do seu uso indevido e criminoso, tendo por isso o caráter doloso. Se é fato que alguns médicos resistem, igualmente certo é também que, em alguns casos, o profissional é induzido por questões de amizade ou de parentesco, e, assim, sem uma análise mais acurada, fornece um atestado gracioso ou falso, mesmo que seu Código de Ética diga que tal atitude é ilícita e o Código Penal veja como infração punível. Tais sanções são justas porquanto o Estado tem o direito de resguardar o bem jurídico da fé pública, cuja finalidade é proteger uma verdade.

Infelizmente, o atestado médico falso é, nos dias atuais, a mais comum de todas as infrações éticas e jurídicas no exercício da medicina, ficando o facultativo na situação de não saber se o que ele atesta vai ser aceito como verdadeiro ou falso.

A falsidade do atestado médico está na sua falsidade ideológica. Está fraudado na sua substância, no seu conteúdo. A sua irregularidade, portanto, está no seu teor, na sua natureza intelectual, praticada por um agente especial que é o médico, quando subverte o exercício regular de um direito.

Na sua essência material, ele pode até ser correto, pois foi firmado por alguém habilitado a fazê-lo. A falsidade material diz respeito apenas no tocante a sua falsificação, quando por exemplo ele é expedido por alguém que não possui habilitação legal nem habilitação profissional, ou seja, por alguém que não é médico.

A falsidade pode ser na existência ou na inexistência de uma enfermidade, na falsa condição de higidez pretérita ou atual, num tipo de patologia, na *causa mortis* e no seu agente causador, ou em qualquer outra informação dessa ordem que não reflita a verdade. Ou ainda, como diz Heleno Cláudio Fragoso:[5] "pode também referir-se a outros fatos, como a origem de uma doença, a existência de morte e suas causas, a vacinação, as conseqüências de moléstias ou ferimento etc." Enfim, incide sobre tudo aquilo que compete ao médico verificar, não apenas circunscrito aos fatos, mas ainda pode recair sobre opinião ou conceito sobre os mesmos.

O que se pune nesta forma de delito é tão-somente a inveracidade que o atestado pretende provar. E mais: a falsidade pode ser praticada tanto em relação ao que é fundamental, como ao que é secundário, desde que altere em substância o conteúdo do atestado e o juízo feito sobre ele.

Wanderley Lacerda Panasco[6] afirma: "Se a desvalia do segredo médico trouxe um descaso ao paciente, por seu turno, o atestado falso, essencialmente doloso, tem merecido muito mais críticas à Medicina, pela desmotivação com que é realizado. O atestado é a afirmação competente da dignidade profissional e pública."

Com certeza, a liberalidade dispensada a este importante e necessário documento é perniciosa a todos: aos médicos, pela quebra da credibilidade do que atestam; à medicina, pelo seu descrédito entre as coisas sérias e úteis; e à sociedade, pelo que ela perde de serventia em um instrumento de tão significativo e real valor.

Por outro lado, não é justo se dizer que a pressão exercida pelo paciente ou seus familiares seja a única causa da proliferação de atestados falsos.

Entre os atestados falsos, surge um novo tipo: o *atestado piedoso*. São pedidos como forma de suavizar um diagnóstico mais severo, principalmente quando se trata de pacientes portadores de doenças graves e incuráveis. E, assim, alguns facultativos, atendendo à solicitação de familiares, atestam enfermidade diversa, de caráter benigno, na intenção de confortar o paciente. Embora piedoso, tal gesto é reprovável.

Por fim, concordamos com o pensamento de que o médico ao conceder conscientemente um atestado de óbito falso, alterando assim a verdade no Registro Público, comete crime de falsidade ideológica em documento público e não falsidade de atestado médico, inclusive com pena muito mais grave.[7]

3. A qualidade da informação médica

Um dos requisitos exigidos na elaboração do atestado ou do laudo médico é a qualidade da informação que se presta. Na avaliação da repercussão de uma enfermidade, a primeira coisa que se exige é que este dano corporal ou funcional esteja especificado pelas características e pelos resultados, através de padrões médicos especializados que venha exigir cada situação.

---

[5]In *Lições de direito penal*, vol. 4, São Paulo: José Bushatsky, 1965, pág. 1030.
[6]In *A responsabilidade civil, penal e ética dos médicos*, 2ª edição, Rio de Janeiro: Forense, 1984.
[7]RJTJESP 83/380.

Há motivos políticos e sociais que reclamam do médico ou do perito um modelo capaz de revelar o melhor papel que o seu trabalho venha a desempenhar no complexo projeto de seus deveres e obrigações, e que possa apontar com eqüidade e equilíbrio o caminho das justas e reclamadas exigências do bem comum.

Sendo o médico um profissional de conhecimentos e experiências que podem estar a serviço da Justiça, ele passa a ser um agente do mais indiscutível valor, contribuindo assim com o interesse público e com a paz social.

Sua missão é também em favor do cumprimento da ordem legal, e ela é tão significativa, que não pode ser entendida jamais a serviço da injustiça e sim ao lado da verdade, qualquer que seja a conseqüência de que isso possa resultar. É claro que esta forma de atuar com independência e retidão não depende apenas do médico, mas de uma estrutura institucional e hierárquica capaz de assegurar-lhe os meios adequados para emitir seus laudos e pareceres.

A boa qualidade da informação também exige do médico ou do perito uma certa disciplina metodológica em que se levem em consideração três requisitos básicos: a) utilização de técnicas médicas ou médico-legais reconhecidas e aceitas como seguras e capazes de executar um bom trabalho; b) utilização dos meios subsidiários necessários e adequados para prestar cada esclarecimento, onde se tenha a contribuição irrecusável da tecnologia pertinente; c) utilização de um protocolo que inclua a objetividade de roteiros atualizados e tecnicamente garantidos pela prática médica ou legispericial correntes.

Só assim, e agora muito mais, a informação a ser produzida deve ser imparcial e verdadeira, pois o compromisso médico ou pericial, independente do tipo e da gravidade da ocorrência e do interesse do paciente, é também em favor da verdade e da justiça.

4. Laudo: conceito e finalidades

O relatório médico, na forma de laudo, é mais exigente no que diz respeito a certas formalidades e mais minucioso na sua maneira de avaliação, onde se descreve, discute, analisa e conclui, com os devidos esclarecimentos, diante de uma solicitação de interesse judicial ou administrativo. Em geral, nas questões civis, trabalhistas e administrativas, é realizado por perito único designado pelo juiz ou pela autoridade que esteja à frente da demanda. Nas questões de interesse criminal, as perícias são feitas por peritos oficiais ou nomeados e são em número de dois.

O laudo deve ser redigido de forma organizada e seqüenciada, atendendo a determinadas regras que facilitem sua análise, como afirmava Hilário Veiga de Carvalho.[8]

---

[8]In *Compêndio de medicina legal*, São Paulo: Editora Saraiva, 1987.

Sua linguagem deve ser precisa, ponderada, elegante e jamais declamatória ou polêmica, como ensinava Bonnet.[9]

É constituído de *preâmbulo* (introdução referente ao local do exame, data e hora, nome do solicitante, identificação da pessoa a ser examinada); *histórico* ou *comemorativo* (relato sucinto de informes sobre o fato justificador do pedido do laudo); *descrição* ou *exposição* (relato de todos os detalhes, achados objetivos e subjetivos do exame realizado, dos resultados de provas laboratoriais, de radiografias etc.); *discussão* (quando for necessário interpretar os fatos e quando for interessante estabelecer o confronto com algumas hipóteses, controvérsias ou explicação de certos detalhes, ou ainda quando for exigida uma posição sobre o prognóstico); *conclusão* (dedução tirada após a análise dos achados descritos e discutidos como posição final do assunto objeto do exame ou da perícia); e *respostas aos quesitos* (quando da existência de quesitos oficiais ou elaborados pela autoridade ou pelas partes, de forma sintética e convincente, afirmando ou negando, lembrando que num exame médico de certa complexidade não se pode resolver apenas com uma ou outra resposta simplista, mas valorizando-se cada particularidade encontrada). Destas partes constitutivas do laudo, a mais importante é a *descrição*, pois ela é o fundamento de tudo aquilo que é registrado e analisado.

Enquanto para o atestado, em face de sua informalidade e singeleza, não se exige do médico comprovação de especialidade, admite-se que, para a elaboração de laudo, pela sua complexidade e minudência, seja requisito a condição de especialista.

5. O laudo e o valor da descrição

A descrição é a parte mais eloqüente do laudo. Sua importância é maior, pois nela se exige que se exponham todas as particularidades que a enfermidade ou a lesão apresenta. Omitir suas características é uma forma de privar quem vai analisar o documento de uma idéia pessoal e tirar-lhe a oportunidade de se convencer do aspecto real e da natureza do achado. A verdadeira finalidade do laudo médico ou do laudo pericial é oferecer à autoridade competente elementos de convicção para aquilo de que ela necessita convencer-se. A essência da descrição é dar a imagem mais real possível do dano, do seu agente causador e de seu nexo de causalidade, direto ou indireto, mediato ou imediato. Em suma, descrever é relatar em particularidades.

Na verdade, toda lesão ou enfermidade no domínio da prova e, portanto, da avaliação médica ou pericial, traz no seu conjunto um elenco imensurável de particularidades que necessitam de interpretação e ajuste para um deliberado fim. Tudo depende, é claro, de quem vai interpretá-la na riqueza de cada detalhe.

---

[9]In *Medicina Legal*, 2ª edição, Buenos Aires: Lopez Libreros Editores, 1980.

Isso porque só o imprescindível detalhamento pode nos colocar numa correlação lógica entre os detalhes descritos e a verdade a que se quer chegar. A força desta fidelidade descritiva é que irá instruir a curiosidade do analista nas suas teses e nos seus propósitos. E, quando possível, juntar ao laudo, à maneira de reforço, os desenhos, gráficos, fotografias e resultados de exames subsidiários.

É neste fundo de quadro que se deslumbra, quando a descrição é bem-feita, a verdadeira evidência da morbidade que se analisa e discute. É fundamental que o médico ou o perito usem com habilidade a riqueza de cada detalhe.

A boa prova evita que a Justiça não seja ameaçada pela dúvida e a sentença não se transforme numa tragédia. Sem ela, não estariam garantidas a defesa das partes nem a isenção do julgador. Só assim, ele é capaz de retirar todos os valores ali inseridos, naquilo que pode existir de insondável e misterioso. Depois disso, deve ser colocado esse pensamento numa linguagem que represente o retrato vivo do evento e as suas imperiosas conseqüências.

Um laudo omisso ou mal elaborado compromete a verdade final e o interesse comum da sociedade. Um detalhe preterido ou uma lesão mal descrita não faz outra coisa senão alimentar dúvidas e contradições, criando obstáculos para a exata compreensão da verdade a ser revelada.

Hoje, a relação entre o dano e o seu agente causador é um pressuposto de ordem técnica imprescindível e que não pode fugir da apreciação médica ou médico-pericial. Muitas vezes, a natureza do pleito não reside na qualificação ou na quantificação da lesão, mas essencialmente nas condições em que se deu a relação entre a enfermidade e determinado agente causador. Para tanto, entre outros, se presta o laudo.

6. Critérios para avaliação do nexo causal

O sentido etimológico da palavra *nexo* é o mesmo que se tem quando da avaliação do *nexo causal* em determinado quadro patológico. Ou seja, uma condição lógica de vínculo, de conexão, de liame ou de eminente coesão entre a ação e o resultado. Se o estágio evolutivo da lesão está de acordo com a causa em questão, se este evento é idôneo para produzir tal dano e se não há outra causa capaz de produzir o discutido mal, em tese existe um nexo direto. Logo, é uma situação racional ou de uma diagnose de certa precisão. Assim, basta apenas que existam ligação e coerência.

Entre as teorias do nexo causal, a mais aceita é a da *causalidade adequada* (da *decorrência natural e razoável das coisas* ou *do resultado mais provável*). Esta teoria afasta as causas fortuitas e de força maior pelo seu caráter de anormalidade, atipia e imprevisibilidade. Há outras teorias: a *teoria da equivalência das condições* (condição *sine qua non*) e a *teoria da última condição* (verdadeira causa do efeito produzido).

Para se estabelecer o nexo de causalidade na avaliação de um dano corporal ou de um processo patológico, é necessário que: *a*) o dano seja produzido por determinado agente; portanto, que seja real e apropriado àquelas circunstâncias; *b*) o dano tenha efetivamente uma etiologia conhecida; *c*) haja relação de temporalidade (um prazo legal e um prazo clínico), ou seja, exista uma coerência entre a idade real do dano e o tempo alegado; *d*) exista uma lógica anatomoclínica de sinais e sintomas típicos; *e*) haja exclusão da preexistência de danos relativamente ao mal sugerido; *f*) inexista uma causa estranha ao avaliado processo nosológico.

Deste modo, deve-se entender como *causa* a condição provável, idônea e motivadora do resultado (imputabilidade total). Diferente pois da *concausa*, que é uma condição preexistente, concomitante ou superveniente, para que ocorra a ação de um agente ou de uma forma de energia causadora de dano (imputabilidade parcial). Na concausalidade, há uma concorrência de causas, algumas delas presentes na doença e outras que sobrevêm a esta, quando o dano passa a ser parcialmente responsável pelo processo patológico.

Destarte, não se deve afastar da avaliação do nexo de causalidade o agravamento do estado mórbido anterior potencializado por patologias preexistentes (diabetes) e as perturbações ou patologias por superveniência (tétano).

7. O alcance e os limites do atestado em relação ao laudo médico

A comprovação de uma entidade mórbida, complexa, multifatorial e de origem ainda no campo das teorias — de tantos detalhes e de tantas e possíveis implicações — não pode ser decidida apenas com três ou quatro linhas simplistas, apostas num mero atestado médico, cuja finalidade é tão-só servir de início de informações numa argüição de direitos. Há de se valorizar cada particularidade existente no processo mórbido. Por isso, existem as Juntas Médicas e por isso elas não estão adstritas aos atestados, podendo aceitá-los no todo, na parte, ou simplesmente não acatá-los, como claramente recomenda o Parecer Consulta CFM nº 01/2002.

Hoje não se pode mais aplaudir a idéia do "é porque é", nem muito menos a de se admitir que alguém possa simplesmente se escudar por trás de uma autoridade que aparente condições de se fazer sempre acreditar e valer suas opiniões.

É necessário afirmar justificando, mencionar interpretando e descrever valorizando. E tal procedimento só é possível quando da elaboração de um laudo. Pelo atestado, se tem conhecimento do fato; pelo laudo, o seu convencimento.

Em apreciações de certo significado, em que se defrontam de um lado uma questão diagnóstica de certa delicadeza e de outro a defesa e a proteção de um direito próprio e legítimo, este justo embate não pode ser resolvido com a rapidez de um meteoro,

230 Pareceres IV

através de uma declaração apressada de um atestado médico. Mas tão-somente por meio de um laudo bem elaborado, em que esteja realçada a necessária descrição, fundamentada em elementos fisiopatológicos consagrados pela *lex artis* e em resultados laboratoriais, e em que fique patente em que foi baseada esta ou aquela afirmativa. Segundo Gisbert Calabuig,[10] no laudo as conclusões devem estar apoiadas em provas, justificando cientificamente os feitos.

Só assim, são possíveis a confirmação do diagnóstico, a avaliação evolutiva do processo mórbido, a devida e necessária observação dos resultados terapêuticos e o prognóstico esperado.

Fora desta conduta indeclinável, é subtrair de quem tem a competência de decidir os pressupostos do seu soberano convencimento. Dizer, por exemplo, que alguém é portador deste ou daquele mal, sem descrever as particularidades de cada síndrome com suas respectivas características, sem a comprovação dos recursos insupríveis do diagnóstico por imagem ou pelos recursos microscópicos da anatomia patológica, não leva ninguém a qualquer convicção. Dizer pura e simplesmente que alguém é portador de uma doença, sem uma justificativa de comprovação semiológica, também não concorre para a busca da verdade que se quer revelar.

Uma particularidade bem descrita, técnica e cientificamente, tem o poder de transferir a doença para o laudo ou de transportar o pensamento do analista para o instante em que se comprovou determinada entidade nosológica. A boa qualidade do laudo, pelo conhecimento técnico que dá ao julgador, é condição estrutural de desmedida e inestimável importância.

Com tais cuidados, mesmo para os resultados das análises de pesquisas clínicas, o Conselho Federal de Medicina, em sua Resolução de número 813/77, determinou que "na área de Patologia Clínica, Citologia, Anatomia-Patológica, Imuno-Hematologia, Radiologia, Rádio-Isotopologia, Hemoterapia, Hemoterapia e Fisioterapia sejam fornecidos sob a forma de laudo médico firmado pelo médico responsável pela sua execução.

Estes laudos devem conter, quando indicado, uma parte expositiva e outra conclusiva. O laudo médico fornecido é de exclusiva competência e responsabilidade do médico responsável pela sua execução".

8. Conclusões

Levando em conta a delicadeza de certas circunstâncias em que se apura uma determinada patologia — que traz na sua esteira um amontoado de dúvidas na sua etiologia e na sua causalidade ou concausalidade, e quando um erro de interpretação pode redundar em prejuízos para as partes envolvidas em certa lide —, aquele

---

[10]In *Medicina legal y toxicologia*, 5ª edição, Barcelona: Masson S/A, 1998, pág. 140.

que analisa e decide deve ser muito prudente nas conclusões de suas avaliações, principalmente quando o que se quer decidir não tem a clareza exigida em casos tão delicados.

Está mais que provado ser o laudo médico ou pericial o instrumento mais valorizado nas questões de maior complexidade na área médica, pois o atestado, pela sua singeleza e carência de descrição, não alcança todas as particularidades que certos casos encerram. Daí porque só o laudo atende a tal necessidade. Deixar de registrar e analisar tais características é simplesmente uma maneira de despojar quem vai analisar o laudo de uma idéia pessoal e tirar-lhe a oportunidade de se convencer da verdadeira natureza do mal.

Pelo menos, a inadmissibilidade da concessão de interdição com base apenas em atestado médico e a imprescindibilidade do laudo pericial estão na inteligência do artigo 1.183 do Código de Processo Civil: "Decorrido o prazo a que se refere o artigo antecedente, o juiz nomeará perito para proceder ao exame do interditando. Apresentado o laudo, o juiz designará audiência de instrução e julgamento." Há, portanto, necessidade de apresentação de laudo completo e circunstanciado do estado do interditando sob pena de anulação do processo.

Nestes casos, o laudo médico é obrigatório e não facultativo, e o exame pericial é imprescindível para a segurança da decisão judicial (RT 715/133). Como afirmam Nelson Nery Júnior e Rosa Maria Andrade Nery: "A lei exige a realização de perícia médica em processo de interdição, sob pena de nulidade. A tarefa do perito consiste em apresentar laudo completo e circunstanciado da situação físico-psíquica do interditando, sob pena de o processo ser anulado. O laudo não pode circunscrever-se a mero atestado médico em que se indique por código a doença do suplicado."

O primeiro e único objetivo do laudo médico ou do laudo pericial é dar à autoridade julgadora elementos precisos para sua convicção. E, por isso, a substância da análise que o laudo reflete é oferecer a imagem mais real possível do dano e do seu modo etiopatogênico do qual foi ele resultante.

Todo dano corporal à saúde, seja físico ou psíquico — como um verdadeiro corpo lesional — carrega no seu conjunto uma lista sem fim de detalhes que necessitam de registro para uma apurada interpretação. E tudo depende de quem vai valorizá-lo na medida exata de cada caso.

Não se pode considerar como elemento probante, de consistência técnica e científica, a afirmação simples e por escrito contida num atestado, sem uma descrição judiciosa das estruturas comprometidas, de suas causas e de seus nexos causais, capazes de justificar aquela afirmação.

O atestado, em que pese o respeito que merece seu ilustre subscritor, é um documento unilateral e singelo que não pode sobrepor-se ao laudo médico. Por isso, em casos de maior relevância, em que se discutem questões de maior transcendência sobre diagnóstico, prognóstico e agente causal, o médico e o perito têm obrigação de mencionar no relatório em que elementos estruturais ou funcionais ou em que resultados laboratoriais ou radiológicos se basearam para fazer tal ou qual afirmativa. Em suma: é necessário que fique muito claro em que elementos se fundamentaram para suas conclusões.

Este é o Parecer.

João Pessoa, 22 de janeiro de 2004

Genival Veloso de França

13

HOMICÍDIO, SUICÍDIO OU ACIDENTE?

Fundamentos médico-legais a serem considerados em um Memorial aos membros da Egrégia Câmara Criminal do Tribunal de Justiça do Estado do Rio Grande do Norte sobre detalhes técnicos em casos de precipitação. A precipitação de prédio: a queda dos corpos no espaço, a distância entre o local em que o corpo foi encontrado no solo e a fachada do prédio, o impulso horizontal e o significado das lesões definidas no corpo de delito. O valor do exame cadavérico e do exame do local dos fatos.

Para um Memorial

Se levarmos em conta as provas técnicas contidas nos autos, não há como negar que o caso em discussão trata-se de homicídio.

O laudo de exame de corpo de delito — *exame cadavérico* — tanto no exame interno como no exame externo chama a atenção para as lesões na parte anterior e lateral esquerda do corpo, tais como "ferida corto-contusa medindo 38 mm de comprimento na região orbital esquerda, equimose na região orbital esquerda, tórax, abdome, e região lateral esquerda da coxa, fratura do rádio e ulna esquerdos, equimoses na face, tórax, abdome e coxa esquerda, fratura do maxilar, fratura da mandíbula, fratura do osso zigomático esquerdo", o que indubitavelmente confirma que o único impacto do corpo no solo foi em decúbito ventral oblíquo-esquerdo (região ântero-lateral esquerda do corpo).

Como se sabe, nos casos de precipitação suicida a queda se dá sempre de pé ou de "mergulho" e, desta forma, em alturas inferiores a 40 metros, permanece o corpo nas mesmas posições, impactando-se pelos pés ou pela cabeça. Quando o corpo é impactado sobre sua extremidade inferior, ou seja, sobre os pés, nota-se invariavelmente fraturas da pélvis e dos membros inferiores, em virtude do choque de amortecimento destas estruturas. Quando o corpo é impactado sobre sua extremidade superior, ou seja, quando a cabeça se choca ao solo, o que se vê são lacerações da massa encefálica e fraturas dos ossos da calvária, enquanto o couro cabeludo permanece íntegro, ocorrendo um tipo de fratura chamado em "saco de noz" (in França, GV. *Medicina Legal,* 7ª ed., Rio de Janeiro: Editora Guanabara Koogan S/A, 2004).

Quando o impacto do corpo ocorre em altura como a anteriormente referida, e o corpo se choca em posição horizontal, pode-se afirmar que esta precipitação foi compulsória e, por isso, homicida.

Na queda dos corpos no espaço, o movimento de translação é alternado num movimento horizontal e noutro vertical, cada um deles sujeito a forças externas que venham a atuar. Quando não há impulso horizontal — como no caso dos acidentes — admite-se que o corpo caia verticalmente, fazendo com que seu impacto seja muito próximo do perfil do prédio. Quando há impulso horizontal — como nos casos de precipitação voluntária ou compulsória — existe um afastamento entre o ponto de impacto e o de lançamento. É no descolamento destes dois pontos que o corpo descreve uma trajetória parabólica decorrente da decomposição de um movimento retilíneo uniformemente variado, que sofre a influência da força gravitacional, e de um movimento retilíneo uniforme na direção horizontal, decorrente do impulso.

Acrescente-se a tudo isso a distância entre o local em que o corpo foi encontrado no solo (exatamente demarcado pela intensa mancha de sangue) e a fachada do prédio ser de 2,5 m, formando assim um ângulo de queda de 7,4°, uma velocidade inicial de lançamento de 1,79 m/s ou 6,5 km/h, e uma velocidade de impacto de 13,7 m/s ou 49,4 km/h, devida e corretamente calculadas pela Criminalística do Instituto-Técnico-Científico do Estado do Rio Grande do Norte, o que indubitavelmente afasta toda possibilidade de precipitação acidental. Nestes casos o ponto de queda é junto ao ponto de lançamento, o ângulo de queda é quase zero e o corpo se impacta no solo bem próximo da fachada do prédio, pois o corpo quase que desliza bem próximo ao local da precipitação até encontrar o chão ou outros elementos de resistência, em face da ausência de impulso inicial, como houvesse apenas a ação da gravidade. Quanto maior for a velocidade inicial ou horizontal, maior foi o impulso da vítima.

Nos casos de precipitação compulsória, esta distância entre o local de impacto e a fachada do prédio é sempre maior, levando em conta que o corpo foi impulsionado por alguém, mesmo que tenha havido certa resistência por parte da vítima. E, nos casos de suicídio, esta distância é ainda maior graças ao impulso da vítima, na maioria das vezes ajudado pela flexão das pernas e, desta forma, o ponto de queda é mais distante.

Leve-se ainda em conta que no presente caso ainda houve a resistência do anteparo representada pela grade, o que se depreende, caso não existisse tal artefato, que o afastamento lateral do impacto do corpo no solo seria muito maior. Para se ter uma velocidade inicial de queda de 6,5 km/h e uma distância de 2,5 m do ponto de lançamento, estas não se alcançariam através de uma precipitação acidental, mas de uma forma de precipitação em que houvesse um impulso do corpo.

Além do mais: o corpo quando caiu no solo com impacto único, na posição ventral oblíqua-esquerda, teria que apresentar apenas lesões nas regiões laterais esquerdas e na parte esquerda das regiões anteriores. Todavia, o que se viu foi a presença de lesões no lado direito e no dorso da vítima, totalmente fora das regiões de impacto, sendo que a única justificativa para tanto é a existência de traumas antes da precipitação. Estas lesões estão bem definidas no exame de corpo de delito — *cadavérico* — realizado na Coordenadoria de Medicina Legal, do ITEP/RN, tais como: "equimose com edema na região orbital direita, edema e equimose localizados no antímero direito do lábio superior, equimoses no dorso, rotura uterina localizada no lado direito." Chama muito a atenção esta rotura ser do lado oposto ao do impacto do corpo no chão, o que permite, juntamente com as outras lesões à direita do corpo, se dizer que esta rotura do útero e estas lesões foram produzidas antes da citada precipitação.

Estranhas também são as lesões produzidas no pescoço, tais como "escoriações" e "equimoses", quando se sabe que esta região fica mais protegida em casos de precipitação.

Essas são as breves considerações que temos a apresentar para o momento.

João Pessoa, 24 de janeiro de 2005

Genival Veloso de França

14

RESULTADO ADVERSO POR FALTA DE MEIOS E CONDIÇÕES DE ATENDIMENTO

Parecer dado na qualidade de perito do juiz em Ação Penal por ale-gado erro médico em obstetrícia. As razões do Ministério Público e da defesa. O que dizem os laudos periciais e os depoimentos. O que diz a doutrina sobre o erro médico. A importância da avaliação dos deveres de conduta do médico. O parto normal, a indicação de cesariana e o uso do fórceps. A morte fetal. O resultado adverso por falta de meios e condições de atendimento.

Parecer

Este Parecer, estritamente analítico, foi solicitado pela Doutora Israela Cláudia S. P. Azevedo, Juíza de Direito Substituta da 3ª Vara da Comarca de Guarabira, Estado da Paraíba, em Ação Penal que move a Justiça Pública contra Dra. ATA, sobre "a correção ou não de procedimento médico adotado", em face de assistência prestada à

GFS quando de seu internamento na Casa de Saúde e Maternidade Senhora das Graças, no dia 12 de agosto de 2002.

Subscreve o presente Parecer o Dr. Genival Veloso de França, médico e bacharel em Direito, Professor Titular de Medicina Legal nos cursos de Medicina e de Direito da Universidade Federal da Paraíba, ex-Professor Titular de Medicina Legal no Curso de Direito da Universidade Estadual da Paraíba – Campus de Campina Grande, Professor Visitante da Universidade Estadual de Montes Claros (MG), Membro Efetivo da Academia Internacional de Medicina Legal, autor de várias obras, destacando-se *Medicina Legal*, 6ª edição, Rio de Janeiro: Editora Guanabara Koogan S/A, 2001; *Direito Médico*, 7ª edição, São Paulo: Fundo Editorial Byk, 2001; *Comentários ao Código de Ética Médica*, 4ª edição, Rio de Janeiro: Editora Guanabara Koogan S/A, 2002; *Pareceres I*, Rio de Janeiro: Editora Guanabara Koogan S/A, 1997; *Pareceres II*, Rio de Janeiro: Editora Guanabara Koogan S/A, 1999.

1. A denúncia

O Ministério Público, através do Titular da 3ª Promotoria de Justiça da Comarca de Guarabira (PB), Doutor Wildes Saraiva Gomes Filho, ofereceu denúncia contra a Doutora ATA, médica, inscrita no Conselho Regional de Medicina da Paraíba sob o número, tendo em conta que, no dia 12 de agosto de 2000, em torno das 7 horas da manhã, a paciente GFS, já com as contrações do início de trabalho de parto, procurou a Casa de Saúde e Maternidade Senhora das Graças, em Guarabira, sendo informada de que o médico plantonista estaria de saída, aguardando sua colega que o iria substituir.

Por volta das 08:00 horas, a Doutora ATA assumiu suas atividades, examinou a supracitada paciente, recomendando em seguida que poderia voltar para sua residência, pois o parto poderia ocorrer no dia seguinte.

Todavia, a paciente no caminho de regresso a sua residência, foi surpreendida com a rotura da bolsa d'água e perda de líquido amniótico, fatos estes que a levaram a regressar de imediato à Casa de Saúde e Maternidade Senhora das Graças, no que foi atendida novamente pela Doutora ATA que a internou naquele nosocômio. Mesmo assim, diz o representante do MP, a paciente foi abandonada e somente por volta das 16:00 horas a indiciada voltou a atendê-la "impingindo sofrimento físico à gestante e ao nascituro".

Em seguida, a indiciada tentou fazer o parto por meio de *fórceps,* o que acarretou lesões corporais na gestante e traumatismo crânio-encefálico com lesão do cérebro e das meninges e hemorragia consecutiva no nascituro, o que foi confirmado depois pelo Exame de Corpo de Delito na mãe e pelo Exame Cadavérico realizado na filha. O fato é que, só depois daquela tentativa de parto e a morte do nascituro, a Doutora ATA decidiu fazer a cesariana, o que veio a se realizar em torno das 21:45 horas daquele mesmo dia.

2. A defesa

A Doutora ATA, em declarações prestadas à autoridade policial, disse que no dia 12 de agosto de 2000, logo após ter assumido o plantão na Casa de Saúde e Maternidade Senhora das Graças, atendeu a Senhora GFS, a qual apresentava dor no ventre e contrações uterinas de dez em dez minutos. Ao toque do colo, como este estava sem dilatação, fez ver à paciente que bastaria ela voltar àquela Casa de Saúde quando as contrações estivessem se verificando de dois em dois minutos.

Algum tempo depois, a sogra da paciente telefonou dizendo que a bolsa d'água da paciente havia estourado, o que a fez solicitar seu retorno, quando ao ser examinada teve constada de fato a rotura das membranas amnióticas, o que impôs de imediato seu internamento.

A partir desse momento, declara a Doutora ATA que acompanhou a paciente em exames obstétricos periódicos de intervalos pequenos, e, como o caso evoluía bem, preparou a assistida para um parto normal.

Em torno das 20:00 horas daquele mesmo dia, a paciente foi levada para a sala de parto, onde se encontrava a auxiliar de enfermagem LCB e a pediatra Doutora AMF. Neste instante da assistência ao parto, constatou-se distocia de estreito inferior, o que impedia a evolução do parto e conseqüentemente o nascimento da criança.

Diante deste quadro, informa a ora indiciada que indicou uma cesariana, mas o anestesista não se encontrava na Casa de Saúde. Em seguida, contatou a Doutora MEM, anestesista que se encontrava de sobreaviso, para que comparecesse ao hospital imediatamente.

Nesse ínterim, declara a Doutora ATA, observou que o feto apresentava bradicardia, sinal de sofrimento fetal agudo, o que a fez utilizar o *fórceps de alívio*, porém sem êxito. Com a chegada da anestesista, foi realizada a cesariana, sendo constatado que a criança já estava sem vida, mas que não havia notado qualquer traumatismo no seu crânio, como mais tarde foi identificado no exame de necropsia, e com surpresa ficou sabendo que a *causa mortis* teria sido por traumatismo craniano.

3. Os laudos periciais

3.1 – *Auto de Exame Cadavérico do recém-nascido de GFS, realizado em 13 de agosto de 2000, pelos médicos-legistas Antonio Henrique de Freitas e Aroldo de Souza Rique*

"(...). O couro cabeludo dá implantação a cabelos castanho-escuros e apresenta hematoma na região occipital; (...).

Exame interno do crânio: (...). Feita a incisão bimastoidéia, rebatidos os retalhos cutâneos, detectamos intenso infiltrado hemorrágico com sangue líquido e projeção e massa encefálica em desorganização através de disjunção da cisura mediana dos ossos parietais e da junção posterior parieto-occipital, através da rotura das meninges na posição superior.

Terminada a perícia e feita a reconstituição estética do cadáver, os peritos passam a responder aos quesitos: Ao primeiro: *sim*; ao segundo: *traumatismo crânio-encefálico com lesão do cérebro e das meninges e hemorragia consecutiva;* ao terceiro: *ação contundente*; ao quarto: *prejudicado.”*

3.2 – Laudo de Exame de Corpo de Delito (Lesão Corporal) em GFS, realizado em 16 de agosto de 2000, assinado pelos médicos-legistas Armando Holanda Guerra e Severino Valdemir de Medeiros

“(...). Exame da genitália: apresenta uma ferida de oito centímetros de comprimento, bordos regulares e aproximados por pontos de sutura com fio de categute, que interessa a região perineal à direita e se prolonga à mucosa vaginal ipsolateral, procedimento cirúrgico usado em obstetrícia para o parto transpélvico. A vagina não contém corpos estranhos e deixa escoar líquido amarelo (lóquios).

(...). Observação: Os peritos aditam que os ferimentos descritos no exame da pericianda são resultantes de procedimentos médicos em obstetrícia.”

4. Os depoimentos

4.1 – Depoimento da auxiliar de enfermagem LCB, no dia 16 de agosto de 2000. Informa, em declarações à autoridade policial, a auxiliar de enfermagem LCB, que assumiu o plantão e encontrou a Senhora G na sala de pré-parto sentindo contrações e dilatações na evolução de um parto normal. Cerca das 20:00 horas, a paciente foi encaminhada à sala de partos juntamente com as Dras. ATA e ACM, sendo em seguida tomadas as medidas para o parto.

Como as contrações eram fracas, informa LCB, a Doutora ATA induziu o parto com medicação para aumentar as contrações. Em seguida, a médica solicitou da recepcionista contato com a anestesista e que a mesma ficasse de sobreaviso, pois, se a criança não nascesse dentro de 40 minutos, seria realizada uma cesariana.

Diz ainda que a criança já estava sofrendo, com batimentos cardíacos diminuídos, o que fez a Doutora ATA tentar o *fórceps*. Passados os 40 minutos, a anestesista chegou e foi feita a cesariana, através da qual foi retirado um feto que não resistiu, mesmo com os esforços da obstetra e da pediatra.

4.2 – Depoimento da pediatra Doutora ACM, no dia 19 de agosto de 2000. Em declarações prestadas à autoridade policial, a Doutora ACM disse que aproximadamente às 19:30 horas foi chamada à sala de parto para dar assistência a um recém-nascido que veio à luz de um parto cesariano.

240 Pareceres IV

Este recém-nascido, informa a Doutora ACM, nasceu com cianose central, ausência de batimentos cardíacos e de movimentos respiratórios, sendo utilizados todos os recursos de ressuscitação, porém sem êxito.

Relata ainda que o parto transcorria normalmente, que o feto já estava em período expulsivo, inclusive com a percepção do couro cabeludo, que foi tentada a articulação do *fórceps,* em conseqüência de sofrimento fetal agudo, mas que terminou pela prática de uma cesariana. Afirmou ainda que a Doutora ATA só usou o *fórceps* porque não havia anestesista no hospital nem conseguiu contatar a anestesista de sobreaviso.

4.3 – *Depoimento da anestesista MEP, no dia 21 de agosto de 2000.* A Doutora MEP informou em seu depoimento, na Delegacia de Polícia de Guarabira, que recebeu um telefonema da recepcionista da Casa de Saúde, por volta das 21:40 horas, pedindo que ali comparecesse com urgência e que, ao chegar àquele nosocômio, foi informada de uma cesariana de urgência.

De imediato, iniciou a anestesia e a cirurgia transcorreu normalmente, sendo a criança retirada pela obstetra e entregue à pediatra que iniciou uma entubação orotraqueal.

Informou também a Doutora MEP que em um parto normal não se faz necessária a presença do anestesista e que ele só é necessário quando ocorre alguma anormalidade.

4.4 – *Depoimento em juízo da Doutora ATA, no dia 21 de março de 2001.* A Doutora ATA atendeu à intimação da Doutora Maria Emília Neiva de Oliveira, Juíza da 3ª Vara da Comarca de Guarabira, junto com seu advogado devidamente habilitado, quando informou que internou a paciente GFS perdendo água e com rotura das membranas, ficando em observação para o trabalho de parto.

Disse também que o feto estava para nascer, chegando ao terceiro plano, mas a cabeça não completou a rotação nem havia encaixe entre a cabeça do feto e a bacia. Diante de tal situação, não restava outra alternativa senão a cesariana. Determinou que a anestesista fosse localizada, porque a paciente necessitava de um parto cirúrgico, mas a mesma não fora encontrada, apesar das inúmeras tentativas, inclusive através do celular e do telefone convencional.

Em vista da demora da anestesista e como passou a ocorrer o sofrimento do feto, a única alternativa que lhe restava era o *fórceps*, e que tentou articular e não conseguiu. Pouco depois, foi localizada a anestesista, que compareceu ao hospital e se deu início ao parto cesariano.

Em suas declarações a Doutora ATA insiste em dizer que "só foi realizado o *fórceps* porque não tinha anestesista, e sem anestesista era impossível a realização do parto cesariano".

5. A doutrina

5.1 – *Deveres de conduta*. Quando da avaliação da responsabilidade profissional em determinado ato médico contestado, notadamente no campo das especialidades, seja nos Conselhos de Medicina, seja na Justiça Civil ou Criminal, é imperioso que se levem em conta os *deveres de conduta* do acusado. Isso é imprescindível e incontornável.

Desta forma, para se caracterizar a responsabilidade médica não basta apenas a evidência de um dano ou de um nexo causal, mas que exista uma forma de conduta contrária às regras técnicas adotadas pela prudência e pelos cuidados habituais, e que o prejuízo fosse evitado por outro médico em mesmas condições e circunstâncias.

As regras de conduta, argüidas quando de uma avaliação de responsabilidade médica, são relativas aos seguintes deveres:

a) *Deveres de informação*. Neste tipo de dever estão todos os esclarecimentos que se consideram necessários e imperativos para o correto desempenho quando da elaboração de um ato médico, principalmente se ele é mais complexo e de risco-benefício discutível.

É fundamental que o paciente seja informado sobre a escolha da conduta, principalmente no que se refere aos seus riscos mais comuns, suas conseqüências e suas vantagens para aquele tipo de indicação. Mesmo que o paciente seja menor de idade ou incapaz, além dos responsáveis legais, moralmente ele tem o direito de ser informado e esclarecido. O dever de informar é incontornável como requisito prévio para o consentimento e para a legitimidade do ato médico terapêutico ou propedêutico a ser utilizado. Isso atende ao *princípio da autonomia* ou *princípio da liberdade*, em que todo indivíduo tem por consagrado o direito de ser autor do seu destino e de escolher o caminho que lhe convém. Nos casos em que o paciente não pode ou não sabe falar por si mesmo, obtém-se o consentimento do responsável legal (consentimento substituto).

Sempre que houver mudanças significativas no procedimento médico e isso possa ser levado ao paciente, como, por exemplo, passar de um procedimento para outro, deve-se obter o novo consentimento, pois a permissão inicial tinha tempo e forma definidos (*princípio da temporalidade*).

b) *Deveres de atualização*. Para o pleno e ideal exercício da profissão médica, não se exige apenas uma habilitação legal. Há também de se requerer deste facultativo um aprimoramento sempre continuado, adquirido através de conhecimentos recentes da profissão, no que se refere às técnicas dos exames e dos meios modernos de tratamento, sejam nas publicações especializadas, nos congressos, cursos de especialização ou estágios em centros e serviços hospitalares de referência. Em suma, o que se

242 Pareceres IV

quer saber é se naquele discutido ato profissional poder-se-ia admitir a *imperícia.* Se o profissional estaria credenciado minimamente para exercer suas atividades, ou se poderia ter evitado o dano, caso não lhe faltasse o que ordinariamente é conhecido em sua profissão e consagrado pela experiência médica. Este conjunto de regras, chamado de *lex artis,* deve ser aplicado a cada ato médico isoladamente, sem deixar de ser considerados a complexidade do caso, o recurso material disponível, a qualificação do médico, e o local e as condições de trabalho.

c) *Deveres de abstenção de abuso.* É necessário também saber se o profissional agiu com a cautela devida e, portanto, descaracterizada de precipitação, de inoportunismo ou de insensatez. Isso se explica porque a norma moral exige das pessoas o cumprimento de certos cuidados cuja finalidade é evitar danos aos bens protegidos. Exceder-se em medidas arriscadas e desnecessárias é uma forma de desvio de poder ou de abuso. No entanto, ninguém pode negar que a medicina de hoje seja uma sucessão de riscos e que esses riscos, muitas vezes, são necessários e inadiáveis, principalmente quando um passo mais ousado é o último e desesperado remédio. Isso atende às razões do *princípio do risco proveito.*

d) *Deveres de vigilância.* Na avaliação de um ato médico, quanto a sua integridade e licitude, deve ele estar isento de qualquer tipo de omissão que venha a ser caracterizado por inércia, passividade ou descaso. Portanto, este modelo de dever obriga o médico a ser diligente, agir com cuidado e atenção, procurando de toda forma evitar danos que venham a ser apontados como negligência ou incúria.

6. A discussão

As considerações que passarão a ser feitas em forma de parecer foram concebidas pela análise dos autos deste Processo, que tratam do atendimento à Senhora GFS, realizado no dia 12 de agosto de 2000, na Casa de Saúde e Maternidade Senhora das Graças, em Guarabira. Não há outro propósito senão ajudar a restabelecer a verdade naquela lamentável ocorrência.

6.1 – *O parto normal.* Pelo que consta dos autos, a Senhora GFS foi internada na Casa de Saúde Senhora das Graças em trabalho de parto, caracterizado principalmente pelas contrações uterinas, e com a referência de rotura da bolsa d'água. A conduta recomendada em tais situações é a de dar prioridade ao acompanhamento da progressão do parto pélvico, tido por parto normal, como se recomenda hoje não só por critérios médico-obstétricos, mas ainda pelas insistentes recomendações do Ministério da Saúde na tentativa de frear a epidemia de cesárea que grassa em nosso país.

6.2 – *A indicação da cesárea.* Se levarmos em conta que a Senhora GFS chegou à situação crítica de paralisação do trabalho de parto, com o feto retido no terceiro plano, já com cabeça visível, e o mais grave — o sofrimento fetal — não há nenhuma dúvida de que a solução imediata e irretorquível seria o parto cesariano. Quando há distocia do estreito inferior, a conduta que se impõe é a cirurgia. Todavia, segundo se lê dos depoimentos, ao ser solicitada a presença de um anestesista, constatou-se que naquele momento não havia nenhum deles de plantão.

6.3 – *O uso do fórceps.* Malgrado todos os esforços, o *fórceps* — velho instrumento em forma de tenaz, quase medievo, que deveria estar arquivado no museu da Medicina, para que os alunos desta área soubessem como os antigos profissionais se valiam nas situações mais difíceis do parto —, ainda hoje é usado quando as circunstâncias são dramáticas e as condições precárias. Recorre-se ao uso deste instrumento como medida desesperada — quando tudo parece perdido, dadas as condições penosas e excepcionais —, na aflição desatinada de salvar mãe e feto.

6.4 – *Os deveres de conduta da indiciada.* O primeiro deles é o *dever de informação.* Se cuidarmos que o uso do *fórceps* e da cesariana foi feito verificou-se nas condições dramáticas a que o caso chegou, como única forma de salvar a vida da gestante e do seu filho, estaria justificado, em face do iminente perigo de suas vidas. Mesmo que não tivesse a médica informado aos familiares da vítima que iria proceder daquela maneira, justifica-se. Em casos desta ordem, diante da iminência medonha da morte, o que legitima o ato médico não é tanto a sua autorização, mas a sua indiscutível e desesperada necessidade.

O segundo dever é o de *auto-informação.* Acreditando que a Doutora ATA tenha uma relativa experiência e certa competência, pois, além de ter uma residência em ginecologia e obstetrícia, trabalhava à época no Hospital Universitário Lauro Wanderley e anteriormente em hospitais no Estado de Pernambuco.

O terceiro dever é o de *abstenção de abuso* e aqui é onde se devem analisar cuidadosamente as condutas assumidas pela ora indiciada naquela fatídica véspera de sexta-feira, 13 de agosto, quando examinou, atendeu e orientou o parto pélvico da Senhora GFS e o seu desdobramento para o uso do *fórceps* e da cesariana. Diante do quadro grave que se apresentava — parada da progressão do parto com a cabeça do feto sem completar sua rotação e o não encaixe entre a cabeça fetal e a pélvis, a bradicardia fetal como sintoma sério de sofrimento da criança — a alternativa era a cesariana. Para o parto cirúrgico, necessitava que um anestesista fosse localizado, o que não foi possível apesar das inúmeras tentativas.

O que fazer em face da demora do anestesista e como evitar sofrimento fetal e sua morte iminente? No desespero da hora aflita, o único meio que lhe restava era o *fórceps*, o velho *fórceps*, que já deveria estar arquivado. Tentou articular as suas colheres

244 Pareceres IV

e não conseguiu, certamente por falta de espaço. Algum tempo depois, era localizado o anestesista, que compareceu ao hospital e se deu início ao parto cesariano. Era tarde: a criança estava morta. Em seu depoimento, a Doutora ATA refletiu toda a situação: "só foi realizado o *fórceps* porque não tinha anestesista e sem anestesista era impossível a realização do parto cesariano."

O quarto e último dever de conduta do médico é o *de vigilância* e sobre tal postura vale analisar com cautela. Se forem procedentes as informações de que a Senhora GFS foi examinada pela Doutora ATA, internada, acompanhada para o parto normal, e de que, diante da impossibilidade de executar de imediato uma cesariana, optou pelo uso do *fórceps de alívio* e, só depois, com a presença do anestesista, realizou o parto cirúrgico, não há como vislumbrar descaso, omissão, inação, indolência ou passividade.

6.5 – *A morte fetal.* A conclusão dos peritos quanto à causa de morte fetal foi "traumatismo crânio-encefálico com lesão do cérebro e das meninges e hemorragia consecutiva", diagnóstico este baseado no "intenso infiltrado hemorrágico com sangue líquido e projeção e massa encefálica em desorganização através de disjunção da cisura mediana dos ossos parietais e da junção posterior parieto-occipital, através da rotura das meninges na posição superior".

Todavia, há de se considerar que em todo parto laborioso o feto pode apresentar hematomas na região occipital, como afirmou o médico-legista e obstetra Doutor SVM. E mais: "é pouco provável que a ação contundente do *fórceps* tenha causado o hematoma na região occipital" e "a paciente, sendo portadora de distocia do estreito inferior, a tentativa do parto normal pode causar traumatismo craniano e a rotura da meninge e a conseqüente hemorragia" (fl. 237).

7. As conclusões

Depois de pausada e cuidadosa análise dos autos desta Ação Penal, em que figura como Ré a Doutora ATA e em que se valorizou todo o acervo de pareceres, relatórios, prontuários e depoimentos, fica evidente que:

Há de se considerar como de imperiosa necessidade a cesariana indicada, se levarmos em conta a situação dramática do feto retido no canal de passagem, com a iminência de morte pela anóxia, traduzida pela bradicardia e, porque não dizer, também a ameaça de morte da parturiente. No entanto, para que esta operação fosse realizada, seria necessária a presença de anestesista, o que não se concretizou pela ausência deste especialista no hospital e pela sua não localização na cidade.

Não há tanto o que se discutir sobre o uso do *fórceps* naquelas circunstâncias tão dramáticas, quando o parto não evoluía mais e quando a distocia impedia a saída do concepto, tudo isso agravado pela sua iminência de morte. O que há de se discutir é a falta de um anestesista diante de uma emergência como aquela, o que certamente teria evitado a morte do infante. Bastaria que fosse realizada a cesariana, como, por ironia do destino, terminou sendo feita, porém em tempo hábil e não nas condições tão graves e lamentáveis.

O próprio fato da discussão em torno da busca do parto normal e mesmo da tentativa de articulação do *fórceps*, em face das circunstâncias em que se desenrolou o parto, é de interesse relativo. No caso em questão, como tantos outros em obstetrícia, as dificuldades são muitas na complexidade da dinâmica do parto, dificuldades essas que nem sempre apenas o tirocínio clínico e a ação expedita podem resolver. Muitos destes procedimentos exigem meios e condições compatíveis com a delicadeza daquele momento.

Como já salientamos noutro parecer, esta é mais uma dolorosa história: a história dos segurados do SUS, atual denominação dada aos antigos indigentes dos hospitais públicos e das Santas Casas de Misericórdia. A saga do natimorto de Guarabira, desarrimado de berço e de sorte, não é diferente da saga das crianças pobres deste país, herdeiras dos perversos bolsões de miséria que abrigam mais de 60 milhões de brasileiros — hoje chamados de "quarto extrato". Há um descompasso muito grande entre as possibilidades da ciência e o bem-estar real das populações flageladas pela iniquidade e pela injustiça. Impõe-se uma *mea culpa* universal.

O caminho está apontado. Cabe diligenciar para se saber por que não se contou com a presença do especialista em anestesiologia no momento crucial do atendimento, quando se exigia um atendimento cirúrgico imediato. Os fatos exigem apuração, qualquer que seja sua origem ou responsabilidade. Não pode haver omissão. Toda omissão é injusta e ilegítima porque cria infindos e sucessivos outros descuidos, que se desdobram em cadeias e cadeias de omissões que pedem remissão. Esta, a dos direitos humanos, é a mais grave de todas elas.

Isso com certeza será feito. É claro que não cabe ao velho perito, que não tem competência processual para tanto nem os instrumentos necessários para argüir. O obstinado Ministério Público de Guarabira, que é douto e expedito, saberá fazê-lo.

É o que nos permite afirmar, salvo melhor juízo.

João Pessoa, 18 de setembro de 2002

Genival Veloso de França

15

OMISSÃO DE SOCORRO

Parecer a pedido de Sindicato Médico em favor de profissional que responde a Processo Ético-Disciplinar em Conselho Regional de Medicina, por alegada omissão de socorro. O que diz a doutrina sobre o dever de vigilância. O mau resultado e os critérios de omissão de socorro. Os prejuízos de laudos periciais superficiais e inconclusos na apreciação de um resultado médico adverso.

Parecer

Este Parecer atende a uma solicitação do Sindicato dos Médicos do Estado da ... – Delegacia de ..., em favor do Dr. GBS, casado, inscrito no Conselho Regional de Medicina do Estado da ... sob o nº X, residente na avenida SP, 407 – Centro, na cidade de ... Formado há 11 anos pela Escola de Medicina de ..., foi aprovado em concurso público em 1989 para o quadro de médicos do Hospital CA, onde atende como diarista a pacientes ali internados. É especialista em Nefrologia pela Escola Paulista de Medicina de São Paulo e Especialista pela Sociedade Brasileira de Nefrologia. Foi Secretário de Saúde Municipal de ..., de janeiro de 1993 a dezembro de 1996, época em que foi também Presidente do Conselho Municipal de Saúde. É ex-Presidente do Conselho de Administração Hospitalar de ... e ex-Vice-Presidente do Conselho Estadual de Secretários Municipais de Saúde da ... e membro da Comissão Intergestora Bipartide da ... no período 1995/1996.

Subscreve o presente parecer o Dr. Genival Veloso de França, médico e bacharel em Direito, ex-Professor Titular de Medicina Legal nos cursos de Medicina e de Direito da Universidade Federal da Paraíba, ex-Professor Titular de Medicina Legal no Curso de Direito da Universidade Estadual da Paraíba – Campus de Campina Grande, Professor Convidado de Ética Médica nos cursos de pós-graduação em Medicina da Universidade Federal Fluminense, Professor Convidado nos cursos de graduação e pós-graduação do Instituto de Medicina Legal de Coimbra (Portugal), Membro Efetivo da Academia Internacional de Medicina Legal e Medicina Social, Membro Efetivo da Academia Brasileira de Ciências Médico-Sociais, Membro Efetivo da Academia Paraibana de Medicina, ex-Presidente do Conselho Regional de Medicina do Estado da Paraíba, ex-Secretário do Conselho Federal de Medicina, autor de várias obras, destacando-se *Medicina Legal*, 5ª edição, Rio de Janeiro: Editora Guanabara Koogan S/A, 1998; *Direito Médico*, 6ª edição, São Paulo: Fundo Editorial Byk, 1995; *Comentários ao Código de Ética Médica*, 2ª edição, Rio de Janeiro: Editora Guanabara Koogan S/A; *Pareceres I*, Rio de Janeiro: Editora Guanabara Koogan S/A, 1997; *Comentários do Código de Processo Ético-Disciplinar dos Conselhos de Medicina do Brasil,* João Pessoa: Editora A União, 1997*; Flagrantes Médico-Legais IV*, João Pessoa: Editora Universitária, 1997; *Pareceres II*, Rio de Janeiro: Editora Guanabara Koogan S/A, 1999; *Erro Médico — Um enfoque sobre sua origem e suas conseqüências,* Montes Claros: Editora Unimontes, 1999 (em parceria com Júlio César Meirelles Gomes).

Este estudo, desapaixonado e isento de qualquer interesse que não seja o de restabelecer a verdade, é feito no momento em que o ora indiciado Doutor GBS defende-se junto ao Egrégio Conselho Regional de Medicina do Estado da ... de injusta e descabida punição recebida pela Comissão Permanente de Processo Administrativo Disciplinar da Secretaria de Saúde do Estado da ...

Assim, este parecer tem o sentido de contribuir de maneira isenta e imparcial em esclarecimentos sobre seus deveres de conduta nos indesejados resultados que culminaram com a morte do Senhor GMS, no dia 17 de março de 1998, na cidade de ...

1. A denúncia

Este Processo teve origem *ex-officio* no Conselho Regional de Medicina do Estado da ..., em face do seu conhecimento de que o Doutor GBS e outros haviam sido demitidos a bem do serviço público, tendo em vista o que consta do Processo nº 9800953100, do cargo de médico lotado na Secretaria de Saúde do Estado da ..., com fundamentos nos artigos 192, inciso XII, e 197, parágrafo único, da Lei nº 6.677/94.

O citado Processo Administrativo originou-se da Sindicância instaurada pela Portaria nº 12/98 de 17 de março de 1998 do Diretor do Hospital CA, destinada a apurar omissão de socorro, da qual se afirma ter resultado na morte do paciente GS, no dia 17 de março de 1998, naquele hospital.

2. Os fatos

No dia 17 de março de 1998, o Doutor GBS chegou ao local de trabalho por volta das 7:00 horas, quando foi procurado por uma pessoa à entrada do Hospital para atender a uma paciente, genitora do solicitante, de nome AL. Alegava que sua mãe estava numa área externa do Hospital desde as 5:00 horas, sem ter sido até então atendida. Nesse momento, o denunciado solicitou de uma auxiliar de enfermagem que colocasse a paciente nas dependências internas daquela Unidade, com a finalidade de examinar e prescrever. Em face das fortes dores abdominais referidas pela paciente, prescreveu medicamentos e solicitou exames complementares e em seguida foi até as dependências da enfermagem onde analisou a evolução dos pacientes internos e procedeu às prescrições. Reexaminada a paciente AL, encaminhou-se ao seu automóvel e foi cuidar de outros afazeres profissionais.

Cerca das 10:00 horas do mesmo dia, soube, através de uma pessoa amiga, que num dos programas de rádio da cidade havia alguém dando uma entrevista em que afirmava que seu parente havia falecido no Hospital CA sem socorro médico, inclusive citando seu nome. No mesmo instante, entrou em contato com o Hospital e perguntou à enfermeira GA se fora ela que passara aquelas informações envolvendo seu nome, tendo a mesma respondido que "o relatório tinha sido feito a pedido da direção do Hospital e que ela não iria assumir uma batata quente daquelas."

Em seguida, procurou o diretor do Hospital e este lhe afirmou que havia recebido instruções para abrir sindicância sobre o caso. Pediu para ver o relatório feito pela enfermeira e teve negada sua solicitação, dizendo aquele Diretor que na sindicância ele teria oportunidade de ver tal relatório.

O mais grave disso é que, mesmo durante a sindicância, toda vez que pedia para ver o relatório da enfermagem, era-lhe negado. O denunciado tem certeza de que todos esses procedimentos, desde a abertura da sindicância até a forma como o processo se desenrolou, tiveram conotações político-partidárias, como forma de denegrir sua imagem junto à população da cidade de X.

O que é mais estranho em tudo isso é o fato de que em nenhum instante foi procurado ou solicitado pela enfermagem para atender ao paciente GS, cuja morte resultou neste Processo.

Está bem claro também que, tendo o denunciado se ausentado do Hospital às 8:10 horas, não percebeu qualquer alteração em frente ao Hospital nem muito menos foi solicitado para que atendesse ao Senhor GS. Até entende o denunciado que as enfermeiras por serem pessoas mais humildes e em situação instável no Hospital, onde sempre houve apadrinhamento político, tenham se pronunciado de maneira a satisfazer os interesses de quem queria incriminá-lo.

Desta forma, está mais que provado que o denunciado não teve conhecimento da presença do Senhor GS no Hospital naquele dia 17 de março de 1998, pois, ao deixar aquelas dependências às 8:10 horas, não havia nenhuma manifestação de alguém necessitando de socorro urgente, nem muito menos foi solicitada sua presença pela enfermagem ou por quem quer que seja. Mesmo assim, ainda se quis que o ônus dessa prova fosse do denunciado. O ônus da prova é de quem acusa.

Tão flagrante é esta questão, que as próprias fichas de atendimento do paciente falecido têm horários diferentes.

3. O processo administrativo

A Comissão Permanente de Processo Administrativo Disciplinar (COPPAD), constituída pelos funcionários AEO (Presidente), CAO, ARV (Membros), ACR (Secretária), respaldada na Sindicância, concluiu que o Doutor GBS e outros foram chamados para atender ao paciente GS no dia 17 de março de 1998, omitindo o socorro, o que constituía dever funcional de todos. Desta forma, entendeu a Comissão, todos os indiciados incorreram em conduta desidiosa, caracterizada pela infração aos artigos 176, XVI; 175, I, III e IX da Lei nº 6.677/94, sugerindo então para os indiciados a pena de "demissão a bem do serviço público", com base no disposto no artigo 192, inciso XII, combinado com o artigo 197, parágrafo único do mesmo Diploma Estatutário.

A Procuradoria Geral do Estado da ..., através do Parecer nº 0780/98, de lavra da Procuradora YHM, declara que o Processo fora instaurado regularmente e que constata conduta desidiosa dos servidores indiciados, assim como a inobservância dos deveres funcionais, competindo ao Estado estabelecer normativamente as regras pelas quais ele, no uso do seu legítimo dever, deve imperar o verdadeiro conceito de disciplina que impõe aos seus servidores, exercendo assim o *jus puniendi* que lhe é pertinente. E dessa forma considera correta a decisão da Comissão Permanente de Processo Administrativo Disciplinar em aplicar a pena de "demissão a bem do serviço público".

O mesmo entendimento teve o Procurador RLM (Parecer nº 0798/98-EPGE/SESAps).

Todavia, o Procurador AM (Parecer nº PECI-AM-128/98), de forma textual, conclui em seu relatório que se convence da inocência dos acusados, relativamente às figuras infracionais elencadas na portaria inaugural do Processo, pedindo a absolvição dos indiciados. E suas razões são óbvias: Não há evidências provadas de que o Senhor GS tenha chegado vivo ou morto ao Hospital, levando em conta a grave comoção de seus familiares; em face do grave tumulto e das intimidações verificados logo de início, ficou difícil tomar algumas decisões; alguns médicos que foram contatados, segundo a enfermeira G, teriam aconselhado procurar o médico plantonista, ainda mais que o paciente ainda se encontrava dentro do veículo; orientada pelos dois médicos diaristas, a enfermeira teria procurado o médico do plantão cirúrgico, o qual ao se aproximar deparou-se com um grande tumulto, em que a enfermagem procurava inutilmente ressuscitar a vítima; nesta altura os médicos diaristas não mais se encontravam no Hospital; não restou provado com segurança se os médicos diaristas se negaram a atender o paciente; o fato de ter o denunciado uma carga horária de 20 horas não diz respeito ao objeto cogitado na Portaria que deu origem ao citado Processo Administrativo.

De forma surpreendente, o Procurador Chefe RCV, no Parecer PECI-TRV-164/98, desconsidera o relatório do Procurador AM, que estava no regular exercício da Chefia, conclui afirmando existir responsabilidade dos acusados pela insensibilidade como se houveram diante do clamor da família do paciente e por isso vê adequada a aplicação da pena de demissão sugerida pela Comissão Processante.

A Procuradora Geral do Estado, em exercício, STC, concordou com os fundamentos e conclusões alcançados pelo então Chefe da PECGCI, sendo pois pela aplicação das penas sugeridas pela Comissão Processante.

4. Os depoimentos

4.1 – GL, enfermeira em regime de contrato especial por tempo determinado, afirmou em seu depoimento que o Senhor GS chegou ao Hospital por volta das 7:40 horas "em estado de inconsciência e cianose generalizada, apresentando um ferimento superficial na região frontal esquerda e estava acompanhado de familiares que no momento estavam agressivos e muito nervosos"; que, não existindo no momento plantonista da clínica médica, acionou os médicos diaristas, com destaque para o Doutor LB (fls. 240 – Proc. Adm.), porque o paciente apresentava um corte na fronte; que o Doutor LB recusou-se a atender-lhe, dizendo que "seu plantão havia encerrado"; que mesmo assim continuou dando assistência ao Senhor GS, porém sem êxito; que nenhum médico quis dar o atestado de óbito do citado paciente.

4.2 – MSR, auxiliar de enfermagem informa que estava no consultório da Unidade quando escutou gritos e, indo verificar, notou que havia um paciente dentro de um carro na porta do Hospital; que pediu ajuda para conseguir uma maca para internar o paciente; que indagara à enfermeira GL se ela havia solicitado a presença do Doutor LB, tendo a resposta sim; que o referido médico negou-se também a atender o pedido da depoente, alegando ter encerrado seu plantão.

4.3 – JSA, parente de uma paciente atendida na Unidade no dia dos acontecimentos, informou que aguardou atendimento das 5:00 às 8:00 horas e presenciou quando um rapaz chegou num carro, acompanhado de dois irmãos solicitando atendimento médico; que o irmão do paciente estava desesperado, criando um tumulto, tendo o paciente aguardado de 10 a 15 minutos pelo atendimento e que teria ajudado a retirar o paciente de dentro do carro; que o Doutor GBS atendeu a sua genitora entre 7:00 e 7:10 horas, retornando depois para um novo atendimento alguns minutos após; que

Omissão de Socorro **251**

no momento em que o Doutor GBS deixou o Hospital não havia mais tumulto na área externa; que não era médico mas sentiu que "o paciente não tinha sinal de respiração, e parado"; que não respirava nem "desenvolvia para nada"; que o Senhor G foi impedido de entrar no Hospital porque não havia médico de plantão, pois o mesmo aconteceu com sua genitora, a qual só entrou porque o Doutor GBS pediu que pusessem ela dentro da Unidade para atendê-la.

4.4 – TMO, auxiliar de enfermagem, informa que estava de plantão naquele dia dos acontecimentos já citados e que presenciou o tumulto que se verificou na área externa do Hospital; que atribui a ausência do médico, para atender ao paciente, ao fato da agressividade da sua família e que outras situações semelhantes já ocorreram naquela Unidade.

4.5 – ARS Souza disse que não viu nem ouviu nada, viu apenas o tumulto dos parentes querendo agredir o pessoal; que assinou o documento em solidariedade aos colegas, baseado naquilo que a enfermeira G lhe contou.

4.6 – ACT, enfermeira, regime especial, sem vínculo com o hospital, apenas aguardando assinatura do contrato, respondeu que estava no Hospital no dia 17 de março de 1998 pela manhã; que no início do plantão o porteiro veio lhe informar que havia um paciente que estava passando mal; que nesse instante os familiares começaram a gritar chutando as portas de entrada da emergência, pedindo que prestassem assistência ao irmão; que comunicou à enfermeira G e esta estava ciente de que não havia plantão na noite anterior; que pediu aos médicos diaristas G e W e que estes informaram que procurasse o médico de plantão; que a enfermeira G foi procurar o Doutor B e este estava dormindo; que os familiares foram informados, logo que chegaram, de não existir médico clínico plantonista; que temeu pela sua integridade física porque os familiares estavam fora de controle; que nenhum funcionário tem segurança; que não sabe informar se o tumulto prejudicou o atendimento, pois não estava presente naquele momento.

4.7 – EAM, vigilante, disse que estava no dia 17 de março de 1998 pela manhã como porteiro na emergência; que o paciente chegou acompanhado por duas senhoras e um rapaz pedindo um médico para constatar um óbito, pois achavam que seu parente já estava morto; que, sabendo não existir médico de plantão no momento, dirigiu-se ao balcão da enfermagem, procurando a enfermeira-chefe e, quando chegou ao balcão, existia um médico em frente a ela e esta, mesmo assim, respondeu que não tinha médico; que, ao voltar para a portaria, um rapaz tinha quebrado a porta, tendo pedido a ele que se retirasse do hospital; em seguida voltou ao balcão de enfermagem, onde foi providenciada uma maca, levando o paciente para a sala de pequenas cirurgias; que, segundo as alunas de enfermagem da UEF que faziam estágio, o paciente já tinha chegado morto e estava gelado; que quando o paciente foi saindo do carro vinha entrando um médico residente de nome LSA, o qual, sendo chamado para atender, disse que não era clínico; que não viu ninguém chamar o Doutor GBS para atender ao paciente; que, sendo perguntado qual seu entendimento sobre "constatar o óbito", disse ser o médico olhar e dizer que está morto; que, quando o paciente foi transportado para dentro do Hospital, ouviu alguém dizer que ele estava morto; que o paciente passou de 10 a 25 minutos para entrar no Hospital; que o médico que estava no balcão de enfermagem, quando ele procurou a enfermeira-chefe, era o Doutor W; que quem chamou o Doutor LSA para atender ao paciente foi a auxiliar M e que a enfermeira-chefe em seguida insistiu para que este médico atendesse ao paciente; que assinou um documento porque a enfermeira-chefe lhe pediu, mas se tivesse lido não assinaria o documento.

4.8 – MSA, filho de A, a paciente que foi atendida pelo Doutor GBS, diz que chegou ao Hospital por volta das 5:00 horas e foi informado de que não havia plantonista para atender sua mãe; que foi a outros hospitais sem sucesso; que voltou ao Hospital CA sendo informado de que havia um pediatra, resolvendo insistir; que procurou desesperado o Doutor GBS, pedindo que atendesse a sua mãe; que o Doutor GBS pediu que ele tivesse paciência por uns dois minutos que iria ver um paciente e voltaria; que o Doutor G providenciou que sua genitora entrasse no Hospital; que logo em seguida sua mãe foi atendida pelo Doutor GBS, o qual a deixou em observação e foi cuidar de seus afazeres; que logo depois ouviu um tumulto na portaria do Hospital, com familiares de um paciente em desespero, não sabendo precisar se o paciente estava vivo ou morto.

4.9 – JAB, auxiliar de enfermagem, ouvida, disse que estava presente no Hospital no dia dos fatos; que viu o paciente no banco traseiro do carro com a cabeça no colo da irmã; que ele apresentava cianose generalizada, porém em apnéia; que voltou ao balcão e comunicou à enfermeira G, pedindo que atendesse ao paciente; que pediu ao Doutor LS que atendesse ao paciente e este disse que não lhe atendia nem caberia a ele responder se colocassem ou não o paciente para dentro do Hospital; que foram feitos oxigênio e massagem cardíaca, mas o paciente já estava morto; que o morto ficou na sala de acidentes de 8:05 às 11:15 horas; que G lhe entregou uma xerox da ficha do paciente, porque o original se encontrava na mão do diretor com o relatório da enfermagem; que o horário do óbito era 8:05 horas, mas ela colocou 9:00 horas; que o paciente, ao chegar à sala de pequenas cirurgias, não apresentava sinais vitais.

4.10 – MESS, irmã da vítima, informou que foi chamada pelos irmãos ao Hospital em torno das 7:30 horas e que encontrou seu irmão agonizando dentro do carro; que imediatamente correu até a recepção da emergência, pedindo atendimento e que lhe foi dito não existir médico; que voltando ao carro viu seu irmão estrebuchando; que solicitou uma maca para levar seu irmão para dentro do Hospital, com a esperança de que aparecesse um médico para atender-lhe; que nesse momento desesperou-se e chamou a reportagem; que seu irmão J foi agredido pelos policiais quando procurou entrar no Hospital; que seu irmão foi procurar o diretor do Hospital e não o encontrou; que conhece o Doutor GBS, que é uma pessoa excelente e da qual já precisou e que ele a serviu; que o procurou para fazer entrar seu irmão no Hospital, mas nesse momento ele já ia saindo no carro, não chegando a falar com ele; que a segurança foi abusiva com seus familiares desde o momento em que seu irmão chegou ao Hospital.

5. A doutrina

5.1 – *Deveres de conduta.* Quando da avaliação da responsabilidade profissional em determinado ato médico, notadamente no campo administrativo, seja nos Conselhos de Medicina, seja na administração pública, é imperioso que se levem em conta os *deveres de conduta* do acusado. Isso é imprescindível e incontornável.

Desta forma, para se caracterizar a responsabilidade médica, não basta a evidência de um dano, mas que exista uma voluntariedade de conduta contrária às regras técnicas vigentes e adotadas pela prudência e pelos cuidados habituais, que exista um nexo indiscutível de causalidade e que o prejuízo fosse evitado por outro médico em mesmas condições e circunstâncias.

As regras de conduta, argüidas quando de uma avaliação de responsabilidade médica, são relativas aos seguintes deveres:

Deveres de atualização. Para o pleno e ideal exercício da profissão médica, não se exige apenas uma habilitação legal. Há também de se requerer deste facultativo um aprimoramento sempre continuado, adquirido através de conhecimentos recentes da profissão, no que se refere às técnicas dos exames e dos meios de tratamento, sejam nas publicações especializadas, nos congressos, cursos de especialização ou estágios em centros e serviços hospitalares de referência. Em suma, o que se quer saber é se naquele discutido ato profissional poderia se admitir a imperícia. Se o profissional está credenciado minimamente para exercer suas atividades, ou se poderia ter evitado o dano, caso não lhe faltasse o que ordinariamente é conhecido em sua profissão e consagrado pela experiência médica. Este conjunto de regras, chamado de *lex artis,* deve ser aplicado a cada ato médico isoladamente, sem deixar de ser considerados a complexidade do caso, o recurso material disponível, a qualificação do médico, e o local e as condições de trabalho.

Deveres de abstenção de abuso. É necessário também saber se o profissional agiu com a cautela devida e, portanto, descaracterizada de precipitação, de inoportunismo ou de insensatez. Isso se explica porque a norma moral exige das pessoas o cumprimento de certos cuidados cuja finalidade é evitar danos aos bens protegidos. Exceder-se em medidas arriscadas e desnecessárias é uma forma de desvio de poder ou de abuso. No entanto, ninguém pode negar que a medicina seja uma sucessão de riscos e

254 Pareceres IV

que esses riscos, muitas vezes, são necessários e inadiáveis, principalmente quando a ousadia é o último e desesperado remédio. Esta é a teoria do *risco proveito*.

Deveres de vigilância. Na avaliação de um ato médico, quanto a sua integridade e licitude, deve ele estar isento de qualquer tipo de omissão que venha a ser caracterizado por inércia, passividade ou descaso. Portanto, este modelo de dever obriga o médico a ser diligente, agir com cuidado e atenção, procurando de toda forma evitar danos que venham a ser apontados como negligência ou incúria.

Desta forma, é mais que justo, diante de um caso de insucesso numa vida profissional e ética irrepreensível, existir a devida compreensão e a elevada prudência quando se considerarem alguns resultados, pois eles podem ser próprios das condições e das circunstâncias que rodearam o *mau resultado*, sem imputar levianamente a isso uma quebra dos compromissos morais ou uma transgressão aos deveres de conduta. Não se pode consignar como culpa aquilo que transcende a prudência, a capacidade e a vigilância humana.

5.2 – *Omissão de socorro.* Tenho insistido em meus ensinamentos que o médico não pode, de forma alguma, deixar de atender a pacientes quando exerce suas funções em setores de urgência ou de emergência, ou que estejam em situações de perigo, ainda que respaldado por um acordo de paralisação dos atendimentos, em face da decisão majoritária da categoria.

A omissão de socorro é uma forma de infração imposta pela lei penal, no sentido de estimular a solidariedade humana como dever cívico e como obrigação moral.

Se o médico se considera sem condições pessoais ou técnicas de prestar socorro com eficiência a certo quadro nosológico mais grave e mais complexo, deverá socorrer-se de alguém ou de instituição que estejam mais capacitados, principalmente se eles são os mais indicados para aquele fim (in *Comentários ao Código de Ética Médica*, 2ª edição, Rio de Janeiro: Editora Guanabara Koogan S/A, 1997).

Também tenho afirmado que, para a caracterização da omissão de socorro, deva existir uma situação grave e de iminente perigo de vida, entendendo-se como tal a ocorrência de grande vulto e consideráveis proporções prestes a desencadear o óbito. O iminente perigo de vida não é uma situação difícil de avaliação, bastando a certeza de grande sofrimento ou a presunção de resultado danoso, exigindo-se a intervenção desde que se tenha conhecimento de sua existência e possibilidade de atendimento.

Essa assistência imposta pelo nosso diploma penal deve ser prestada não apenas quando as circunstâncias exigem, mas também quando for possível realizá-la sem risco pessoal e sem violar interesses maiores. Por outro lado, é necessário que a alegação da não prestação de socorro não se prenda a pretextos fúteis ou pequenos danos. O elemento objetivo da infração é a vontade livre e consciente de não prestar a assistência devida. É a recusa consciente de prestar uma assistência a quem necessita urgente de atendimento (in *Direito Médico*, 6ª edição, São Paulo: Fundo Editorial Byk, 1996).

6. A discussão

As considerações que passarão a ser feitas, todas concebidas na mais pura isenção e exclusivamente dentro de um raciocínio doutrinário de nossa ética codificada, e aplicada à realidade dos fatos que envolveram a morte do Senhor GS no dia 17 de março de 1998, não têm outro propósito senão contribuir para restabelecer a verdade nesta lamentável ocorrência.

6.1 – *Os antecedentes do denunciado.* O Doutor GBS é domiciliado há muitos anos em ..., onde goza da melhor estima e do maior conceito em todos os segmentos sociais desta cidade, conhecido como um dos mais competentes profissionais em sua especialidade, inclusive com uma folha de serviços inestimáveis prestados à população mais carente da região.

Jamais sofreu qualquer Processo ou Sindicância no seu Conselho de Medicina, nem recebeu qualquer punição, repreensão ou advertência por parte de dirigentes dos hospitais ou instituições onde tenha trabalhado durante toda a sua vida profissional.

Além disso, sempre se pautou pela mais criteriosa conduta moral, pelo trato mais irrepreensível, servindo de exemplo de cidadão probo e profissional responsável pela estima e admiração que conseguiu angariar durante todo esse tempo, o que ficou amplamente demonstrado nos depoimentos prestados nestes autos.

6.2 – *Os deveres de conduta do ora denunciado.* Toda a análise feita neste Processo dá conta de que o Doutor GBS não deixou de cumprir com os seus deveres de conduta que se exigiam em circunstâncias como aquela.

O primeiro deles é o dever de abstenção de abuso e, sobre isso, ninguém pode alegar qualquer ato que ele tenha praticado com precipitação, audácia, exagero ou insensatez. Dizer que o ora denunciado foi imprudente pelo fato de não ter sido encontrado ou contatado pela auxiliar de enfermagem é um absurdo. Basta ler os depoimentos para saber de maneira convincente que ele não deixou de atender a qualquer solicitação. Até porque se assim tivesse agido, seria compreensível, pois, na qualidade de médico diarista e com tarefas por cumprir naquele momento, teria de orientar no sentido de procurarem o médico de plantão que estava na urgência.

O terceiro e último dever de conduta do médico é o de vigilância e também sobre tal cuidado não se pode comprometer o Doutor GBS com qualquer atitude comprovada de omissão, descaso ou inércia. Ele não se omitiu em nenhuma providência, nem portou-se com desatenção quando teve de atuar. Tanto é verdade que, ao chegar ao Hospital, foi abordado pelos familiares da Senhora A e tratou de fazê-la entrar no Hospital e deu o atendimento necessário, como relata o filho da própria paciente.

6.3 – *O mau resultado*. Hoje, recomenda-se, sempre em casos de resultados atípicos e inesperados, estabelecer a diferença entre *culpa médica* e *mau resultado*. Na primeira, existe culpa do profissional em face do procedimento incorreto e inadequado que supõe inobservância de técnica ou de conduta. No segundo, um resultado danoso derivado das circunstâncias do atendimento, das condições do paciente, da disponibilidade da ciência e da existência dos meios indispensáveis e disponíveis para o atendimento.

Desse modo, há de se ressaltar que nem todo *mau resultado* na assistência médica é sinônimo de culpa profissional. Não é justo concordar com a alegação de que todo resultado infeliz e indesejado seja obrigatoriamente uma culpa médica. Com isso, não se quer afirmar que ela não exista, mas tão-somente que haja transparência no curso da apreciação, respeito ao princípio do contraditório e condições para a ampla defesa.

No futuro, se não houver um trabalho bem articulado, os médicos irão trabalhar pressionados por uma sociedade de inclinação litigiosa, voltada para a compensação toda vez que os resultados não forem absolutamente os esperados. Daí em diante, os pacientes serão rejeitados, surgirá uma medicina defensiva de custos altos e o relacionamento do médico com o paciente irá se transformar numa verdadeira tragédia. E é por isso que as crescentes queixas contra maus resultados já começam a perturbar emocionalmente o médico, e todos já sabem que no mínimo haverá um aumento de custos financeiros para o profissional e para o doente.

6.4 – *A causa da morte do paciente*. Em virtude da indefinição da *causa mortis* do Senhor GS, foi solicitada uma necropsia pelo Hospital, em cuja ficha de atendimento há referências de que o paciente dera entrada ali no dia 17/03/1998, em PCR. O Instituto Médico-Legal de ..., após a necropsia, deu como causa da morte "indeterminada". Todavia, o mais importante neste caso seria a consignação de elementos convincentes para se ter a certeza de se o Senhor GS havia chegado ao Hospital vivo ou morto. A levar em conta as informações prestadas pelo porteiro EM e pelas auxiliares de enfermagem JB e MSR, o paciente já chegou àquela Unidade morto.

6.5 – *A alegada omissão de socorro*. Conforme se deduziu dos autos do Processo Administrativo, não há como configurar com segurança ter havido por parte do Doutor GBS qualquer atitude de descaso, negativa ou rejeição de atendimento ao paciente em discussão, pois em nenhum momento daqueles depoimentos restou provado que o denunciado tenha se retraído dessa atuação. O melhor exemplo é que, momentos antes da ocorrência, ele havia atendido à Senhora A, quando isso não era obrigação sua fazer. A vida profissional do Doutor GBS é marcada pela indignação diante da indiferença e da falta de assistência às pessoas mais humildes, prova disso foi sua preocupação quando Secretário de Saúde Municipal de ...

Não existe no desenrolar dos fatos ali narrados qualquer atitude de descaso do denunciado que se pudesse nem de longe caracterizar como omissão de socorro em relação ao Senhor GMS, ou qualquer outra atitude negligente ou precipitada que caracterizasse uma violação do seu dever profissional como responsável pelo lamentável resultado. Não ficou provado em nenhum momento dos depoimentos tomados que o Doutor G fosse chamado, como última alternativa, para atender ao paciente, até porque nos autos daquele Processo não há provas convincentes para sustentar tal hipótese.

O fato de um médico diarista ser procurado, segundo afirmam as enfermeiras G e AC, estando ele no exercício de suas tarefas, e cientificado de que um paciente se encontrava na área externa do Hospital necessitando de assistência, mesmo que não tenha sido provado tal hipótese, seria compreensível que a primeira recomendação fosse procurar o médico plantonista da urgência, pois essa é a sua função primordial. Mesmo assim, isso não é bastante para que se configure como omissão de socorro que, além de exigir o dolo manifesto, requer que o omitente seja a pessoa mais indicada e mais próxima da vítima. E mais: é preciso que o periclitante esteja vivo e apresente perigo iminente de morte. No caso *in situ*, não se pode, a bem da verdade, afastar a hipótese de o Senhor GS já ter chegado morto ao Hospital ou ter falecido imediatamente ao chegar àquela Unidade. Nisso e em outros aspectos, lamentavelmente o laudo de necropsia não ajudou.

Infelizmente, muitos profissionais foram injustamente punidos como infratores por omissão de socorro sem que houvesse a devida caracterização do delito mas, tão-só, por implicância e abuso de poder de quem se investia de autoridade.

6.6 – *A suposta conduta desidiosa.* Quem teve a oportunidade de ler cuidadosa e pausadamente o Processo Administrativo que redundou na demissão do Doutor GBS a bem do serviço público, com certeza, irá notar a profunda discrepância entre a pena aplicada e o que se apurou com provas naquele contencioso. Praticamente, tudo resultou apenas dos depoimentos das enfermeiras G e AC, as quais, ainda assim, nos sucessivos depoimentos e na acareação mostraram insegurança e contradições.

A verdade é que o denunciado, durante os lamentáveis acontecimentos que se verificavam na área externa do Hospital, estava cumprindo suas tarefas de diarista quando, segundo depoimentos daquelas enfermeiras, teria sido procurado para atender a um paciente fora daquela Unidade, o que seria admissível que orientasse na procura do plantonista da urgência, pois esta é a sua tarefa naquele setor de urgência. Essa é a única alegação que se pode fazer contra o Doutor GBS e da qual redundou a pena gravíssima de demissão a bem do serviço público, com a agravante, como queriam alguns Procuradores, de não ingressar nunca mais na função pública. Pelo que se vê, no mínimo, a Comissão Permanente de Processo Administrativo Disciplinar (COPPAD) foi exageradamente rigorosa e parcial, levando em conta que deixou de apurar a conduta de outros profissionais, de chamar a atenção para a falta de segurança dos que ali trabalham e de apontar a incúria que motivava a permanente falta de plantonistas naquele setor de urgência e emergência.

Será que o fato de alguém recomendar a procura do médico plantonista numa urgência, sabendo que ele lá se encontra com as necessárias condições, constitui-se em conduta desidiosa? É claro que não. Pois bem, esta foi a única alegação feita, ainda que não provada, contra o denunciado.

O fato apontado pela Comissão processante de o denunciado ter um contrato de 20 horas com a Secretaria de Saúde do Estado da ... e não cumprir integralmente esse horário é uma questão que não deveria ter sido colocada, pois nem se deu ao acusado na sindicância e no processo oportunidade de justificar, nem tal assunto foi matéria constante da Portaria que instaurou o procedimento administrativo disciplinar. Não se procurou também analisar a vida funcional pregressa do acusado nem relevar os fatos que surgiram no bojo do noticiário tendencioso.

Há de se levar em conta também que, depois de certo momento, em face do tumulto e das depredações que se sucederam, seria difícil, se não impossível, alguém tomar alguma providência sem risco pessoal. Dessa insegurança de atendimento, todos os depoentes são unânimes em chamar a atenção, haja vista o pedido da interferência da polícia no local. Basta ler o depoimento da Senhora MESS, irmã da vítima, para se ter a dimensão dos fatos ocorridos naquela trágica manhã (fls. 192 a 196 do Proc. Adm.).

7. Os dispositivos capitulados

Vendo os acontecimentos de forma racional, com a explicação detalhada como foi registrada em **Os fatos**, resta examinar de forma desapaixonada a questão quanto à tipificação das infrações éticas, agora capituladas pelo Conselho Regional de Medicina do Estado da ... E, nestas ditas infrações, mesmo diante da lamentável ocorrência, o denunciado jamais desatendeu às condições previstas no Preâmbulo I e nos artigos 2º, 4º e 58 do Código de Ética Médica, assim redigidos:

> *Preâmbulo I – O presente Código contém as normas éticas que devem ser seguidas pelos médicos no exercício da profissão, independente da função ou cargo que ocupem.*
> *Art. 2º – O alvo de toda atenção do médico é a saúde do ser humano, em benefício da qual deverá agir com o máximo de zelo e o melhor de sua capacidade profissional.*
> *Art. 4º – Ao médico cabe zelar e trabalhar pelo perfeito desempenho da Medicina e pelo prestígio e bom conceito da profissão.*
> *É vedado ao médico:*
> *Art. 58 – Deixar de atender paciente que procure seus cuidados profissionais em caso de urgência, quando não haja outro médico ou serviço médico em condições de fazê-lo.*

Tive a subida honra de presidir uma Comissão Nacional designada pelo Conselho Federal de Medicina para elaborar um anteprojeto ao Código de Ética Médica, o qual foi aprovado durante as sessões plenárias da I Conferência Nacional de Ética Médica, no Rio de Janeiro, no período de 24 a 28 de novembro de 1987, e posto em vigor após sua publicação na Resolução CFM nº 1.246/88 (D.O.U. de 20 de janeiro de 1988). Além disso, ainda publicamos demoradas considerações sobre este estatuto ético (in *Pareceres II*, Rio de Janeiro: Editora Guanabara Koogan S/A, 1999).

Esta experiência permitiu-me uma visão mais ampla e mais ajustada do ideal que nos inspirou durante a elaboração do Código de Ética Médica nas longas e proveitosas discussões realizadas não apenas com os médicos e profissionais da saúde, mas com outros segmentos próximos a tais propostas.

7.1 – Assim, o Preâmbulo I do Código de Ética Médica diz que as exigências das normas éticas são destinadas a todos os médicos; que essa exigência é no exercício ou em face do exercício da profissão; e que a subordinação ao Código independe do cargo ou função que eles ocupem. Logo, nada tem a ver com o fato de deixar de atender a pacientes em setores de urgência e emergência, estando eles em situações periclitantes, pois tal negligência constitui omissão de socorro, tratada em dispositivo específico.

7.2 – O artigo 2º do Código de Ética Médica, constitutivo dos Princípios Fundamentais — espinha dorsal do compromisso histórico do médico com Juramento, tem o sentido de demonstrar que todo ser humano, sem nenhuma limitação de qualquer natureza, tem o direito a um padrão de vida e de saúde que lhe permita um estado de bem-estar compatível com a dignidade humana. É a exaltação de uma postura capaz de não se deslocar do eixo de compreensão do ser humano, estabelecendo com ele uma relação mais que profissional, na mais ampla concepção do respeito à cidadania que cada um de nós merece isolada ou coletivamente. Ora, isso nada tem que ver com a conduta do denunciado, que, em todos os momentos de sua vida profissional, houve-se com desvelo e dedicação, e do lamentável episódio só teve conhecimento algumas horas depois em plena via pública.

7.3 – O artigo 4º do citado Código, também inserido nos Princípios Fundamentais, faz a apologia do envolvimento do médico com o que a tradição exige no desempenho ético da medicina e em favor do prestígio e do bom conceito de sua profissão. Esse prestígio e esse bom conceito dependem necessariamente de uma postura ética apropriada. No que se apurou no Processo Administrativo, nada ficou provado que fizesse imaginar que o denunciado se afastou deliberadamente desse desempenho ético e que tenha de maneira consciente se distanciado dos procedimentos que contribuem para elevar o prestígio e o bom nome de sua profissão. Ao contrário, basta ver a vida

260 Pareceres IV

profissional e social do Doutor GBS para saber que ele é estimado na sua comunidade e goza do melhor conceito entre seus colegas.

7.4 – No que tange ao artigo 58, está claro que tal infração se imputa àquele que se recusa a atender deliberadamente paciente em iminente perigo de vida, não o fazendo porque não quer ou se desculpando por razões inaceitáveis. É claro que isso não caracteriza a situação do denunciado, pois não teve conhecimento em momento algum de que alguém em perigo de vida necessitava de seus cuidados. Isso ficou demonstrado de forma clara do processo administrativo disciplinar.

Pelo que se vê, é forcejar demais o raciocínio para querer enquadrar o denunciado nos dispositivos anteriormente citados, quando na realidade este lamentável acontecimento, que culminou com a morte de um cidadão, não teve como responsável um ato de omissão ou de desídia.

8. As conclusões

Após demorada e cuidadosa análise dos autos do Processo Administrativo Disciplinar da Secretaria de Saúde do Estado da ..., que resultou *ex-officio* no Processo Ético-Profissional nº 590/99, figurando como denunciado o Doutor GBS, foi valorizado todo o acervo de pareceres, relatórios, prontuários e depoimentos, restando evidente que:

8.1 – Inexiste qualquer subsídio conclusivo capaz de afirmar ou fundamentar com precisão que o ora denunciado tenha agido com desatenção aos seus deveres de conduta profissional, e onde se evidencie o descaso, a inércia ou a negligência.

8.2 – A Comissão Permanente de Processo Administrativo Disciplinar da Secretaria de Saúde do Estado da ..., após analisar os documentos referentes ao caso do paciente GS, sem as necessárias e fundadas provas, concluiu com o pedido de demissão do Doutor GBS a bem do serviço público, o que redundou no ato de sua demissão pelo Governador do Estado.

8.3 – Não há em nenhuma parte do Processo uma única alusão que caracterize de maneira cabal ter havido por parte do denunciado o propósito deliberado de não atender ao Senhor GS e que isso tenha se caracterizado como omissão de socorro.

8.4 – O fato de o denunciado não ter prestado assistência à vítima, mesmo estando no Hospital, não quer dizer que ele o fez de propósito ou tenha concorrido de maneira negligente; mas tão-somente por uma circunstância que estava fora do alcance de sua consciência e de sua percepção.

Omissão de Socorro **261**

8.5 – Não se pode afirmar com certeza que a presença do Doutor GBS no momento do internamento do paciente era capaz de sustar a evolução do caso e de evitar a sua morte.

8.6 – O laudo pericial, ainda que incompleto e inconclusivo, em momento algum configura responsabilidade por negligência do denunciado, nem muito menos estabelece qualquer relação de nexo causal entre a morte e o não atendimento.

8.7 – Ficou comprovado, de todas as formas, que o paciente poderia ter sido atendido pelo plantonista da urgência e que a Diretoria Clínica do Hospital tem responsabilidade sobre a escala de plantão clínico para atender à necessidade assistencial da emergência naquela Unidade.

8.8 – Também ficou provado em depoimentos de muitos funcionários do Hospital que o Doutor GBS não foi contatado como principal responsável pelo atendimento na urgência e, se o fosse, seria natural estranhar que o titular do plantão da emergência não tivesse atendido.

8.9 – Todos os depoimentos prestados na Sindicância e no Processo Administrativo Disciplinar, com exceção dos referentes às enfermeiras G e AC, são em favor da lisura do comportamento do denunciado nos instantes em que a vítima esteve no Hospital.

8.10 – As informações que vieram ao bojo do Processo Administrativo da Secretaria de Saúde do Estado da ... são, todas elas, no sentido de que o tumulto e as depredações verificados naquela manhã de 17 de março de 1998 no Hospital CA contribuíram para uma situação que inviabilizou o atendimento, colocando em risco a segurança pessoal de quem se dispusesse a atender.

8.11 – Também ficou evidente que o denunciado já havia concluído seus afazeres como diarista do Hospital antes da remoção do paciente para as instalações internas daquela Unidade.

8.12 – Finalmente, não ficou devidamente provado se o Senhor GS chegou vivo ou morto ao Hospital, inclusive faltando no relatório da enfermeira G o registro dos sinais vitais da vítima.

Em face do exposto, não há como comprovar que o Doutor GBS tenha infringido qualquer postulado contido no Código de Ética Médica, principalmente no que diz respeito aos dispositivos apontados na citação do Processo Ético-Profissional nº 590/99 do Egrégio Conselho Regional de Medicina do Estado da ... Portanto, não existe qualquer fundamento para justificar que o denunciado tenha agido em desconsideração ao paciente, com descumprimento de dever em setores de urgência e emergência e com o intuito deliberado de cometer omissão de socorro, ainda mais quando não se caracterizaram em nenhum momento atitudes de negligência ou inércia que permitissem apontá-lo como responsável pelo infausto resultado.

É o Parecer.

João Pessoa, 16 de julho de 1999

Genival Veloso de França

16

HOMICÍDIO OU ACIDENTE?

Laudo pericial pós-exumático que atende despacho de fls., no Inquérito Policial nº 438, por solicitação do Órgão Ministerial na pessoa da Doutora Flávia Felício Mathias da Silva, Promotora de Justiça da Comarca de Pedro Velho, no Rio Grande do Norte, por não aceitar a morte da vítima como acidental. Estudo histopatológico do osso hióide fraturado no Departamento de Patologia da Faculdade de Medicina da USP em Ribeirão Preto – São Paulo. Resultados que valorizam a hipótese de esganadura como causa jurídica da morte, seguida de simulação de acidente de veículos.

Parecer

1. Preâmbulo

Atendendo ao despacho de fls., no Inquérito Policial nº 438, exarado pela Dra. Virgínia Rego Bezerra, Juíza de Direito da Comarca de Pedro Velho, Rio Grande do Norte, por solicitação do Órgão Ministerial na pessoa da Dra. Flávia Felício Mathias da Silva, Promotora de Justiça da mesma Comarca, assinaram termo de compromisso, em data de 29 de junho de 1999, os Drs. *Genival Veloso de França* – ex-Professor Titular de Medicina Legal nos cursos de Medicina e de Direito da Universidade Federal da Paraíba, Vice-Presidente da Sociedade Brasileira de Medicina Legal e Professor Convidado dos cursos de pós-graduação do Instituto de Medicina Legal de Coimbra (Portugal) e *Francisco Rodrigues de Sousa Filho,*

264 Pareceres IV

Professor Adjunto de Medicina Legal nos cursos de Medicina e de Direito da Universidade Federal da Paraíba, ex-Médico Legista do Instituto Médico-Legal de João Pessoa e ex-Conselheiro de Conselho Regional de Medicina do Estado da Paraíba, a fim de procederem à exumação e exame pericial no cadáver de JMC, contribuindo num possível esclarecimento sobre sua causa jurídica da morte, verificada no dia 21 de abril de 1998.

2. Histórico

Consta destes autos que na madrugada de 21 de abril de 1998, na rodovia que liga C e PV, no Rio Grande do Norte, a Senhora JMC teria sido vítima de um alegado acidente. No entanto, em face de algumas divergências encontradas no Inquérito, foi solicitada a prisão preventiva do Senhor JG como suposto autor de homicídio doloso.

Em virtude da ausência de provas para atender àquele pedido, o Ministério Público opina pelo indeferimento, mas solicita diligências no sentido de aprofundar a investigação e, entre outros, que seja realizada exumação dos restos cadavéricos da supracitada vítima e se responda a quesitos formulados em documentos anexos aos autos.

3. Auto de exumação e reconhecimento

Aos vinte e nove dias do mês de junho de mil novecentos e noventa e nove, por volta das nove horas da manhã, no Cemitério Senhor da Boa Sentença, em João Pessoa, Estado da Paraíba, onde se encontravam a Dra. Flávia Felício Mathias da Silva, Promotora de Justiça, no Estado do Rio Grande do Norte, o Subtenente PM Abraão de Oliveira Neto, Delegado de Polícia de PV, a Sra. Tereza Cristina Barreto de Oliveira, escrivã de polícia no mesmo município, presentes os peritos infra-assinados, quando foi determinado ao administrador daquele cemitério, Sr. Sumário Soares Chaves, que mostrasse o livro de registro das inumações, sendo dito que não dispunha dele no momento; mas apontou um túmulo com inscrição "Aqui jaz JMC, *06-05-71 e † 21-04-98", localizado na Quadra Padre Zé–A, Lote 28, do referido cemitério, o que foi também confirmado pela Senhora MGM, mãe da falecida. Em conseqüência, mandou a autoridade policial presente que se procedesse à exumação do cadáver que ali se encontrasse, a fim de ser examinado, o que efetivamente se fez. Removida a terra, expôs-se um caixão, que a seguir foi retirado. Consistia em uma urna funerária de madeira, pintada de branco e com puxadores de metal. Foi colocada na superfície da terra bem próximo à sepultura e aberta, constatando-se em seu interior a presença de um corpo totalmente esqueletizado, envolto em mortalha de cor branca, sendo, em face de suas vestes e um rosário, reconhecido pela sua genitora. Em seguida, foi transportado para um lugar mais adequado no mesmo sítio, onde se procedeu ao exame pericial. Como nada mais havia a ser tratado, encerrou-se o presente Auto de Exumação, que, depois de lido e achado conforme, vai assinado pelos peritos.

Genival Veloso de França   Francisco Rodrigues de Sousa Filho

4. Exame cadavérico pós-exumático

O cadáver encontrava-se esqueletizado, com discretos restos de tecidos moles em fase final de putrefação caracterizada pela dissolução putrefacta das partes moles que pouco a pouco perderam sua forma e pela desintegração pútrida da matéria orgânica, dando em conseqüência a esqueletização do corpo.

4.1 – Exame da cabeça. O crânio foi cuidadosa e facilmente deslocado de onde se encontrava, quase todo desnudo, mostrando apenas um corte de serra fronto-parieto-occipital. Encontrava-se totalmente íntegro e sem nenhuma manifestação de traumatismo ou de reação vital. Os ossos da face também estavam livres de fraturas, inclusive a mandíbula.

4.2 – Exame do pescoço. Nesta região não foram encontrados restos de tecido, sendo de forma delicada retirado o osso hióide, no qual se evidenciaram duas fraturas: uma, ao nível da junção do seu corpo com o corno direito; outra, ao nível do terço médio do corno esquerdo, tendo sido encaminhado para estudo histopatológico no Departamento de Patologia da Faculdade de Medicina da USP em Ribeirão Preto – São Paulo. Assim, foram enviados dois segmentos do osso hióide: um segmento maior representado pelo corpo desse osso e pela proximal do corno esquerdo: outra, pelo corno direito. Não foi encontrada a parte distal do corno esquerdo.

4.3 – Exame do tórax. Este segmento encontrava-se deprimido pela desarticulação dos arcos costais e do plastrão condroesternal. Todos os ossos estavam livres de fratura e sem manifestação traumática com reação vital.

4.4 – Exame da coluna vertebral. Todos os ossos da coluna vertebral estavam íntegros.

4.5 – Exame do abdome. Este segmento estava reduzido a pequenos restos de tecidos moles, onde não se encontrava nenhum órgão, sendo retirada parte da putrilagem correspondente aos músculos lombares para exame toxicológico na procura de veneno e de barbitúricos ou substâncias análogas.

266 Pareceres IV

4.6 – *Exame dos membros superiores e inferiores.* Os ossos dos membros superiores e inferiores estavam íntegros.

5. Relatório da necropsia dos legistas de Natal

Consta do Laudo de Exame Cadavérico – A, nº 7.305/98, realizado às 11:35 horas, do dia 21 de abril de 1998, no necrotério do Instituto Médico-Legal de PV, da Secretaria da Segurança Pública do Estado do Rio Grande do Norte, assinado pelos peritos Drs. JMS (relator) e LRM:

Exame Pericial:

Exame externo:
– rigidez cadavérica completa;
– livores cadavéricos fixos no dorso do corpo;
– ferida contusa, medindo 80 mm de comprimento por 10 mm de largura localizada na região frontal;
– escoriação abrangendo a região hióidea.

Exame interno:
– edema cerebral difuso;
– congestão cerebral difusa;
– área de depressão ao nível do lóbulo biventre do cerebelo;
– hemorragia subaracnoidéia na região parietal esquerda;
– fratura da mandíbula.

Conclusão: Concluem os peritos em face dos exames realizados que a morte se deu devido a traumatismo crânio-encefálico produzido por capotamento de veículo automotor.

6. Quesitos

"Qual a causa médica da morte? *Traumatismo crânio-encefálico produzido por capotamento de veículo automotor.*
Qual o instrumento ou meio que produziu a morte? *Meio contundente.*
A morte foi produzida com emprego de veneno, fogo, explosivo, asfixia, tortura ou outro meio insidioso ou de que pudesse resultar perigo comum? Resposta especificada: *Não.*
A morte resultou de inobservância de regra técnica de profissão, arte ou ofício? Resposta especificada: *O inquérito policial poderá esclarecer o presente quesito.*

A morte resultou de lesão corporal, perturbação funcional ou doença capaz de ter sido ocasionada em acidente de trabalho? Resposta especificada: *O inquérito policial poderá esclarecer o presente quesito.*"

7. Discussão

As considerações que seguem, todas elas fundamentadas na mais pura isenção, foram concebidas a partir dos exames pós-exumáticos, dos exames subsidiários solicitados e dos dados contidos nos laudos técnicos dos autos em questão. Dessa forma não nos anima outra coisa senão contribuir da melhor forma com o Ministério Público do Estado do Rio Grande Norte para elucidar a causa jurídica de morte de JMC.

7.1 – Da *Causa Mortis*

Em virtude do adiantado estado de esqueletização do cadáver, não foi possível chegarmos a um diagnóstico tecnicamente justificado da causa da morte da indigitada vítima. Leve-se em conta ainda que esta *causa mortis,* com certeza, assentou-se em estruturas que rapidamente entraram em decomposição. Restou à nossa análise, quase só, a informação dos legistas de PV, o estudo do arcabouço ósseo, das diminutas amostras de tecidos encaminhadas ao laboratório e da peça óssea enviada para estudo.

7.2 – Do Relatório da Primeira Necropsia

Não foram feitos os exames internos da cavidade tóraco-abdominal e do pescoço, principalmente deste último, quando existiam vestígios traumáticos em tal segmento. As escoriações registradas no exame externo da chamada região hióidea não foram devidamente particularizadas, no sentido de informar se as mesmas correspondiam a rastros escoriativos, marcas ungueais ou escoriações de impacto.

Podem parecer exagero tais exigências. Mas não são. O laudo médico-legal resume-se no *visum et repertum* — ver e relatar. Descrever com particularidades. Não se está mais na época do "é porque é", nem se pode mais admitir que alguém, mesmo com a autoridade que o cargo lhe empresta, venha a se escusar por tal razão. *Ipso facto*, para que uma afirmação tenha o poder do convencimento, a descrição deve ser completa, minuciosa, metódica, objetiva, sem jamais deixar dúvidas. Isso porque o laudo médico-legal deve oferecer à autoridade julgadora elementos de convicção. A essência da perícia é dar a imagem mais aproximada possível do dano e do mecanismo de ação, do qual a lesão foi resultante.

268 Pareceres IV

Assim, por exemplo, o exame interno deveria ser complementado com a abertura da cavidade tóraco-abdominal, para investigar a condição das vísceras no que diz respeito a sua integridade e suas condições de pletora sanguínea. O mesmo se diga do pescoço; ainda mais com a notícia de escoriações, seria imperiosa a dissecação dos seus planos profundos, na procura de infiltrações hemorrágicas da tela adiposa, da musculatura e das camadas internas e externas dos vasos, em busca de vestígios de morte por constrição do pescoço e asfixia mecânica.

Em face de tais omissões na descrição das lesões e na intimidade da cavidade tóraco-abdominal, fica mais difícil aceitar-se de forma absoluta o diagnóstico da *causa mortis* consignado no atestado de óbito e naquele laudo cadavérico.

7.3 – Das Lesões Não Encontradas

Embora no exame interno haja a descrição de fratura da mandíbula, o que se verificou no exame exumático foi a inexistência de tal lesão.

7.4 – Da Possível Causa Jurídica de Morte

Não sabemos em que bases científicas se basearam os peritos do IML para responderem no 1º quesito (Qual a causa morte?) — "traumatismo crânio-encefálico produzido por capotamento de veículo automotor." Primeiro, não foram justificadas as razões para tal conclusão. Depois porque disso desautoriza o laudo pericial criminalístico, que nega com veemência tal ocorrência.

Como se sabe, uma das coisas mais difíceis e intricadas em Medicina Legal é o diagnóstico da causa jurídica de morte, ou seja, dizer-se com convicção e fundamento se a morte deu-se por acidente, suicídio ou homicídio e, ainda, qual o seu mecanismo e suas circunstâncias.

Ao se dizer de forma enfática que a morte se deu por "traumatismo crânio-encefálico por capotamento", apenas com as informações de terceiros, além de se avançar indevidamente numa causa jurídica de morte violenta, precisou-se com características o mecanismo de morte que lhe deu causa. Data vênia, com o respeito que nos merecem os peritos de Natal, se fora assim não seria preciso perícia, bastariam as informações de testemunhas ou de interessados. Existe a perícia, exatamente para caracterizar técnica e cientificamente os fenômenos que particularizam, em casos como esse, a verdadeira causa da morte e suas circunstâncias. Disso nos chama a atenção o Código de Processo Penal, quando da importância do exame pericial, "não podendo supri-lo nem mesmo a confissão do acusado". E tão importante é ele, que o legislador erigiu sua ausência à categoria de nulidade insanável, nos advertindo, de logo, a irrecusável necessidade do exame de corpo de delito, pois, sem ele, não se pode nem propor a ação penal.

7.5 – Dos Resultados dos Exames Solicitados

7.5.1 – O exame realizado no Instituto de Medicina Legal Persivo Cunha, da Secretaria de Segurança Pública do Estado de Pernambuco, no material orgânico coletado na segunda necropsia (músculo, osso, cabelos e tecidos indiferenciados), no sentido de pesquisar venenos e barbitúricos, o resultado foi negativo para as substâncias solicitadas e, em face do estado do material enviado, não foi possível realizar outros exames.

7.5.2 – O exame histopatológico no osso hióide do cadáver de JMC foi encaminhado à Profª Drª Carmen Cinira Santos Martin, do Departamento de Patologia da Faculdade de Medicina da USP – Ribeirão Preto – São Paulo, no sentido de se averiguar a existência ou não de reação vital nas fraturas daquele osso. Do seu parecer, consta o exame de microscopia eletrônica de varredura realizado, a seu pedido, pelo Professor Marcos Antonio Rossi, o qual oferece o seguinte relatório: "O exame das superfícies que se apresentam como de possível fratura mostra estrutura fibrosa razoavelmente preservada, estruturas calcificadas mantidas e a presença de raras hemácias em toda a superfície. Há ainda que se registrar a presença de bacilos, provavelmente decorrentes do processo de putrefação. Entendo que não há elementos neste exame, para afirmar 'sinais vitais' que apontem, com certeza, para uma fratura pré-morte." Dessa forma, a signatária do parecer não pôde concluir que a fratura tenha ocorrido em vida.

7.6 – Os Fatos Novos

Com a introdução da existência de fraturas do osso hióide, foi solicitado exame histopatológico à respeitada e culta Profª Drª Carmen Cinira Martin, do Departamento de Patologia da Faculdade de Medicina da USP – Ribeirão Preto – São Paulo, órgão público do maior valor acadêmico e científico, que pudesse permitir uma hipótese de esganadura e, como tal, sua etiologia homicida. Todavia, em face da ausência de uma melhor descrição das escoriações relatadas na região anterior do pescoço, desprovidas de suas reais características, da não abertura da cavidade tóraco-abdominal e do pescoço com a conseqüente análise dos órgãos internos e do resultado dos exames feitos por varredura eletrônica nas fraturas do osso hióide encaminhado à Faculdade de Medicina de Ribeirão Preto, aquela hipótese fica mais difícil de ser sustentada, a não ser por uma avaliação cuidadosa e retrospectiva nos comemorativos e nas perícias médico-legal e criminalística sobre o caso.

Mesmo assim, podemos afirmar que as fraturas do osso hióide por ação traumática, num violento impacto de veículo, com as repercussões que se verificam nas fotos do aludido sinistro, teriam de ser na face anterior do pescoço. Leve-se em conta, no entanto, que as fraturas deram-se nas partes laterais do osso, inacessível, pois, a um impacto frontal. Sendo assim, mais fácil seria admitir a hipótese de pressão dos dedos sobre as faces laterais do pescoço. Lamentavelmente, para uma visualização mais

270 Pareceres IV

aprofundada de outras lesões, em especial das estruturas cartilaginosas, vasculares e nervosas do pescoço, não se contou com o exame interno desta região. O mesmo se pode dizer da ausência da abertura da cavidade tóraco-abdominal, onde se poderiam evidenciar em certas vísceras os sinais gerais de asfixia. Junte-se a tudo isso o exame histopatológico que, mesmo não configurando "reações vitais que apontem com certeza para uma fratura pré-morte", afirma existir a "presença de raras hemácias" nos locais de fratura. Mas, como se sabe, não poderia haver tal migração, mesmo de forma tão discreta, depois da morte.

8. Respostas aos quesitos

8.1 – Quesitos do Ministério Público

1 – Na fase em que se procedeu ao exame no cadáver (esqueletização), não foi possível.
2 – Prejudicado.
3 – Sim, no osso hióide.
4 – Sim, há sinais de fraturas.
5 – Certamente por ação contundente.
6 – Os elementos periciais disponíveis não permitem afirmar com segurança.
7 – Não.
8 – Na exumação não se constataram sinais de traumatismos no crânio.
9 – Prejudicado.
10 – Na exumação, não.
11 – Não.
12 – Não.

8.2 – Quesitos do Advogado da Ascendente da Vítima

1 – Não há lesões ósseas no crânio.
2 – Prejudicado.
3 – Apenas fratura do osso hióide, enviado para exame.
4 – Com certeza, a fratura não foi por ação pérfuro-contundente.
5 – O exame não permitiu ver fraturas na mão esquerda da vítima.
6 – Prejudicado.
7 – Na fase em que se encontrava o cadáver, quando da exumação, não foi possível visualizar o encéfalo.
8 – Não havia fraturas no crânio.
9 – Não havia fratura de mandíbula.
10 – Prejudicado.

9. Conclusões

Para se ter um diagnóstico convincente de esganadura, além do registro de lesões escoriativas chamadas de "ungueais" nas faces ântero-laterais do pescoço, necessitaríamos dos sinais internos gerais e específicos de asfixia, como congestão polivisceral, distensão dos pulmões, equimoses viscerais, e no plano interno do pescoço sufusões hemorrágicas focais na tela subcutânea e na musculatura cervical, assim como das lesões ósteo-cartilaginosas, das infiltrações hemorrágicas das túnicas externas dos vasos desta região e das lesões das suas túnicas internas. Além disso, sempre na esganadura verifica-se a presença de outras lesões, principalmente as traumáticas, pois, como dizia Thoinot, "a esganadura contadas vezes é pura".

Desses elementos, tem-se apenas a fratura do osso hióide.

Como no exame de varredura eletrônica procedida no osso hióide nas fraturas dos seus cornos foram encontradas apenas raras hemácias, tal evidência não foi bastante para convencer os subscritores daquele laudo, no sentido de afirmar que as fraturas foram realizadas antes da morte. Mesmo assim, a Profª Carmen Cinira, de forma muito consciente e precavida, afirma que "o esclarecimento final acerca das alterações microscópicas presentes no osso hióide estará na dependência dos demais elementos morfológicos observados no corpo da vítima e nos comemorativos do caso".

Sendo assim, não é exagerado que se valorize, como hipótese considerável, a *esganadura* como causa jurídica da morte de JMC, seguida de simulação de acidente de veículos.

É muito prudente e viável que se procure, no conjunto das outras provas, a conclusão definitiva da verdadeira *etiologia jurídica* do falecimento da indigitada vítima.

É o nosso Parecer.

João Pessoa/PV, 17 de dezembro de 1999

Genival Veloso de França
Francisco Rodrigues de Sousa Filho

17

HOMICÍDIO OU SUICÍDIO?

Parecer solicitado por viúva da vítima inconformada com a hipótese de suicídio, em que se analisam laudos periciais dos Departamentos de Criminalística e de Medicina Legal da Paraíba, em que se levam em conta as provas periciais no que diz respeito à posição do corpo no interior do veículo, à distância do tiro, ao trajeto da bala, ao estudo residuográfico das mãos, à mancha de pólvora no ombro da vítima, aos pingos de sangue encontrados no leito da estrada e à posição do revólver em relação ao corpo da vítima. Achados que reforçam a tese de homicídio.

Parecer

1. Do valor e da procedência de um parecer médico-legal

A finalidade deste Parecer é analisar e ressaltar o valor técnico dos exames realizados até agora neste Inquérito Policial, e tentar contribuir de maneira isenta e imparcial no diagnóstico da *causa jurídica* de morte de FMD, esclarecendo se sua ocorrência deveu-se a suicídio ou homicídio.

Destarte, para que a sociedade não seja lesada nos seus justos e elevados interesses, a Justiça alcance sua nobre missão e o magistrado não seja traído na sua boa-fé, impõe-se, na apreciação de tão lamentável ocorrência e dentro das normas do direito, que as provas seja apreciadas levando-se em conta o valor e o significado de sua inestimável contribuição.

Este é o verdadeiro destino da perícia: informar e fundamentar de maneira imparcial todos os elementos consistentes do corpo de delito e, se possível, aproximá-lo mais e mais da verdade que se quer apurar. Não existe outra forma de avaliar retrospectivamente um fato de interesse criminal que não seja através da prova. Sem a sua devida apreciação, é inadmissível chegar-se ao fato conflitante e à verdade que ele encerra.

A crônica forense do mundo inteiro tem revelado que, à medida que os autos processuais são repetidamente lidos e relidos, e mais e mais apreciados de acordo com os interesses de cada ocorrência, maiores são as chances de transformar uma opinião solitária numa solução elaborada por um sistema ampliado, capaz de esclarecer o que aparentemente é insondável e misterioso.

Cada vez que a astúcia humana se torna mais sofisticada para fugir da revelação esclarecedora, é preciso ampliar as possibilidades de investir, sempre mais, na contribuição da técnica e da ciência, como fatores de excelência na elaboração da prova. Infelizmente, isso nem sempre se verifica, porque o poder público é avaro e insensível a tal proposta.

2. Da consulta

Este parecer atende ao pedido da Senhora MSM, viúva da indigitada vítima FMD, 41 anos, funcionário do Banco do Brasil, residente na rua SLR, s/nº, em Cajazeiras–PB, encontrado morto no dia 26 de fevereiro de 1998, dentro de um automóvel Fiat Uno Mille SX de placas MPW 48XX–PB, de sua propriedade, nas imediações do sítio Vazante, no município de Uiraúna–PB, com um tiro na cabeça.

Subscreve o presente parecer o Dr. Genival Veloso de França, médico e bacharel em Direito, ex-Professor Titular de Medicina Legal nos cursos de Medicina e de Direito da Universidade Federal da Paraíba, ex-Professor Titular de Medicina Legal no Curso de Direito da Universidade Estadual da Paraíba – Campus de Campina Grande, Professor Convidado de Ética Médica nos cursos de pós-graduação em Medicina da Universidade Federal Fluminense, Professor Convidado nos cursos de graduação e pós-graduação do Instituto de Medicina Legal de Coimbra (Portugal), Membro Efetivo da Academia Internacional de Medicina Legal e Medicina Social, Membro Efetivo da Academia Brasileira de Ciências Médico-Sociais, Membro Efetivo da Academia Paraibana de Medicina, ex-Presidente do Conselho Regional de Medicina do Estado da Paraíba, ex-Secretário do Conselho Federal de Medicina, autor de várias obras, destacando-se *Medicina Legal*, 5ª edição, Rio de Janeiro: Editora Guanabara Koogan S/A, 1998; *Direito Médico*, 6ª edição, São Paulo: Fundo Editorial Byk, 1995; *Comentários ao Código de Ética Médica*, 2ª edição, Rio de Janeiro: Editora Guanabara Koogan S/A, 1997; *Pareceres I*, Rio de Janeiro: Editora Guanabara Koogan S/A, 1997; *Comentários do Código de Processo Ético-Disciplinar dos Conselhos de*

274 Pareceres IV

Medicina do Brasil, João Pessoa: Editora A União, 1997; *Noções de Jurisprudência Médica*, 3ª edição, João Pessoa: Editora Universitária, 1982: *Flagrantes Médico-Legais I*, João Pessoa: Editora Universitária, 1981; *Flagrantes Médico-Legais II*, Florianópolis: Associação Catarinense de Medicina, 1985; *Flagrantes Médico-Legais III*, João Pessoa: Editora Universitária, 1994; *Flagrantes Médico-Legais IV*, João Pessoa: Editora Universitária, 1997; *Pareceres II*, Rio de Janeiro: Editora Guanabara Koogan S/A (prelo).

3. Do histórico

Consta dos autos do Inquérito em análise que no dia 26 de fevereiro de 1998 foi encontrado o Senhor FMD, 41 anos, casado, gerente do Banco do Brasil na cidade de Uiraúna–PB, morto dentro de um veículo de sua propriedade de marca Fiat Uno, com um tiro na cabeça, nas imediações do sítio Vazante naquele mesmo município.

O local onde foi encontrada a vítima é uma estrada vicinal localizada a cerca de 5 km da cidade de Uiraúna, à direita da BR que liga este município ao Estado do Rio Grande do Norte.

O veículo foi encontrado sobre o leito da referida estrada, com a parte anterior voltada para o sítio Matias e a parte posterior para o sítio Varrelo. As portas encontravam-se destravadas com o vidro do lado direito fechado e o do lado esquerdo aberto. O freio de mão estava acionado, a alavanca de marcha engatada na primeira e a chave de ignição na posição desligada.

O cadáver estava posicionado no banco do condutor, com a cabeça ligeiramente inclinada para a esquerda, com o queixo apoiado sobre o tórax e a face congesta. O membro superior direito estava distendido com os dedos da mão ligeiramente fletidos e unidos entre a lateral direita do citado banco e a alavanca do freio de mão e o esquerdo ligeiramente fletido entre o braço da porta esquerda e o banco do condutor, estando seus dedos fletidos. Os membros inferiores estavam fletidos com o pé direito repousando sobre o assoalho do veículo entre os pedais do freio e do acelerador, e o esquerdo ligeiramente entreaberto também com o pé repousando sobre o assoalho ao lado do pedal de embreagem.

4. Da prova pericial

4.1 – *Auto de Exame Cadavérico nº 019730298*

4.1.1 – Exame externo. "(...); a face apresenta uma ferida de oito milímetros de diâmetro, bordas irregulares, invertidas, com orla de contusão e enxugo, zona de esfumaçamento e tatuagem enegrecida, medindo aproximadamente cinco centímetros de diâmetro, localizados na região auricular direita (porção pré-auricular); a região auricular esquerda mostra uma ferida ovalar de dez milímetros de diâmetro, bordas irregulares, evertidas em sua porção posterior e bordas invertidas em sua porção anterior (face posterior do lóbulo da orelha); a face anterior do lóbulo da mesma orelha deixa ver uma ferida linear de doze milímetros de comprimento, bordas irregulares e evertidas; ainda a saída de um estilete na região auricular esquerda, o qual foi introduzido na região auricular direita (orifício de entrada do projétil de arma de fogo); as demais características da região buco-maxilo-facial estão descritas em Laudo Odonto-Legal anexo; (...)."

4.1.2 – Exame interno. "Feita a incisão bimastóidea e descolados os retalhos anterior e posterior do couro cabeludo, evidenciamos infiltrado hemorrágico na face interna do retalho anterior direito (região auricular) e do retalho anterior esquerdo (região retroauricular); (...) rebatidos o periósteo e a musculatura temporal, a calvária está livre de fratura; aberta e retirada a calota craniana, o encéfalo e seus envoltórios estão íntegros (...). Feita uma incisão do mento à fúrcula e rebatidos lateralmente os retalhos, a sua tela anterior está íntegra; no plano profundo evidenciamos solução de continuidade com infiltrado hemorrágico na porção mais superior da coluna cervical, traduzindo traumatismo raquimedular (...). Os peritos acrescentam que a vítima recebeu um tiro transfixante de face, da direita para a esquerda, ligeiramente de diante para trás e no sentido horizontal (...)."

4.2 – *Exame toxicológico nº 006540298*
Resultado: "Negativo para álcool etílico no sangue."

4.3 – *Exame de microvestígios nº 3.044/98*
Material: Fitas de esparadrapo que foram usadas na coleta de possíveis resíduos de combustão de pólvora nas mãos de FMD; devidamente etiquetados o da mão direita e o da esquerda;

Dois (2) sacos plásticos, sendo um daqueles que acondicionam luvas cirúrgicas e etiquetado "pedra colhida próximo ao veículo", contendo uma pedra tipo seixo, denominada pelo setor de amostra 01, e o outro de cor branca transparente, etiquetado "pedra colhida abaixo da porta esquerda", contendo também uma pedra tipo seixo, denominada pelo setor de amostra 02. As duas pedras apresentam material impregnado semelhante a sangue.

Resultados: 01 – Havia presença de cátion chumbo na mão direita de FMD e isso significa que, se ele não pertencia a uma categoria profissional que lida com este íon, fez uso de arma de fogo, ou sua mão direita esteve situada na área de projeção das partículas liberadas pela boca do cano de arma de fogo por ocasião do tiro; 02 – O material semelhante a sangue que impregnava as duas pedras é sangue humano, provavelmente classificado como tipo "O".

276 Pareceres IV

4.4 – *Exame de balística nº 1.293-98*
Resultados:
– que a arma de fogo raiada do tipo revólver, calibre 38, marca Taurus, número de série 1156364, realizou tiro antes de chegar ao Departamento de Criminalística do Instituto de Polícia Científica do Estado da Paraíba;
– que esta arma de fogo não apresentou impressões digitais em seu corpo (área examinada);
– que esta arma de fogo encontra-se apta para efetuar tiros em série e alternados, nas posições vertical e horizontal;
– que, de acordo com os testes realizados para a determinação da distância de tiro em função do diâmetro da zona de esfumaçamento, fica determinado que o tiro que produziu a zona de esfumaçamento na região auricular direita da vítima (diâmetro de cinco centímetros relatado no laudo de exame cadavérico nº 01730298) encontrava-se a uma distância inferior a 25 mm (vinte e cinco milímetros);
– que, de acordo com os testes realizados para esclarecimento da zona de esfumaçamento encontrada no ombro da camisa da vítima, chegou-se à conclusão de que o tiro foi realizado com a arma posicionada horizontalmente (deitada em relação ao cabo da mesma).

4.5 – *Exame em local de morte violenta – Laudo nº 00489/98*
Considerações: "Ante o exposto no corpo do laudo e baseados nos elementos técnicos observados no local, quando realizados exames, são acordes os peritos em fazerem as seguintes considerações:

a) que o local onde ocorreu o crime é ermo, a estrada vicinal localizada no sítio Vazante no município de Uiraúna–PB e devido a não fazer parte da trajetória habitual percorrida pela vítima ao deslocar-se de sua residência ao trabalho, dificilmente a mesma estaria ali, a não ser em desempenho da sua atividade como gerente bancário (efetuando fiscalizações, cobranças e outros atos);
b) que o projétil após transfixar o crânio da vítima, da direita para a esquerda, transportou pingos de sangue para o solo da estrada;
c) que, mesmo após a vítima sofrer ferimentos com traumatismo raquimedular (conforme laudo cadavérico), o veículo continuou em movimento, em circunstâncias que o perito não pôde precisar, pois, de acordo com a literatura médico-legal, o citado tipo de ferimento provoca morte instantânea, e, após aproximadamente 4,30 m de distância dos pingos para a poça de sangue constatada sobre o leito da via, foi freado, deixando marcas do pneu traseiro esquerdo sobre o solo;
d) que a posição do veículo é considerada atípica, visto que o mesmo encontrava-se praticamente no leito da via, contrastando com a atitude de um suicida que procuraria um lugar mais apropriado para cometer tal ato;

e) que o corpo da vítima só encostou-se à porta provavelmente após o repouso final do veículo, daí a falta de continuidade dos pingos de sangue sobre o solo da estrada e o sangue ter escorrido sobre a parte externa da porta esquerda até o solo em linha vertical, o que coincide com o fluxo normal do sangue impregnado na camisa do mesmo;

f) que o corpo da vítima apresentava vestígios de ter sofrido mudança de posição de repouso após morte antes da chegada do primeiro perito ao local, mudança esta constatada através do desvio das manchas do fluxo sanguíneo normal na camisa e nas face da mesma e das manchas de contato na parte superior da manga esquerda da citada camisa e na parte interna da porta esquerda do veículo;

g) que, apesar de o ferimento ter sido provocado da direita para a esquerda, a arma encontrava-se estranhamente sob a perna esquerda da vítima, contrariando o movimento normal em tais circunstâncias;

h) que, apesar de a arma ter sido encontrada no interior do veículo e ser de propriedade do Banco do Brasil, conforme o porte nº 00097705 – SR/PB, não foi encontrado no interior do mesmo o coldre da citada arma;

i) que os peritos não dispõem de elementos técnicos suficientes para afirmar que a arma encontrada no interior do veículo (o Taurus calibre nominal .38 SPL nº de série 1156364) foi utilizada na morte da vítima;

j) que, devido ao pequeno espaço no interior do veículo, a mão da vítima provavelmente, numa atitude de defesa, atingiu as proximidades varridas pelo cone de dispersão da arma, recebendo resíduos de combustão de pólvora, daí o resultado positivo para o exame de residuograma de chumbo na mão direita da mesma (vide laudo de exame de microvestígios nº 304/98);

l) que no entendimento dos signatários o resultado dos testes para determinação da distância do tiro em função do diâmetro da zona de esfumaçamento constatada na região auricular direita da vítima não deve ser considerado preciso em relação a este caso, haja vista a arma utilizada para a realização dos exames no interior do veículo não ter sido cientificamente comprovada como sendo a que fora utilizada na prática do crime em tela;

m) que, por ocasião dos exames, os óculos da vítima encontravam-se em perfeito alinhamento no seu rosto;

n) que no interior do veículo Fiat Uno Mille SX, de placas MPW 4853–PB, encontrava-se o cadáver identificado como sendo de FMD, apresentando um ferimento de entrada provocado pela ação de projétil de arma de fogo.

Conclusão: Ante o exposto no corpo deste laudo e, apesar de as evidências materiais observadas no local levarem às circunstâncias de um homicídio, os signatários deixam de afirmar, com precisão, a natureza jurídica da morte de FMD, visto que o local fora violado antes da chegada da equipe técnica, o que prejudicou os exames periciais."

5. Da discussão

As diversas considerações que passarão a ser feitas, a partir de agora, foram todas elas elaboradas na mais pura isenção e exclusivamente dentro de um raciocínio técnico-científico, sem exageros ou fantasias, mas cuidadosamente concebidas a partir dos informes dos peritos contidos nestes autos do Inquérito Policial.

Em face da quantidade e da qualidade das provas produzidas e dos informes emitidos, por profissionais de ilibada reputação, consideramos que tais documentos são suficientes para esta análise, não sendo necessária, por enquanto, qualquer outra incursão pericial, até porque a esta altura seus resultados poderiam ser duvidosos e temerários. Cabe-nos, tão-só, a partir dessas provas, analisá-las, valorizá-las e aproveitá-las naquilo que é oportuno, apresentando um parecer técnico naquilo que for considerado relevante e imprescindível para o referido estudo, deixando ao lado o que for considerado desnecessário ou desinteressante para chegar às questões mais controversas.

5.1 – *As lesões externas.* A vítima apresentava ao exame pericial um ferimento medindo 8 milímetros de diâmetro na região auricular direita (porção pré-auricular), de bordas irregulares, invertidas, com orla de contusão e enxugo, mostrando ainda uma zona de esfumaçamento e tatuagem enegrecida com um diâmetro aproximado de 5 centímetros. Este ferimento tem as características dos produzidos por entrada de bala em tiros a curta distância, pois, além dos efeitos produzidos pelo projétil (efeitos primários), há os que se verificam pela ação de elementos constitutivos da combustão ou da semicombustão da pólvora (efeitos secundários).

Apresentava também na região auricular esquerda outra ferida, de forma ovalar, medindo 10 milímetros de diâmetro, com bordas irregulares e evertidas em sua porção posterior, além de outro ferimento no lobo da mesma orelha, de forma linear, medindo cerca de 12 milímetros. Estes ferimentos são tipicamente de características dos produzidas por saída de projétil de arma de fogo, inclusive este último, permitindo afirmar com certeza o trajeto da bala no corpo da vítima.

5.2 – *As lesões internas.* Na região cervical anterior, foi evidenciada uma solução de continuidade infiltrada por sangue na porção mais superior da coluna cervical, "traduzindo traumatismo raquimedular".

5.3 – *A causa da morte.* Pelas lesões descritas no laudo de exame cadavérico anteriormente citado, não há a menor dúvida de que a morte deu-se por lesão raquimedular cervical, em sua porção mais alta, e por isso pode-se ainda afirmar com certeza que a morte ocorreu de forma instantânea, sem nenhuma chance de sobrevivência, em face da sede e da delicadeza dos centros vitais atingidos.

5.4 – *O trajeto do projétil*. O percurso do projétil no interior do corpo da vítima está bem detalhado no laudo de exame cadavérico: "a vítima recebeu um tiro transfixante de face, da direita para a esquerda, ligeiramente de diante para trás e no sentido horizontal."

Ao se iniciar aqui a discussão da *causa jurídica de morte*, pode-se afirmar que esse trajeto não é o mais comum em casos de suicídio, levando-se em conta a posição do braço que empunha uma arma contra sua cabeça. O percurso mais comum entre os destros é o da direita para a esquerda, de baixo para cima e ligeiramente de diante para trás.

5.5 – *A distância do tiro*. Pelas características da ferida de entrada de bala, pode-se afirmar que a mesma foi produzida por tiro a curta distância, entendendo como tal aqueles que, além da lesão produzida pelo impacto da bala, apresentam manifestações provocadas pela ação dos resíduos de combustão ou semicombustão da pólvora expelida pelo cano da arma. Nesse caso particular, não se pode nem falar em tiro à queima-roupa, pois não há descrição no laudo das alterações produzidas pela elevada temperatura dos gases, como crestação de pêlos e cabelos ou manifestações de queimadura sobre a pele.

Muito menos se pode falar em tiro encostado, pois este apresenta características bem particulares como forma estrelar, bordas denteadas ou com entalhes nos tecidos, tudo isso produzido pela ação resultante dos gases que descolam e dilaceram os planos moles, dando a esses ferimentos, pelo seu aspecto grosseiro, a denominação de "boca de mina" de Hoffmann.

A distância do tiro é um elemento muito importante quando se quer estabelecer a causa jurídica de morte. No suicídio, o tiro encostado é quase sempre a regra.

No caso em tela, o Departamento de Criminalística do Instituto de Polícia Científica da Paraíba, através de provas produzidas em função do diâmetro da zona de esfumaçamento (fls. 57), com simulações para encontrar a situação real, utilizaram-se de experimentos matemáticos com base na semelhança dos triângulos. Assim, calcados na informação dos legistas da existência de uma zona de esfumaçamento de 5 cm, os peritos passaram a fazer seus estudos em anteparos de cartolina e tecido (morim), concluindo que a distância do tiro em relação à zona de esfumaçamento era de 2,5 cm.

Também poder-se-iam usar, a partir de fotos escaneadas que constam dos autos, por computação gráfica, os eixos relativos à orla de esfumaçamento de maior concentração ao redor do orifício de entrada, identificando pontos em eixos paralelos e as distâncias relativas entre tais pontos, determinados também pelo método de semelhança de triângulos. No entanto, acreditamos que o resultado seria o mesmo colhido pelos peritos criminais.

Pelo que se vê, esta distância do tiro (a curta distância) não é a que continuamente se observa em casos de suicídio por tiro na cabeça, sendo mais comum nos chamados tiros encostados.

280 Pareceres IV

5.6 – *A posição do revólver em relação ao corpo da vítima.* Como está descrito no laudo dos peritos criminais (fls. 77), o revólver foi encontrado sobre o tapete do assoalho do banco do condutor e sob a perna esquerda da vítima.

Levando-se em conta que a vítima foi atingida com um tiro da direita para a esquerda, a posição em que foi encontrada a arma é muito estranha, principalmente levando-se em conta a movimentação que se verifica com um revólver após o disparo.

Todos sabem que, no momento do tiro, ocorre a detonação da espoleta seguida da deflagração da pólvora existente no interior do cartucho. Os gases oriundos desta deflagração produzirão pressões em todas as direções, projetando o projétil para a frente e o estojo para trás. Neste momento iniciam-se dois movimentos da arma: um de recuo para trás e outro de elevação da boca do cano da arma e da própria arma.

O movimento de recuo do revólver é no momento do tiro diretamente proporcional à energia com que este projétil atingiu o corpo. Esta energia, além de provocar um recuo horizontal, produz ao mesmo tempo uma elevação da arma, produzindo assim um deslocamento do revólver para trás e para cima da mão do atirador que empunha a arma que expeliu o projétil.

Em casos de suicídio, este fenômeno é ainda mais evidente pela perda do controle da vítima sobre a arma, fazendo com que, no caso que se discute, a arma estivesse à sua direita e com o cabo voltado no sentido do seu corpo.

Desta forma, com base em dados estatísticos e de provas realizadas em casos semelhantes, pode-se afirmar com certeza que, caso tratasse de suicídio, a posição mais provável do revólver seria à direita da vítima, sobre o banco do passageiro e com o cabo voltado no sentido do seu corpo. Jamais do lado contrário e sob a perna esquerda da vítima.

5.7 – *A mancha de pólvora sobre o ombro direito da camisa da vítima.* Aqui também se chama a atenção para a existência de uma mancha de pólvora sobre o ombro. Para o referido exame, a perícia usou do mesmo método para avaliar a distância do tiro, o que possibilitou afirmar que a arma utilizada estava "posicionada horizontalmente (deitada em relação ao cabo da mesma)".

Numa análise mesmo superficial, vamos observar que esta não é a posição eleita pelos suicidas em tiros naquela região. Mais fácil é admitir a hipótese de que alguém ao lado da vítima disparou o tiro, inclusive pela maior comodidade do empunhamento da arma em locais de pouco espaço como aquele.

5.8 – *O exame residuográfico das mãos da vítima.* Foi coletado adequadamente material residuográfico das mãos direita e esquerda da vítima, o qual foi submetido ao *rodizonato de sódio,* sal orgânico de alta sensibilidade e especificidade com o cátion chumbo. O fundamento desta prova é detectar no material proveniente da combustão das cargas por ocasião do tiro e depositados na mão do atirador. Ou em anteparos situados a curta distância do ponto de impacto.

Desta forma, este exame tem a finalidade de demonstrar se a vítima ou o autor manipulou elementos em cuja constituição exista o cátion chumbo e, não, como equivocadamente se pode entender, a finalidade de demonstrar que alguém tenha atirado com um revólver.

O resultado de exame procedido pelos peritos do Instituto de Criminalística da Paraíba confirma que foi "positivo" para o material coletado na mão direita e "negativo" para o proveniente da mão esquerda.

Hoje, tal exame tem valor muito relativo, não só pela possibilidade de pessoas que de forma acidental ou profissional podem ter resíduos metálicos nas mãos, mas porque o teste do rodizonato de sódio não constitui uma prova específica para demonstrar que alguém tenha atirado com uma arma (Tochetto, D., in *Tratado de Perícias Criminalísticas,* Porto Alegre: Sagra–DC Luzzato Editores, 1955).

Agora, na moderna prática pericial referente ao caso, o importante é a identificação da forma, do tamanho e da distribuição das partículas metálicas que compõem a zona de tatuagem formada pelos resíduos do tiro deixados em regiões anatômicas específicas do atirador, através das técnicas de fluorescência de raios X e microscopia de varredura eletrônica.

Sendo assim, o fato de existir cátion de chumbo na mão da vítima, determinado pelo teste do rodizonato de sódio, não quer dizer absolutamente que ela tenha produzido um tiro, mas que pode ter manipulado substâncias com este metal, uma arma de fogo com disparo recente ou sua mão direita pode ter permanecido próximo à zona de projeção das partículas expelidas pela boca da arma.

5.9 – A identificação da arma e do projétil. A arma encontrada no interior do veículo foi periciada quanto à sua capacidade de funcionamento e foi identificada como sendo da guarda da vítima. Todavia, pelo fato de não ter sido encontrado o projétil responsável pelos ferimentos produzidos, não se pode dizer com precisão que aquele revólver, ali encontrado, seja o que verdadeiramente deflagrou o tiro.

5.10 – A ausência de impressões digitais na arma. A arma foi devidamente examinada pela perícia criminal e não se evidenciaram impressões ou fragmentos de impressões digitais, mesmo diante de técnicas e reagentes específicos. Mesmo que se afirme que é muito rara a presença de impressões latentes ou fragmentos de impressões digitais ou palmar nas armas de fogo, desde que se utilizem métodos, técnicas e reagentes específicos para esta pesquisa, esta evidência é possível.

5.11 – O exame do veículo onde foi encontrado o corpo da vítima. Algumas coisas estranhas foram verificadas quando da perícia do veículo Fiat Uno Mille, no qual estava o cadáver do Senhor FMD. Primeiro, ele se encontrava estacionado sobre o leito da estrada, com as portas destravadas, vidro da porta direita fechado e o da esquerda aberto, com freio de mão puxado, a alavanca de marcha em primeira e a chave de ignição na posição desligada. Além disso, apresentava avarias de aspecto recente no setor lateral anterior direito, com vestígios de tinta branca.

São fatos no mínimo esquisitos estes referentes ao exame do local e das condições do veículo, principalmente quando se levam em conta o local ermo e diverso do utilizado freqüentemente pela vítima, mas também as próprias condições operacionais do veículo. Some-se a isso ainda o fato da existência de marcas do pneu traseiro esquerdo, certamente acionado para frear o carro.

5.12 – *A posição do cadáver no interior do veículo.* O corpo da vítima foi encontrado no banco anterior direito do seu automóvel, com a cabeça inclinada para a esquerda e o queixo apoiado sobre o tórax. O braço direito estava distendido, unido à lateral do corpo e com a mão junto à alavanca de freio de mão. O esquerdo estava ligeiramente fletido entre o braço da porta esquerda e a lateral esquerda do banco onde estava sentado (fls. 76). As pernas estavam ligeiramente fletidas e os pés tocavam no assoalho do veículo junto aos pedais.

No que diz respeito à posição do tronco, da cabeça e dos membros inferiores, não há o que reparar, pois é compatível com a posição de alguém que recebeu o impacto de um tiro e depois se encostou na porta lateral esquerda. No entanto, a posição do membro superior direito é anômala, pois era de admitir-se que este segmento do corpo estivesse voltado para a direita e sobre o banco do passageiro, levando em conta o impulso brusco para trás e para cima da arma após o tiro.

5.13 – *Os pingos de sangue no leito da estrada.* Ao lado da porta esquerda do veículo, existia uma poça de sangue. Com distância de 4,30 m desta poça, havia duas pedras contendo material com as características de sangue. O exame foi positivo para sangue humano e classificado como "O".

A primeira idéia é a de que o corpo depois de atingido ainda se locomoveu por alguns metros com o deslocamento do automóvel. O sangue que faz parte da poça descrita é completamente compreensível em face da grande quantidade de sangue que fluiu depois do disparo, inclusive esse detalhe é visto nas fotografias que mostram as manchas na face e na camisa da vítima.

No entanto, num exame mais detalhado da mecânica do veículo, vamos observar que não havia condições para que o automóvel se locomovesse além daquele ponto, levando em conta o freio acionado e a marcha engrenada em primeira. Mesmo assim, este não é um fato capaz de preocupar a perícia, pois qualquer hipótese levantada não traria uma definição absoluta para o caso.

6. Da conclusão

Diante de tudo que foi exposto e destituídos de quaisquer outros interesses, a não ser o de contribuir com a verdade, podemos confirmar com bastante convicção que não existe nas provas realizadas neste Inquérito Policial um elemento técnico ou científico capaz de assegurar que o Senhor FMD tenha praticado suicídio.

Por outro lado, existem nos autos indícios veementes de que a etiologia jurídica de sua morte foi homicídio, a ponto de a própria perícia criminal, que em geral é muito prudente, ter afirmado: "Ante o exposto, no corpo deste laudo, e, apesar da maioria das evidências materiais observadas no local levarem às circunstâncias de um homicídio, os signatários deixam de informar, com precisão, a natureza jurídica da morte de FMD, visto que o local fora violado antes da chegada da equipe técnica, o que prejudicou os exames periciais."

As razões são as seguintes:

6.1 – O trajeto do projétil no corpo da vítima, tendo uma direção "da direita para a esquerda, ligeiramente de diante para trás e no sentido horizontal", aproxima-se mais de homicídio, principalmente na posição em que foi encontrado o corpo e nas circunstâncias em que se presume a ocorrência dos fatos;

6.2 – O local onde foi encontrado o revólver no interior do veículo é um dos motivos mais veementes para não se aceitar a hipótese de suicídio, em face dos movimentos de recuo e elevação da arma após a detonação da espoleta e da deflagração da pólvora;

6.3 – A mancha de pólvora encontrada no ombro direito da vítima é uma evidência de que houve uma acomodação da arma para a deflagração do tiro, quando colocada em posição deitada em relação ao cabo, certamente em face das limitações de espaço dentro do veículo para tal manobra;

6.4 – O estudo residuográfico das mãos da vítima, embora positivo na mão direita para cátion chumbo pelo rodizonato de sódio, além de não ser um teste específico para disparo de tiro de arma de fogo, podem ter ocorrido várias formas de contaminação;

6.5 – A arma encontrada no interior do veículo, periciada no que diz respeito à recenticidade de uso e à eficiência de disparo, não ficou caracterizada como a arma causadora da morte da vítima, em virtude de não se ter encontrado o projétil no corpo da vítima ou no local dos fatos;

6.6 – A ausência de impressões latentes ou fragmentos de impressões digitais ou palmar na arma encontradas dentro do veículo é mais um argumento contra a tese suicídio, dando margem a se aventar a hipótese de limpeza da arma;

284 Pareceres IV

6.7 – A posição e as condições que foram descritas pelos peritos quando do exame do veículo são atípicas, para não dizer estranhas, e por isso não há como sustentar com clareza uma hipótese de suicídio;

6.8 – A posição em que foi encontrado o corpo da vítima no interior do veículo, no que diz respeito ao seu membro superior direito, é mais um argumento que reforça a não aceitação da causa jurídica de morte como suicídio, levando em conta os movimentos de recuo e de elevação do braço do atirador após um disparo do tiro com uma arma de fogo, sendo mais admissível que a movimentação da arma levasse o braço para a direita e jamais para a esquerda;

6.9 – Os pingos de sangue encontrados no leito da estrada, a 4,30 m de distância de uma poça de sangue, tendo em conta que o veículo estava travado pelo freio de mão e em primeira marcha, embora não totalmente explicados, jamais poderiam reforçar uma idéia de suicídio;

6.10 – A distância do tiro, em relação ao diâmetro da zona de esfumaçamento encontrada na região auricular direita da vítima, mesmo levando em consideração que a arma examinada não foi cientificamente comprovada como sendo a que se utilizou contra ela, foi de 2,5 cm do alvo, distância essa não compatível com suicídio, que é quase sempre com tiro encostado;

6.11 – O desvio do percurso das manchas do fluxo de sangue na face e na camisa da vítima (fls. 82) é um sinal evidente de que houve uma mudança de posição no corpo da vítima e que esta mudança não poderia ter sido ocasionada pela própria vítima, em face da gravidade das lesões raquimedulares responsáveis pela *causa mortis*.

Em suma:

I – Tendo em vista o que consta das peças periciais examinadas, podemos afirmar que nelas não existe nenhum fundamento técnico ou científico capaz de justificar a tese de suicídio.

II – É muito provável a hipótese de homicídio como sendo a causa jurídica de morte de FMD, pelos dados detalhados neste Parecer.

João Pessoa, 1º de agosto de 1998

Genival Veloso de França

RETIFICAÇÃO EM PARECER MÉDICO-LEGAL

Inquérito Policial nº 0499840001520
Autor: Justiça Pública
Vítima: FMD
1ª Delegacia de Polícia Civil de Uiraúna–PB

Retificação

Na 30ª linha da página 16 do parecer supra, onde se lê "no banco anterior direito", leia-se "no banco anterior esquerdo", de conformidade com o que já havia sido assinalado na 18ª linha da 4ª página deste mesmo documento, ora nos autos deste processo.

João Pessoa, 28 de agosto de 1998

Genival Veloso de França

18

GRAVIDEZ, MORTE ENCEFÁLICA E TRANSPLANTE DE ÓRGÃOS

Parecer solicitado pela Central de Transplantes da Paraíba sobre a possibilidade da utilização de órgãos para transplantes em uma mulher grávida e em morte encefálica, no qual se discute também a mesma possibilidade em grávidas na qualidade de pacientes terminais ou em estados vegetativos persistentes ou em estados vegetativos permanentes.

Parecer

Este Parecer foi solicitado pelo Coordenador da Central de Transplantes da Paraíba sobre a possibilidade da intervenção em mulher grávida com diagnóstico de morte encefálica no sentido de intervir para retiradas de órgãos a serem utilizados em transplantes.

Subscreve o presente Parecer o Dr. Genival Veloso de França, médico e bacharel em Direito, Professor Titular de Medicina Legal nos cursos de Medicina e de Direito da Universidade Federal da Paraíba, ex-Professor Titular de Medicina Legal no Curso de Direito da Universidade Estadual da Paraíba – Campus de Campina Grande, autor de várias obras, destacando-se *Medicina Legal*, 7ª edição, Rio de Janeiro: Editora Guanabara Koogan S/A, 2004; *Direito Médico*, 8ª edição, São Paulo: Fundo Editorial

Byk, 2003; *Comentários ao Código de Ética Médica*, 4ª edição, Rio de Janeiro: Editora Guanabara Koogan S/A, 2002; *Pareceres I*, Rio de Janeiro: Editora Guanabara Koogan S/A, 1997; *Pareceres II*, Rio de Janeiro: Editora Guanabara Koogan S/A, 1999.

1. Introdução

O cenário da morte quando envolve uma paciente grávida sempre merece considerações em virtude dos conflitos existentes, levando em conta os princípios da preservação de uma vida incipiente e dos cuidados que exigem o fim da existência humana.

Neste complexo quadro, há quatro situações que podem ensejar alguns dilemas éticos: a das *pacientes em estado vegetativo continuado ou persistente, em estado vegetativo permanente,* das *pacientes terminais* e das *pacientes em morte encefálica.*

A manutenção da gestação de uma grávida *paciente terminal* (quando sua doença não responde mais a nenhuma medida terapêutica conhecida e aplicada, sem condições portanto de cura ou de prolongamento da sobrevivência); ou enquanto paciente em *estado vegetativo continuado ou persistente* (quando apresenta lesões recentes do sistema nervoso central, com ou sem diagnóstico definido, mas que deve ter seus cuidados conduzidos nos moldes dos pacientes salváveis, merecendo assim todo o suporte vital necessário e disponível); ou na qualidade de paciente em *estado vegetativo permanente* (quando não tem nenhuma evidência de consciência, não se expressa e não entende os fatos em torno de si, não responde a estímulos visuais, auditivos, táteis e doloroso, mas tem preservadas as funções do hipotálamo e do tronco cerebral e por isso sobrevive com respiração autônoma, por muitos meses ou anos), não é a mesma coisa de uma gestação que ocorre em uma mulher com o diagnóstico de morte encefálica (quando diante de um processo irreversível, clinicamente justificado por coma aperceptivo, ausência da atividade motora supra-espinhal e apnéia, e complementarmente por exames que comprovem a ausência da atividade elétrica cerebral, ou ausência da atividade metabólica cerebral, ou ausência de perfusão sangüínea cerebral).

Quando esta gravidez incide sobre uma paciente *terminal* ou em *estado vegetativo permanente*, mesmo que a doença não possa ser debelada ou curada, é imperioso que se mantenham a assistência e os cuidados para uma sobrevivência confortável e sem sofrimento físico ou psíquico, ainda que paliativos. Ao lado disso, não há como negar, estando ela grávida, tenha toda assistência de um pré-natal que, mesmo tão complexo e difícil, deve ser conduzido da melhor forma possível.

Com mais razão se esta gravidez incide sobre uma paciente em *estado vegetativo continuado ou persistente* (com lesões recentes do sistema nervoso central), pois, como tal, ela está no rol dos pacientes salváveis, devendo merecer todo suporte vital necessário e disponível, além dos cuidados que se deve ter com uma gestante e com o filho que vai nascer, protegendo-o dos eventuais danos que possam ocorrer com os meios e medicamentos usados. Até porque não se pode descartar a recuperação da gestante.

Por outro lado, mais complexa fica a situação em que a grávida se encontra em *morte encefálica*.

Se não fora a gravidez, a suspensão dos meios artificiais de um paciente com diagnóstico baseado nos critérios rigorosos do protocolo de *morte encefálica* não traria nenhum problema nem se poderia falar em *eutanásia*, pois este indivíduo já estaria morto pelo conceito atual que se tem de óbito. A morte teria ocorrido "no seu tempo", sem antecipação ou prolongamento desmedidos.

Desta forma, permitir que alguém continue vivendo uma vida apenas biológica, mantida por aparelhos, sem levar em consideração o sofrimento do paciente e a inutilidade do tratamento, é agir contra a dignidade humana. Se alguém defende tal permanência, apenas por considerar a "santidade da vida", certamente tem nessa obstinação uma forma indisfarçável de atentado à dignidade dessa pessoa.

Todavia, é muito diferente se neste contexto existe uma gravidez cujo feto de desenvolve normalmente. Daí a pergunta: o que fazer?

Para aqueles que são contrários à manutenção deste estado de *morte encefálica*, embora seja possível sob o ponto de vista médico, há aspectos econômicos, éticos e emocionais que invalidam o uso desproporcionado de tal conduta e a inadequação de sua aplicação. Os defensores do princípio bioético da *justiça* ou da *eqüidade* indicam o alto custo operacional desta conduta de preservar a paciente e o feto pelo alto custo do tratamento num centro de terapia intensiva. E mais: pelo fato de se privar este leito na recuperação de pacientes salváveis.

Outros se baseiam na própria lei penal brasileira que não se refere a casos de interrupção de gravidez em mulheres em *morte encefálica*, não punindo apenas nas situações em que aborto é feito em casos de estupro ou de perigo real da mãe.

E finalmente aqueles que não aceitam a continuidade deste estado de *morte encefálica* em face do desgaste emocional da família e do respeito que se deve à vida humana na dimensão que exige a dignidade de cada homem e de cada mulher.

Se perguntassem minha opinião, mesmo diante da possibilidade da utilização de órgãos para transplantes em diversas pessoas, enxergaria a situação por outro ângulo.

A vida humana, independente da sua qualidade, tem finalidades e objetivos que ultrapassam seu aspecto meramente imediatista. Esta qualidade de vida não significa tão-somente a habilidade de alguém realizar certos atos e habilidades. Há valores sociais e humanitários que transcendem a estas aptidões. Se não seu conceito seria pobre e mesquinho.

A qualidade e a sacralidade da vida são valores que podem estar aliados. É inaceitável essa desvinculação absoluta que se faz entre sacralidade e qualidade da vida. Estes princípios não se excluem. A qualidade da vida deve ter uma compreensão mais delicada, como se fora uma extensão do próprio respeito à sua sacralidade.

A vida é um bem tão intangível que é supérfluo dizer que está protegida pela Constituição Federal, pois como bem mais fundamental ela supera e excede todos os seus dispositivos. É a partir da vida que emergem todas as necessidades de legislar. E, quando excepcionalmente se admite um ato contra ela, em caráter mais que desesperado, é sempre em defesa irrefutável da própria vida, como na legítima defesa, no estado de necessidade e no estrito cumprimento do dever legal.

A consciência atual, despertada pela insensibilidade e pela indiferença do mundo, começa, pouco a pouco, a se reencontrar com a mais primária e indeclinável de suas normas: o respeito pela vida humana. Até mesmo nos momentos mais graves, quando tudo parece perdido, dadas as condições mais excepcionais e precárias, como nos conflitos internacionais, na hora em que o direito da força se instala, negando o próprio Direito, e quando tudo é paradoxal e estranho, ainda assim o bem da vida é de tal grandeza que a intuição humana tenta protegê-lo contra a insânia coletiva, criando-se regras de conduta que impeçam a prática de crueldades inúteis e degradantes.

A vida humana tem algo muito forte de ideológico e, portanto, não pode ter seus limites em simples fases de estruturas celulares. Se o embrião humano é ou não pessoa de direito, parece-nos mais uma discussão de ordem jurídico-civil, que não adota os fundamentos da biologia, embora seja difícil entender como podem existir, entre indivíduos da mesma espécie, uns como "seres humanos pessoas" e outros como "seres humanos não-pessoas".

Os pacientes que aguardam órgãos para transplante com certeza terão outras oportunidades. Mas o feto tem apenas esta oportunidade para realizar seu destino de criatura. Assim, estaremos ajudando a salvar o mundo. Apesar de todos os seus horrores. Esta é também a forma de ele reencontrar o caminho de volta a si mesmo, em espírito e em liberdade.

Se nada restar, ficará um exemplo que não morre e será maior em cada novo gesto.

2. Conclusão

Desta forma, entendo que sob o ponto de vista ético o correto será, sempre que possível, levar esta gestação até que o feto adquira uma maturidade capaz de ser resgatado com plenas condições de sobrevivência.

É o Parecer.

João Pessoa, 5 de janeiro de 2005

Genival Veloso de França

19

INCLUSÃO DE PATERNIDADE POR BUSCA INDIRETA EM DNA

Parecer sobre exames de vínculo genético: histórico do caso, análise dos achados imuno-hematológicos, valorização das provas de certeza na exclusão ou na inclusão da paternidade. A falta de convicção absoluta em certas análises baseadas em certos recursos e equipamentos disponíveis. A paternidade provável dos exames realizados através de filhos biológicos do investigado e a supremacia dos exames em DNA realizados em ossos e dentes do suposto pai falecido, como forma de fugir das probabilidades e de alcançar um resultado de maior convicção.

Parecer

Este Parecer atende a uma solicitação contida em correspondência datada de 21 de outubro de 2004 e subscrita pela Senhora MFRC, RG 73.6XX SSP/PB, residente na avenida EP nº 2.559, em João Pessoa – Paraíba, acerca dos resultados obtidos em exames em DNA realizados em dois de seus filhos e em sua própria pessoa, bem como num suposto irmão de seus filhos, o Senhor MLC, cuja intenção é se declarar filho do seu companheiro e falecido AP.

Subscreve o presente Parecer o Dr. Genival Veloso de França, médico e bacharel em Direito, Professor Titular de Medicina Legal nos cursos de Medicina e de Direito da Universidade Federal da Paraíba, Professor Convidado nos cursos de graduação e pós-graduação do Instituto de Medicina Legal de Coimbra (Portugal), Professor Convidado no mestrado a distância em Medicina Forense da Universidade de Valência (Espanha), Membro da Junta Diretiva da Sociedade Ibero-americana de Direito Médico, ex-Presidente do Conselho Regional de Medicina do Estado da Paraíba, ex-Secretário do Conselho Federal de Medicina, autor de várias obras, destacando-se *Medicina Legal*, 7ª edição, Rio de Janeiro: Editora Guanabara Koogan S/A, 2004.

1. O histórico

Informa a Senhora MFRC que se submeteu a exame de determinação de vínculo genético de filiação através de exame em DNA, além do Senhor MLC na condição de suposto filho de seu esposo AP (falecido), e de seus dois filhos TFP e FPVN em dois laboratórios, na cidade de Belo Horizonte (Instituto PL) e de São Paulo (Laboratório LC), tendo sido o sangue coletado em João Pessoa pelo Laboratório de Análises Médicas MA.

Nos dias 6 e 23 de julho de 2004, os resultados dos testes solicitados chegaram a suas mãos quando tomou conhecimento, através dos mapas genéticos contidos nos estudos imuno-hematológicos em informações genéticas do DNA, que existia apenas uma compatibilidade de seu esposo AP (falecido) ser o pai biológico de MLC.

Todavia, informa a Senhora MFRC que sua preocupação é que se comenta há muito tempo na região onde nasceu o Senhor AP que esse suposto filho, MLC, seria filho do Senhor FP, pai de AP, inclusive tendo pessoas que se dispõem a declarar tal fato oficialmente. Além do mais, a diferença de idade entre o Sr. AP e seu suposto filho MLC é de apenas 14 anos.

Por fim, diz ela: "Com base nestes fatos e na forma como foram realizados os exames de DNA, gostaria que Vossa Senhoria firmasse parecer sobre a confiabilidade, segurança e certeza dos supracitados exames, ou seja, se os mesmos têm valor probante absoluto para assegurar, sem qualquer dúvida, que o Senhor MLC é filho legítimo de meu companheiro falecido AP."

2. Os resultados das análises em DNA em MLC (suposto filho) e T e F (filhos biológicos)

2.1 – O resultado do teste realizado pelo Instituto PL, assinado pelo Doutor VC, pela técnica de PCR, foi de que havia a probabilidade da paternidade de 99,9969, o que significa que o suposto pai (reconstruído) tem uma possibilidade de ser o pai biológico de MLC.

2.2 – O resultado do exame de vínculo genético realizado pelo Laboratório LC, assinado pelo Doutor MR, foi de que MLC tem uma probabilidade maior do que 99% de ter como pai o indivíduo falecido, que é pai biológico de TFP e FPVN.

O Instituto PL, para chegar às suas conclusões, analisou 15 regiões do DNA, e o Laboratório LC utilizou 19. Um total de 9 regiões (Penta E, D18S51, D21S11, D3S1358, CSF1PO, D16S539, D13S317, TPOX e vWA) foram analisadas por ambos os laboratórios. Como se vê no quadro a seguir, ocorreram discrepâncias no assinalamento dos alelos entre os dois laboratórios, culminando com dados discordantes em 3 *loci* (CSF1PO, D16S539 e vWA) no perfil reconstituído do suposto pai. Por conta disso, nestes três *loci*, os laboratórios utilizaram alelos diferentes para realizar os cálculos. É certo que estas discrepâncias não alteram uma circunstância fundamental, que é o fato de em nenhum dos laboratórios ter-se configurado uma situação de exclusão. No entanto, demonstra que no mínimo um dos dois cometeu equívocos na leitura dos alelos.

3. A metodologia

A metodologia utilizada nos dois exames foi a busca indireta para identificação de informações genéticas em DNA, através da reconstrução do pai biológico de MLC, tendo como padrão de comparação seus supostos irmãos FPVN e TP.

Locos analisados por ambos os laboratórios

Loco	Mãe		T		F		Suposto filho		Sup. pai reconst.	
	IPL	LC	IPL	LC	IPL	LC	IPL	LC	IPL	LC
Penta E	**6** 11	*5* 11	11 12	11 12	6 12	5 12	12 19	12 19	12 ?	12 ?
D18S51	13 **15**	13 *16*	13 18	13 18	12 13	12 13	12 12	12 12	12 18	12 – 18
D21S11	28 **31**	28 *31,2*	31 **31**	31 *31,2*	31 **31**	31 *31,2*	31 **32**	31 *32,2*	31 ?	31 ?
D3S1358	17 18	17 18	17 18	17 18	15 18	15 18	14 15	14 15	15 17/18	15 17/18
CSF1PO	**9 9**	*10 10*	**9** 10	*10* 10	**9 12**	*10 13*	10 12	10 12	10 **12**	10 *13*
D16S539	**11 11**	*12 12*	**8 11**	*9 12*	**10 11**	*11 12*	**8 11**	*9 12*	**8 10**	*9 11*
D13S317	11 12	11 12	12 12	12 12	11 12	11 12	12 12	12 12	12 ?	12 ?
TPOX	8 11	8 11	11 12	11 12	11 12	11 12	8 12	8 12	12 ?	12 ?
vWA	**15 16**	*17 18*	**15 15**	*17 17*	**15 15**	*17 17*	**14 15**	*16 17*	**15** ?	*17* ?
% discrepância	50		33		39		28		22	

Em negrito, estão os alelos identificados no IPL em discordância com aquele identificado no LC, cujo alelo correspondente está anotado em itálico.

O exame de determinação de paternidade baseia-se no fato de que metade dos cromossomos é proveniente do pai e neles estão o DNA que é responsável pela transmissão dos caracteres hereditários aos filhos.

Todavia, a maioria das informações genéticas é igual a todas as pessoas e, quanto maior for o grau de parentesco, mais elas se aproximam. Será através das informações polimorfas que se pode determinar a relação de vínculo genético de paternidade entre dois indivíduos, entendendo que a metade das informações vem do pai biológico.

4. O DNA

O DNA (ácido desoxirribonucléico) constitui-se de uma fita longa e dupla de nucleotídios com as bases *adenina* (A), *timina* (T), *guanina* (G) e *citosina* (C), responsáveis pelos caracteres genéticos de todos os seres vivos. Eles fazem parte da estrutura dos cromossomos e são responsáveis pelas características físicas de cada um de nós.

A seqüência dos vários nucleotídeos repetidos em números diferentes em cada indivíduo dá-lhe uma característica única (Impressão Genética do DNA). Cada pessoa apresenta um cromossomo materno e um cromossomo paterno. Assim, quando se tem mãe, filho e possível pai, o caso é facilmente resolvido e, para a determinação ou exclusão de paternidade, pode-se realizar o exame apenas com o pai e o suposto filho, com resultados muito confiáveis.

As aplicações médico-legais da "impressão digital" genética do DNA (*DNA Fingerprints*) podem contribuir para a investigação da paternidade e da maternidade, e mesmo após a morte pode-se fazer exumação e estudar o DNA de restos cadavéricos.

A investigação da paternidade e da maternidade, antes do advento desta técnica do perfil de DNA, tinha como ajuda os marcadores sangüíneos simples. Não se pode negar que hoje, com esses novos recursos, não se venha a ter respostas a situações antes impossíveis, como nos casos de pais falecidos, a partir de familiares diretos. Mas isso não quer dizer que a análise do polimorfismo do DNA tenha respostas para todas as indagações no campo da identificação do vínculo genético de filiação, nem que todos os resultados dessa prova sejam imperiosamente taxativos.

Sempre vamos repetir que na prova em DNA há uma esperança muito grande de contribuição à *hemogenética médico-legal*, a partir do momento que esta esteja firmada cientificamente, tenha respostas para um número razoável de dúvidas que ainda restam, disponha de uma rotina de previsão de erros e venha livrar-se das pressões das empresas comerciais e dos meios de comunicação que forçam, de um certo modo, o uso precipitado de um determinado critério, difundindo uma idéia de infalibilidade da prova. E mais: que os laboratórios sejam submetidos a controle de qualidade, que conte com banco de dados de freqüências populacionais, que, em casos de exclusão, confira com outros dois tipos de exames genéticos diferentes e que, em casos de inclusão, constem no relatório o índice de paternidade individual para cada sistema, o índice de paternidade combinado de todos os marcadores, a probabilidade de paternidade em porcentagem e a maneira utilizada para calcular a probabilidade de paternidade.

Além das implicações de ordem ética e legal que se verificam na prática, há outros problemas que acreditamos ser de muita importância na prova em DNA pelos Tribunais.

Um deles, com o máximo respeito, é a dificuldade que os magistrados e advogados têm de adentrar nesse mundo insondável da perícia especializada, de métodos e técnicas tão complicados, tanto no que se refere ao aspecto analítico dos resultados, quanto aos procedimentos mais particularizados.

Acreditamos que tal fato se verifique não pelos intricados caminhos da prova em DNA, nos seus detalhes técnicos e metodológicos, mas pela correria de como estes testes foram impostos e, quando na formação do jurisconsulto, faltam-lhe os ensinamentos que seus cursos básicos de Direito não conheciam. Diga-se ainda que tal restrição não é apenas dirigida aos estudiosos desta área, mas também aos próprios peritos que funcionam junto aos Tribunais e que não tiveram oportunidade de entender, em profundidade, o alcance e os fundamentos da prova do perfil de DNA em questões de investigação do vínculo genético.

O outro é o fato de que a prova em DNA ainda está em acelerada evolução, e muita coisa que foi publicada, mesmo em periódicos sérios, hoje não tem mais valor. Por outro lado, muitas das empresas que fabricam o material dos testes em DNA não deixam de insinuar serem os resultados de identificação de paternidade e de maternidade infalíveis e inquestionáveis, o que certamente vem subvertendo o entendimento dos analistas dessa prova.

O resultado da prova da tipagem em DNA, na investigação de vínculo genético, tem valor probante absoluto e inquestionável? Mesmo que a euforia de muitos tenha transformado o resultado das técnicas de investigação da paternidade e da maternidade pelo perfil do DNA num fato incontestável, ou que se propale uma cifra cada vez mais elevada de segurança na comprovação dos resultados desses exames, é imperioso, por razão de princípios científicos, que eles possam sempre ser analisados, principalmente quando se vai tomar uma decisão tão grave. A recomendação mais prudente tem sido que os Tribunais acreditem sim, mas com certa reserva, nos resultados laboratoriais do polimorfismo do DNA em questões de vinculação genética de filiação, pelo fato de não se ter ainda uma convicção segura da maneira como o laboratório *a* ou *b* utiliza estes recursos e quais os seus equipamentos disponíveis.

Qualquer que seja a avaliação mais exagerada de um ou outro analista, a prova em DNA, como é conhecida, não está ainda cientificamente firmada e aceita como de valor probante irrefutável, restando, por isso, à sua justa aplicação, a necessidade de consolidar a credibilidade dos laboratórios e a contribuição de uma técnica padronizada.

5. A investigação da paternidade com suposto pai falecido

Em tal situação, pode-se proceder de duas formas: 1 – através do exame dos descendentes, ascendentes ou parentes horizontais — irmãos do falecido, sempre com um número expressivo de pessoas examinadas; 2 – através da exumação e coleta de material próprio para o exame em DNA (ossos e dentes).

Quando o exame se realiza a partir de filhos legítimos do suposto pai, é muito importante o exame da viúva do investigado. Seus resultados dependem do sucesso quando da reconstituição dos genótipos da pessoa falecida, e o grau de confiabilidade irá depender muito do número de pessoas analisadas, dos vínculos genéticos que elas possam ter entre si em relação à pessoa falecida e também da quantidade de locos analisados.

O exame em DNA realizado em ossos (fêmur), dentes (molares e pré-molares) e cabelos (com bulbos), ou mesmo em tecidos quando recentemente inumados (de preferência músculos), tem resultados importantes capazes de incluir ou excluir uma paternidade com segurança. Para tanto, devem acompanhar o material exumado, o sangue do autor da ação e o de sua mãe biológica.

6. A discussão

Levando em consideração os achados imuno-hematológicos, em que os Laboratórios antes citados apresentaram resultados como: "a probabilidade de paternidade foi de 99,9969%" e "uma probabilidade maior do que 99% de ter como pai o indivíduo falecido", através de exames realizados em supostos irmãos do autor, nos dá a impressão de que aqueles resultados confirmam tão-somente um grau muito próximo de parentesco, assemelhado aos de tios, avós, irmãos ou primos carnais.

Isso não quer dizer que os resultados obtidos naqueles exames estejam incorretos. Não. Apenas que eles representam o que os analistas puderam obter através de uma metodologia que utilizou apenas dois supostos irmãos biológicos do Senhor MLC. Acredito que eles chegaram aonde podiam chegar: a de que ele tem apenas uma probabilidade de ser meio-irmão biológico de T e F. Quanto maior o número de indivíduos aparentados seja testado, mais informativo será o grau de parentesco.

Também não se quer dizer que os índices alcançados no parentesco afirmem que a paternidade alegada está excluída. Até porque se sabe que entre irmãos pode-se observar o máximo de quatro alelos ou bandas diferentes de DNA (duas maternas e duas paternas). A probabilidade de paternidade vai aumentando proporcionalmente com o número de filhos analisados.

Por outro lado, se o exame em DNA for feito a partir de material coletado em exumação do cadáver do suposto pai em confronto com quem pleiteia a paternidade, tem-se nesta relação direta uma maneira certa de se chegar a um grau maior de confiabilidade para incluir ou excluir a paternidade.

A grande vantagem deste exame direto é que o pai biológico tem pelo menos uma banda em seu DNA que se coincide perfeitamente em cada marcador polimórfico com a banda do seu filho. Caso contrário exclui tal possibilidade.

Se o resultado do exame em DNA a se fazer diretamente em material biológico (ossos, dentes ou bulbos de cabelos) tiver a probabilidade de 99,9969%, pode-se dizer que há apenas a evidência de um parentesco muito próximo. No entanto, se esse resultado for de 99,9999%, não há o que discutir: a paternidade está confirmada.

Se o Senhor AP for apenas parente muito próximo do alegado filho, todos os irmãos daquele terão como resultado uma probabilidade de serem pais biológicos de MLC.

Pelo fato de haver suspeita de que o pai biológico do autor seja o pai do suposto pai, ou seja, o Senhor FP, também seria correto solicitar a sua exumação, pois seguramente um dos dois seria excluído. Como a morte do pai do suposto pai ocorreu há muitos anos, com certeza esta seria uma tentativa em vão. Outra sugestão seria reconstituir o perfil do pai do suposto pai por meio de seus filhos legítimos. Só que a mãe dos filhos legítimos teria necessariamente de ser testada também. Ou seja, ela precisaria estar viva ou ter falecido há pouco tempo, de preferência há menos de 2 ou 3 anos.

7. Conclusão

7.1 – A metodologia utilizada nos dois exames procedidos foi a busca indireta de informações genéticas em DNA, através da reconstrução do pai biológico de MLC a partir de elementos comparativos com seus supostos irmãos FPVN e TP.

7.2 – Uma probabilidade da paternidade de 99,9969 em um suposto pai reconstruído através de filhos biológicos parece significar muito, mas, se levar em conta que há parentes muito próximos com suspeita de paternidade, este resultado tem valor apenas relativo.

7.3 – Os índices de probabilidade de paternidade apresentados nos dois exames supracitados, tendo em conta a alegação de outro parente próximo como suposto pai, exigem maior aprofundamento nesta investigação.

7.4 – Em estudos desta ordem quando não se conta com elementos comparativos entre pai e suposto filho, mas através de parentes próximos, e quando se suspeita de uma paternidade entre estes parentes, diz-se com propriedade que este resultado tem valor relativo.

7.5 – Os resultados obtidos nos supracitados laboratórios, embora de inegável valor técnico e exemplar probidade dos seus subscritores, tão-só consideram combinações entre os filhos biológicos do falecido e um terceiro suposto, permitindo acreditar em parentesco próximo, e não em inclusão de paternidade, ainda mais quando se alega uma paternidade de parente tão próximo.

7.6 – No presente caso, pode-se dizer que há uma relação de parentesco próxima, mas não se pode afirmar de forma absoluta que exista uma vinculação genética de paternidade. Em síntese: não confundir "índice de parentesco próximo" com "índice de determinação de paternidade".

7.7 – *Sugestão:* para que não permaneça nenhuma dúvida, e que não se fique no terreno das probabilidades, impõe-se a realização do exame em DNA para vínculo genético de filiação, de forma direta, a partir da extração do DNA na ossada do suposto pai para excluir ou elevar o índice de paternidade já obtido pelos laboratórios. Para tanto, imperiosa se faz determinação judicial com fins de exumação.

É o Parecer.

João Pessoa, 22 de novembro de 2004

Genival Veloso de França

20

MORTE DE CAUSA SUSPEITA

Parecer sobre a conduta a ser seguida nos casos de morte súbita, sem assistência médica e em circunstâncias atípicas, conhecida em Medicina Legal como "morte suspeita". A competência do preenchimento e da execução do Atestado de Óbito e o que diz o Código de Ética Médica a este respeito. Razões que justificam a necropsia forense quando a morte é súbita, inesperada e em situações anômalas.

Parecer

Este Parecer atende a um pedido do Advogado Felipe Augusto de Negreiros Deodato, OAB/PB 8.596, com escritório na avenida Senador Rui Carneiro, 300 – edifício Trade Office Center – salas 301/303, Miramar, nesta cidade de João Pessoa, no sentido de estabelecer conduta a ser seguida nos casos de morte súbita, sem assistência médica e em situações atípicas, conhecida em Medicina Legal como "morte suspeita", e a competência do preenchimento do Atestado de Óbito em tais circunstâncias.

Subscreve o presente Parecer o Dr. Genival Veloso de França, médico e bacharel em Direito, Professor Titular de Medicina Legal nos cursos de Medicina e de Direito da Universidade Federal da Paraíba, Professor Convidado nos cursos de graduação e pós-graduação do Instituto de Medicina Legal de Coimbra (Portugal), Professor Convidado no mestrado a distância em Medicina Forense da Universidade de Valência (Espanha), Membro da Junta Diretiva da Sociedade Ibero-americana de Direito Médico, ex-Presidente do Conselho Regional de Medicina do Estado da Paraíba, ex-

Secretário do Conselho Federal de Medicina, autor de várias obras, destacando-se *Medicina Legal*, 7ª edição, Rio de Janeiro: Editora Guanabara Koogan S/A, 2004; *Direito Médico*, 8ª edição, São Paulo: Fundo Editorial Byk, 2003; *Comentários ao Código de Ética Médica*, 4ª edição, Rio de Janeiro: Editora Guanabara Koogan S/A, 2002; *Pareceres I*, Rio de Janeiro: Editora Guanabara Koogan S/A, 1997; *Pareceres II*, Rio de Janeiro: Editora Guanabara Koogan S/A, 1999; *Pareceres III*, Rio de Janeiro: Editora Guanabara Koogan S/A, 2003; e *Erro Médico — Um enfoque sobre sua origem e suas conseqüências,* 4ª edição, Rio de Janeiro: Editora Guanabara Koogan S.A. (em parceria com Júlio César Meirelles Gomes e José Geraldo de Freitas Drumond).

1. O histórico

Informam os familiares do Senhor AP que o mesmo teve morte súbita e inesperada nas dependências do Hotel B, na cidade catarinense de CP, às 03:20 horas do dia 27 de dezembro de 2003, e que seu atestado de óbito teria sido fornecido posteriormente por um médico que, segundo eles, não o assistira ainda vivo. O diagnóstico firmado neste atestado foi o de "infarto agudo do miocárdio" (certidão de óbito anexa).

2. A morte de causa suspeita

A morte, avaliada sob suas possíveis causas jurídicas, pode ser *natural*, *violenta* ou *suspeita*. A morte natural ou por antecedentes patológicos é aquela oriunda de um estado mórbido adquirido ou de uma perturbação congênita, pouco valendo se ela é imediata ou tardia. Este é um tipo de morte que em regra não possibilita ação processual, no máximo de uma avaliação necroscópica clínica ou anátomo-patológica para a sua verificação pelos Serviços de Verificação de Óbitos. E muito raramente através de uma perícia médico-legal.

Assim, por exemplo, um médico que assiste há muito seu paciente com doença crônica ou incurável, vindo este a falecer em sua residência, não poderá se negar a fornecer o atestado de óbito, pois é conhecedor da origem e de toda a evolução daquele mal.

A morte violenta tem origem por ação externa, na qual se incluem o homicídio, o suicídio e o acidente. São mortes de causas "vindas de fora".

Chama-se de morte suspeita, ou melhor, de causa suspeita, aquela que ocorre sem qualquer justificativa, de forma duvidosa, sem assistência médica, em circunstâncias não muito claras, e para a qual não se tem evidência de ter sido de causa violenta ou por antecedentes patológicos, sendo por isso definida após a competente perícia tanatológica. Como exemplo, a de um indivíduo que é encontrado sem vida no interior de seu escritório, sem qualquer antecedente mórbido.

Esta ocorrência não é rara e dentre elas há uma incidência de cerca de 20% de mortes violentas. Daí a necessidade de se investigarem sempre as mortes em tais

300 Pareceres IV

circunstâncias, de forma compulsória, de competência médico-legal e em instituições legispericiais públicas.

Gisbert Calabuig afirma que nos casos de morte súbita, sem assistência facultativa e quando se desconhece a verdadeira causa de morte, não se pode nem se deve emitir o atestado médico de óbito. Nestes casos se fará a necropsia judicial, aguardando-se o resultado para as devidas medidas civis ou criminais (in *Medicina legal y toxicologia*, 5ª edição, Barcelona: Masson, S/A, 1998, pág. 271).

A morte rotulada de suspeita vem se constituindo, dia a dia, na mais imprescindível tarefa médico-pericial, não só pelas recomendações do Conselho Federal de Medicina em seu Parecer CFM nº 57/999, senão também pelos surpreendentes achados em salas de necropsia.

Tenho afirmado que não é exagero se dizer que a morte suspeita é, sem dúvida, a mais médico-legal de todas elas (in *Medicina Legal*, 7ª edição, Rio de Janeiro: Editora Guanabara Koogan S/A, 2004, pág. 389). Um indivíduo que foi atropelado no trânsito ou que foi morto a tiros na via pública tem poucas surpresas ao exame pericial. Todavia, uma jovem encontrada morta num quarto de motel, o exame pode ter algo a esclarecer.

3. A competência de atestar o óbito

O atestado de óbito é um documento da maior importância e tem como finalidade confirmar a morte, determinar a causa da morte e satisfazer alguns interesses de ordem civil, estatístico-demográfica, político-sanitária e médico-legal. A Lei nº 6.015/73, com as corrigendas da Lei nº 6.126/75, em seu artigo 75 diz: "Nenhum sepultamento será feito sem certidão oficial de registro do lugar do falecimento, extraída após lavratura do assento de óbito, em vista de atestado médico, se houver no lugar, ou, em caso contrário de duas pessoas qualificadas que tiverem presenciado ou verificado a morte."

No que diz respeito à posição do médico, proíbe o Decreto nº 20.931/32 "atestar óbito de pessoa a quem não tenha prestado assistência médica".

Tive a honra de presidir uma Comissão Nacional designada pelo Conselho Federal de Medicina para elaborar um anteprojeto ao Código de Ética Médica, o qual foi devidamente aprovado durante as sessões plenárias da I Conferência Nacional de Ética Médica, no Rio de Janeiro, no período de 24 a 28 de novembro de 1987, e posto em vigor após sua publicação na Resolução CFM nº 1.246/88 (D.O.U. de 20 de janeiro de 1988). Além disso, ainda publiquei demoradas e refletidas considerações sobre este estatuto ético (in *Comentários ao Código de Ética Médica*, 4ª edição, Rio de Janeiro: Editora Guanabara Koogan S/A, 2002).

Ipso facto, esta experiência me permite uma visão ampla e ajustada ao ideal que nos inspirou durante a elaboração do Código de Ética Médica nas longas e proveitosas discussões realizadas não apenas com os médicos e profissionais da saúde, mas com outros segmentos organizados da sociedade civil próximos a tais propostas.

Sendo assim, vejamos o que diz o citado Código quando se reporta ao atestado de óbito:

> *"É vedado ao médico:*
> *Artigo 114 – Atestar óbito quando não o tenha verificado pessoalmente, ou quando não tenha prestado assistência ao paciente, salvo, no último caso, se o fizer como plantonista, médico substituto, ou em caso de necropsia e verificação médico-legal."*

O Conselho Federal de Medicina, ainda levando em conta a necessidade de regular a competência e a correta emissão do atestado de óbito, decidiu através do Parecer CFM nº 57/99 recomendar uma série de medidas aos médicos que já se faziam necessárias quanto aos critérios no preenchimento e na execução deste relevante documento médico-legal.

Assim, está prescrito neste documento que só poderá atestar o óbito o médico que vinha assistindo o paciente, dentro ou fora do ambiente hospitalar, salvo nas situações de morte violenta ou morte suspeita se na função de médico-legista ou nas de morte natural quando investido das funções de médico dos Serviços de Verificação de Óbito.

Considera o citado Parecer como morte violenta aquela resultante de uma ação lesiva e exógena, ou que tal ação tenha concorrido para agravar uma patologia existente, desde que haja relação de causa e efeito entre a agressão e a morte.

Esta forma de morte, seja ela imediata ou tardia, está bem definida e ordenada em lei, sob responsabilidade do Estado, até que seja realizada a perícia médico-legal, quando então serão tomadas as providências de praxe.

A morte suspeita seria aquela que ocorre de forma súbita, inesperada e sem causa evidente. Esta forma de morte hoje é cada vez mais transferida para a responsabilidade médico-legal.

Além destas situações, permite-se a cessão do atestado de óbito quando nas mortes de pacientes assistidos em serviços de urgência, como plantonista ou como médico substituto, desde que disponham estas unidades hospitalares de registros de informações que lhe dêem condições para tal certificado; ou seja, que nestes serviços os médicos plantonistas ou substitutos tenham tido tempo hábil para estabelecer o diagnóstico da *causa mortis*.

No entanto, no que diz respeito à morte suspeita figura na Ementa do supracitado Parecer: "O preenchimento e execução da declaração de óbito é ato médico, cuja responsabilidade preferencial é do médico que tenha pleno ou provável conhecimento das causas que produziram a morte." Até porque a lei admite o preenchimento deste

302 Pareceres IV

documento declarando a realidade da morte por pessoas qualificadas, na qualidade de testemunhas, no entanto sem atestar a causa da morte.

E acrescenta ainda: "As mortes de causa suspeita compreendem parte da morte violenta, até que se prove em contrário, trazendo para a sua compreensão a dúvida quanto ao nexo causal. Para que exista a suspeição deve haver uma pergunta: suspeita de quê? Ou seja, para que haja a suspeição, há que existir o interesse ativo de quem suspeita, vinculado a uma justificativa. É o caso do familiar ou de terceiros que conhecem desvios do contexto social e comportamental do falecido, ou mesmo suspeitam de peculiaridades durante um tratamento médico e até de ação de terceiros.

Em qualquer destes casos, o cidadão que protagoniza a suspeição tem a obrigação de comunicar a uma autoridade policial ou ao Ministério Público, que solicitarão, pelos procedimentos habituais, a perícia médico-legal."

Mesmo que nas situações de declaração de óbito possam duas pessoas qualificadas lavrar o assento de óbito, está patente que a consignação da causa da morte em atestado de óbito é de obrigação expressa do médico.

4. A discussão

Levando-se em conta o que foi dito anteriormente, poderemos fazer as seguintes considerações:

4.1 – O atestado de óbito exige indicar a *causa mortis* exata. Proporcionar um atestado fora destas considerações, usando-se pois um diagnóstico de fantasia, apenas baseado em informações estranhas e para atender a um pedido de amigo, constitui uma falta. O médico diante de tal circunstância não deve emitir o atestado médico de óbito.

Assim, de acordo ainda com aquele documento, só poderá atestar o óbito o médico que vinha assistindo o paciente, dentro ou fora do ambiente hospitalar, salvo nas situações de morte violenta ou morte suspeita na função de médico-legista ou nas de morte natural quando investido das funções de médico dos Serviços de Verificação de Óbito.

As mortes de causa duvidosa estão inseridas no mesmo núcleo de apreciação da morte violenta e, por isso, nunca devem ser atestadas por quem esteja fora dos serviços de medicina legal e de verificação de óbito. Só assim se evitará a desconfiança, que cria outras desídias desdobradas em cadeias e cadeias de injustiças que pedem revogação e revisão.

4.2 – A morte súbita e imprevista de uma pessoa aparentemente sã, sem nenhum sintoma premonitório de doenças e sem qualquer informação de que esteja sob tratamento, sempre causou certo inconformismo e desconfiança. Isso não quer dizer que todas estas mortes abruptas e inesperadas tenham como causa a violência.

A morte do Senhor AP preenche todas as cláusulas da chamada morte de causa duvidosa, que necessitava e necessita de uma apreciação necroscópica, incluindo os exames anátomo-patológicos e toxicológicos pertinentes, para a confirmação de uma causa natural ou uma causa violenta. Se for causada por antecedentes patológicos desconhecidos ou negados, isso terá apenas uma conotação de ordem civil. Se por ventura provar-se a origem violenta, não há outro caminho senão a devida instauração de procedimento investigatório, por autoridade competente, com fins de estabelecimento da autoria e da materialidade.

Assim, a morte de causa suspeita, que ocorre em circunstâncias anômalas e raras, quando não se dispõe de clareza ter sido por doença ou por violência, terá necessariamente de ser submetida a uma perícia necroscópica. Aqui cabe o brocado: "Se há dúvida, a prova não foi feita."

Como sempre, e hoje mais ainda, vêm se tornando necessárias todas as medidas no sentido de investigar as mortes em tais condições, não só para deixar os familiares cientes de um diagnóstico correto da *causa mortis*, mas ainda pela incidência preocupante de ocorrência violenta, em que a instituição médico-legal é o lugar certo e legítimo destas aferições.

O simples fato de existirem informações de familiares ou de quem quer que seja de que não houve qualquer agressão, ou de que a morte foi precedida de um mal-estar, não justifica a liberação da necropsia nem a dispensa de sua avaliação médico-legal.

Se tivéssemos de apontar a mais médico-legal de todas as mortes, diríamos sem titubear: a morte de causa suspeita, pois, quando não se procede de forma correta, deixa-se sempre um rastro de dúvida.

5. A conclusão

Depois de cuidadosa análise de documentos e das informações colhidas dos familiares, resta evidente que:

1. O preenchimento e a execução do atestado de óbito é ato médico de quem tem condições para a devida percepção da causa ou das causas que produziu(ram) a morte.
2. Os casos de morte súbita, sem assistência médica recente mas com antecedentes patológicos, são da competência dos Serviços de Verificação de Óbito.
3. Nos casos de morte súbita de indivíduos sem referência de doenças, nem tratamento em curso, enfim sem qualquer justificativa, competem ao perito médico-legista a execução do exame pericial e a posterior elaboração do Atestado de Óbito.
4. A morte do Senhor AP apresenta elementos para classificá-la como morte de causa duvidosa, necessitando por isso de uma avaliação pericial tanatoscópica e exames subsidiários pertinentes a tal situação.

5. Em face de tais conclusões, recomenda-se como medida acauteladora que seja providenciada pela autoridade competente a devida exumação do corpo do Senhor AP e realizados todos os exames periciais que o caso requer em tais ocorrências por uma instituição médico-legal oficial.

É o Parecer.

João Pessoa, 22 de novembro de 2004

Genival Veloso de França

21

ALCOOLEMIA E EMBRIAGUEZ

Parecer a pedido de advogado sobre conceito e parâmetros de alco-olemia e embriaguez. O valor dos testes biológicos e a prevalência do exame clínico. A perícia do embriagado. Alcoolemia e presunção de inocência. A versão do Código Nacional de Trânsito.

Parecer

Este Parecer atende a um pedido do Advogado Felipe Augusto de Negreiros Deo-dato, OAB/PB 8.596, com escritório na avenida Senador Rui Carneiro, 300 – Edifício Trade Office Center – salas 301/303, Miramar, nesta cidade de João Pessoa, no senti-do de estabelecer diferença entre *alcoolemia* e *embriaguez alcoólica*.

Subscreve o presente parecer o Dr. Genival Veloso de França, médico e bacharel em Direito, Professor Titular de Medicina Legal nos cursos de Medicina e de Direito da Universidade Federal da Paraíba, ex-Professor Titular de Medicina Legal no Cur-so de Direito da Universidade Estadual da Paraíba – Campus de Campina Grande, Professor Visitante da Universidade Estadual de Montes Claros, Membro Efetivo da Academia Internacional de Medicina Legal, autor de várias obras, destacando-se *Medicina Legal*, 7ª edição, Rio de Janeiro: Editora Guanabara Koogan S/A, 2004; *Direito Médico*, 8ª edição, São Paulo: Fundo Editorial Byk, 2003; *Comentários ao Código de Ética Médica*, 4ª edição, Rio de Janeiro: Editora Guanabara Koogan S/A, 2002; *Pareceres I*, Rio de Janeiro: Editora Guanabara Koogan S/A, 1997.

306 Pareceres IV

1. Conceitos

Conceitua-se *alcoolemia* como o resultado da dosagem do álcool etílico na circulação sanguínea com seus resultados traduzidos em gramas ou decigramas por litro de sangue examinado.

Esta taxa de concentração no sangue hoje é feita com maior segurança através do exame em cromatografia gasosa, e tem como elemento de maior credibilidade metodológica o fato de seus resultados serem de caráter específico.

E *embriaguez alcoólica*, por sua vez, como uma síndrome psicorgânica caracterizada por um elenco de perturbações resultante do uso imoderado de bebidas alcoólicas. Ou seja, um conjunto de manifestações psiconeurossomáticas produzido pela intoxicação etílica aguda, de origem episódica e passageira, e realçado por manifestações físicas, neurológicas e psíquicas.

As manifestações físicas se traduzem por congestão da face e das conjuntivas, taquicardia, taquipnéia, náuseas, vômitos etc. As manifestações neurológicas estão ligadas ao equilíbrio, à marcha, à coordenação motora e aos reflexos. E as manifestações psíquicas à alteração do humor, do senso ético, da atenção, do curso do pensamento, da memória, entre outras.

2. O valor dos testes biológicos e a prevalência do exame clínico

Embora alguns continuem defendendo a dosagem bioquímica do álcool no sangue como o melhor parâmetro para se avaliar uma embriaguez e, até, com cifras determinadas em valores de 0,6 a 2,0 g/litro, a maioria entende que a melhor forma de se apreciar com segurança uma embriaguez alcoólica é através do exame clínico.

Isso porque passou-se a entender que é mais importante se determinarem e se avaliarem as manifestações clínicas (físicas, neurológicas e psíquicas) do examinado através de um raciocínio intelectivo do que se deter apenas numa simples taxa de álcool encontrada no sangue circulante ditada por uma máquina.

A pesquisa bioquímica objetiva simplesmente a presença de álcool no organismo, mas não responde às indagações de como o indivíduo se revelava quanto ao seu entendimento numa ação ou omissão delituosa, considerando que há uma variação muito grande de um bebedor para outro, tendo em conta a ingestão de uma certa quantidade de bebida.

Se o analista quer saber como se portava o indivíduo argüido na sua responsabilidade no que diz respeito a sua capacidade de se autodeterminar ou de entender o caráter criminoso do fato, é muito difícil se ter tal resposta a partir de uma simples taxa, de um número isolado.

Isso tem sentido porque há indivíduos que se embriagam com pequenas quantidades e outros que toleram excessivamente o álcool. Por isso, só com o estudo detalhado do comportamento de quem ingeriu álcool se é capaz de ter tão necessárias informações.

> *"Sendo relativa, para cada indivíduo, a influência do álcool, prevalece a prova testemunhal sobre o laudo positivo da dosagem alcoólica. Impõe-se a solução, eis que aquela informa com maior segurança sobre as condições físicas do agente" (TACRIM – AC–Juricrim – relator Correia das Neves Franceschini. Nº 2.008).*

Nestas condições, a caracterização de um estado de embriaguez é sempre alcançada por um critério clínico em que se procura evidenciar a capacidade de autodeterminar-se normalmente, revelada pelo agente ao tempo do evento criminoso, competindo ao perito averiguar se as suas condições somatoneuropsíquicas configuram ou não as especificações de sua imputabilidade.

3. A perícia do embriagado

Levando em conta que uma mesma quantidade de álcool ministrada a várias pessoas pode acarretar, em cada uma, efeitos diversos, e até num mesmo indivíduo causar, em épocas diferentes, efeitos também desiguais, chega-se hoje à conclusão de se ter no exame clínico a melhor forma de avaliação de uma embriaguez.

Tudo isso explicado por um fenômeno chamado de *tolerância*, tido como uma estranha forma de resistência ao álcool. Assim, tolerância é a capacidade maior ou menor que uma pessoa tem de se embriagar.

Esta tolerância depende de vários fatores constitucionais ou circunstancias, tais como: peso, idade, hábito de beber, estados emotivos, estafa, sono, convalescença, ritmo da ingestão da bebida, absorção gástrica e vacuidade ou plenitude do estômago.

Sendo assim, tudo aponta para o exame clínico como o melhor aferidor da embriaguez, tida como um estágio e que jamais poderia ser definida simplesmente através de um resultado dado pela insensibilidade dos números e pela frieza dos aparelhos.

> *"O grau de embriaguez e, portanto, a alteração que possa ter determinado no psiquismo do acusado se estabelecem não pela comprovação de uma alcoolemia ou de uma alcoolúria de certa porcentagem, mas pela aproximação dos sintomas clínicos. A primeira relação não é fixa; em troca, a sintomatologia no alcance atual do conhecimento humano está determinada para cada grau de ebriedade, detalhada e concretamente"* (Câmara de Apelaciones de Azul, Argentina).

Chega-se ao absurdo de se considerar que determinado indivíduo que apresenta uma cifra de 4 decigramas, por exemplo, e que se mostra manifestamente embriagado

308 Pareceres IV

pode continuar conduzindo seu veículo. E aquele outro que apresenta 7 decigramas, mas se conduzindo com inteira sobriedade, deva ser punido. É um absurdo!

O sistema do valor tarifado ou da prova legal, em determinados momentos, traz muitas dúvidas quanto à sua validade de aplicação. Hoje, mais do que nunca, exige-se uma avaliação através do sistema biopsicológico que exige um liame ou uma conexão entre a causa e o efeito, ou seja, que o indivíduo esteja conduzindo o veículo num estado tal que venha a se caracterizar como perigoso pela influência do álcool.

Este pensamento não se concilia com percentuais genericamente atribuídos a todos os indivíduos, como se todos eles tivessem uma mesma forma de reagir e a mesma velocidade de se embriagar. Por isso, se diz com justa razão que as chamadas *Tabelas de Grau de Embriaguez* são destituídas de qualquer critério científico mais sério.

4. Alcoolemia e presunção de inocência

Quando o Código Nacional de Trânsito, além de considerar infração administrativa o fato de "dirigir sob a influência de álcool, em nível superior a seis decigramas, por litro de sangue (...)", configura ainda como crime "conduzir veículo automotor, na via pública sob influência de álcool ou substância análoga expondo a dano potencial a incolumidade de outrem", fere o princípio da presunção de inocência.

Até se entende o seu caráter pedagógico e profilático. O que não se admite é tomar-se determinada taxa de alcoolemia como sinônimo de embriaguez, sob o rótulo do discutível "perigo concreto". Para que se configurasse como delito, seria necessário demonstrar pericialmente que de fato o motorista apresentava manifestações que o privavam da capacidade de dirigir seu veículo.

É inerente à condição de pessoa o respeito e a consideração de ser credora de um conjunto de direitos, entre eles o da presunção de inocência. No caso em discussão, este direito se manifesta principalmente porque não existe prova absoluta de ilícito ou porque, ainda que praticado, não reúna garantia processual.

No que diz respeito ao direito de presunção de inocência e às provas de alcoolemia, nos casos dos delitos de trânsito, merece uma análise mais detida em face de seus aspectos tão peculiares.

Entendemos que, para a existência de uma infração, não apenas penal, mas também de ordem administrativa, não basta que o condutor de veículo a motor esteja sob a influência de bebidas alcoólicas, mas que fique provado, de alguma forma, que seu estado de alcoolização se manifeste pela impossibilidade de conduzir o veículo em segurança, sem risco próprio ou alheio.

Nos casos em que não existam manifestações de produzir tais riscos, quando o indivíduo conduz o veículo de forma correta, não há o que se generalizar em termos de infração, mas tão-só avaliar caso a caso, clinicamente, independente da concentração de álcool no sangue, pois como se sabe cada pessoa reage de forma diferente diante de uma mesma quantidade de bebida ingerida.

Muitos são os casos em que pessoas com taxas de alcoolemia acima das permitidas conduzem seus veículos de forma correta, apresentam-se com comportamento educado, sem nenhum tipo de infração, apenas sendo abordadas por questão dita preventiva. O inverso também é verdadeiro, pois o indivíduo pode estar abaixo das taxas permitidas e apresentar manifestamente sinais de embriaguez e ter cometido infrações.

Desta forma, se levarmos em conta apenas o resultado da dosagem do álcool no sangue, vê-se que é possível cometerem-se enganos, levando-se em conta a inflexibilidade de uma avaliação que se baseia apenas no teor alcoólico do sangue do condutor de veículo.

Em face de tais situações, fácil é admitir-se o direito de presunção de inocência destes condutores de veículo quando dirigem com taxas mais elevadas de alcoolemia, mas que não apresentam clinicamente qualquer manifestação que prove sua periculosidade ao volante.

Entender que a prova da alcoolemia tem apenas o caráter subsidiário e presuntivo no exame de embriaguez. O que pode caracterizar a infração administrativa é a postura traduzida pela influência negativa na forma anômala de conduzir o veículo, quando sob o crédito da ingestão de bebidas alcoólicas.

5. Conclusão

Em suma, qualquer taxa de concentração de álcool no organismo humano tem um significado relativo, devendo-se valorizar as manifestações apresentadas numa embriaguez, colhidas através do exame clínico, pois só assim é possível de avaliar sua capacidade de reação e de autodeterminação.

A embriaguez constitui-se de um conjunto de perturbações que tenha prejudicado o entendimento do indivíduo, sendo isso firmado pela evidência de sintomas clínicos manifestos e não por determinada porcentagem de álcool no sangue. Isso porque as taxas não são iguais para um determinado tipo de embriaguez; mas o exame clínico tem como determinar com segurança a ebriedade, de forma concreta e detalhada.

É o nosso Parecer.

João Pessoa, 10 de dezembro de 2004

Genival Veloso de França

Serviços de impressão e acabamento
executados, a partir de arquivos digitais fornecidos,
nas oficinas gráficas da EDITORA SANTUÁRIO
Fone: (0XX12) 3104-2000 - Fax (0XX12) 3104-2016
http://www.redemptor.com.br - Aparecida-SP

Pareceres IV

(Esclarecimentos sobre Questões de
Medicina Legal e de Direito Médico)

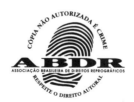